MENOPAUSE

EUROPÄISCHE KONFERENZ ZUR ERARBEITUNG EINES KONSENSUS

MENOPAUSE

EUROPÄISCHE KONFERENZ ZUR ERARBEITUNG EINES KONSENSUS

Montreux, Schweiz

Herausgeber:
Martin H. BIRKHÄUSER, Henri ROZENBAUM

Editions
ESKA

ISBN 2-86911-508-3

Vertrieb:
Editions Eska - 5, avenue de l'Opéra, 75001 Paris
Tel.: (33) 1 42 86 55 98 - Fax : (33) 1 42 60 45 35

SOMMAIRE

KARDIOVASKULÄRE KRANKHEITEN UND MENOPAUSE

HRT UND HORMONABHÄNGIGE KARZINOME

HRT: PRAKTISCHE ASPEKTE

AUSBLICK UND ZUKUNFT

SCHLUSSFOLGERUNG

ERÖFFNUNG
DER
KONFERENZ

MENOPAUSE IN EUROPA: AKTUELLER KENNTNISSTAND

Henri ROZENBAUM*

1960 waren nicht mehr als 250 Millionen Menschen älter als 60 Jahre, im Jahre 2020 wird die Anzahl der über 60jährigen auf über eine Milliarde ansteigen, von denen zwei Drittel in den Industriestaaten leben werden.

Die durchschnittliche Lebenserwartung einer etwa 50 Jahre alten Frau, liegt zum Zeitpunkt der Menopause bei über 30 Jahren.

Die Menopause wird somit für die öffentliche Gesundheitspflege zu einem wichtigen Thema. Trotz der zahlreichen positiven Wirkungen, die der Hormonsubstitutionstherapie (HRT) zugeschrieben werden, ist der Anteil der europäischen Frauen, die eine HRT erhalten, noch immer relativ gering. Zwischen den einzelnen Ländern gibt es jedoch bezüglich des Anteils der Frauen, die eine HRT erhalten und den jeweils angewendeten therapeutischen Methoden erhebliche Unterschiede.

ANZAHL DER MIT EINER HRT SUBSTITUIERTEN FRAUEN IN DEN VERSCHIEDENEN EUROPÄISCHEN LÄNDERN

Es ist sehr schwierig, die Anzahl der Frauen, die eine HRT erhalten, exakt zu bestimmen, da die meisten publizierten Studien mit Probandengruppen aus begrenzten geographischen Gebieten durchgeführt wurden, und die erhaltenen Quoten somit nicht die nationalen Trends widerspiegeln. Eine Studie über Verkaufszahlen der für die HRT verwendeten Medikamente ermöglicht einen Vergleich der ärztlichen Verschreibungen, liefert aber keine exakten Angaben über die Anzahl der behandelten Frauen, da bei diesen Zahlen die Patientencompliance unberücksichtigt bleibt.

Nach diesen Zahlen erhalten 11,7 Prozent der europäischen Frauen eine HRT, wobei große Unterschiede zwischen den einzelnen Ländern bestehen [1]. Diese Angaben stimmen mit der bis heute ausführlichsten Studie von Oddens et al. (1992 und 1994) [5,6] überein, die sich auf sechs europäische Länder bezog. In allen diesen

* Präsident des Europäischen Menopauseverbandes und der *Association Française pour l'Etude de la Ménopause*, 15, rue Daru, 75008 Paris.

Ländern - Bundesrepublik Deutschland (vor der Wiedervereinigung), Großbritannien, Frankreich, Italien, Dänemark und den Niederlanden - wurden 300 Probandinnen zwischen 40 und 69 Jahren beobachtet. Im Durchschnitt hatten 11 Prozent der europäischen Frauen eine HRT erhalten. Dabei lag der Anteil perimenopausaler Frauen (20 Prozent) höher als derjenige postmenopausaler Frauen (9 Prozent), was bedeutet, daß die Dauer der HRT in vielen Fällen sehr kurz war. In Tabelle I ist der Prozentanteil der behandelten Frauen in den sechs Ländern der Studie dargestellt.

Tabelle I - **Prozentanteil der mit HRT behandelten Frauen in sechs europäischen Ländern.**

	Bundesrepublik Deutschland	*Großbritannien*	*Frankreich*	*Italien*	*Dänemark*	*Die Niederlande*
Prämenopause	9	8	13		12	4,5
Perimenopause	44	9	28	9	12,5	5,9
Postmenopause	25	6	8	3	12,5	2,5
Total	25	7	12	3	12,3	3,6

Oddens et al. 1992 und 1994

Frauen mit regelmäßigen Zyklen wurden als "prämenopausal" betrachtet, diejenigen, deren Zyklen unregelmäßig wurden oder bei denen seit mehr als einem Monat, aber weniger als einem Jahr keine Monatsblutungen aufgetreten waren, als "perimenopausal" und diejenigen, die seit über einem Jahr keine Blutungen mehr gehabt hatten oder bei denen eine Hysterektomie durchgeführt worden war, als "postmenopausal".

Es muß darauf hingewiesen werden, daß bei einer anderen Bewertung, die im Jahre 1993 mit in den Niederlanden behandelten Frauen durchgeführt worden war, eine höhere Prozentzahl, und zwar 12 Prozent, festgestellt wurden war [8]. Ebenso ergab auch die von Koster im Jahre 1990 an 597 Frauen im Alter von 51 Jahren in vier Städten um Koppenhagen durchgeführte Beobachtung höhere Zahlen für dänische Frauen: 37 Prozent der beobachteten Frauen hatten zu irgendeinem Zeitpunkt Zugang zu einer HRT gehabt, und 22 Prozent wurden zum Zeitpunkt der Beobachtung mit HRT behandelt.

In Finland führten Topo et al. (1991) [9] in den Jahren 1976, 1978-80, 1987 und 1989 vier aufeinanderfolgende Studien mit 45 bis 64 Jahre alten Frauen durch. Der Anteil der Frauen, die eine HRT erhalten hatten, betrug 4, 8, 12 und 19 Prozent. Behandlungen erfolgten am häufigsten im Alter von 50 bis 54 Jahren.

In Schweden beschrieben Lindgren et al. (1993) [4], daß von 2465 Frauen im Alter von 55, 57, 59 und 65 Jahren aus der Gegend von Linköping 10 Prozent eine HRT erhielten und daß insgesamt 20 Prozent dieser Frauen zu irgendeinem Zeitpunkt eine HRT erhalten hatten. In zwei kürzlich veröffentlichten Berichten dieser Autoren lag der Prozentanteil der mit HRT behandelten Frauen zwischen 6 und 8 Prozent (1984 und 1988).

Die Zahlen von Holte et al. aus Norwegen aus dem Jahr 1991 [2] sind ähnlich: 9 Prozent der Frauen wurden dort mit HRT behandelt.

Einer neueren Schätzung zufolge liegen die Zahlen der mit HRT behandelten Frauen in Italien noch niedriger als von Oddens et al. angegeben. Die Schätzung von Parrazini et al., die auf den Verkaufszahlen von HRT-Präparaten beruht, ergibt, daß nur 0,8 Prozent aller menopausalen Frauen eine HRT erhalten, wobei diese Zahlen für Frauen im Alter zwischen 50 und 59 Jahren auf 2 Prozent ansteigen.

In Spanien erhalten weniger als 5 Prozent der Frauen eine HRT, und in Portugal scheint diese Zahl noch niedriger zu sein. Aus Griechenland und aus den osteuropäischen Ländern sind keine Zahlen verfügbar, aber es ist anzunehmen, daß der Anteil der mit HRT behandelten Frauen sehr gering ist.

Die europäische Situation kann auf folgende Weise zusammengefaßt werden: die Anzahl der Frauen, die eine Behandlung für die Menopause erhalten, nimmt von Norden nach Süden ab, dabei liegt der Anteil in Nordeuropa bei über 10 Prozent und im Süden bei weniger als 5 Prozent.

THERAPEUTISCHE METHODEN

Bezüglich der therapeutischen Methoden bestehen deutliche Diskrepanzen. Wir werden an dieser Stelle jedoch nicht auf Widersprüche und Unterschiede zwischen den einzelnen Ländern eingehen, da dieses Thema in einem anderen Bericht von M. Birkhäuser ["Kontraindikationen heute, Indikationen morgen" (S. 283)] behandelt wird. Hier nur ein Beispiel zur Veranschaulichung der bedeutenden Unterschiede: Störungen des Knochenmetabolismus stellen in Großbritannien eine Kontraindikation dar, während Osteopenie und Osteoporose in Frankreich zu den Indikationen gehören.

VERWENDETE PRÄPARATE

Hormone

Östrogene - In Italien und besonders in Frankreich werden Oestrogene hauptsächlich in der perkutane Applikation verwendet: 64,6 Prozent gegenüber 35,4 Prozent oraler Östrogene im Januar 1995 (Abb. 1).

Die Verwendung von 17ß-Östradiol ist vor allem in Nordeuropa und in Frankreich weitverbreitet. Konjugierte Östrogene werden in Großbritannien häufig verwendet, in Frankreich hingegen sehr selten.

Gestagene - Bei der Anwendung der Gestagene gibt es große Unterschiede. Das vielfältigste Angebot findet man in Frankreich:

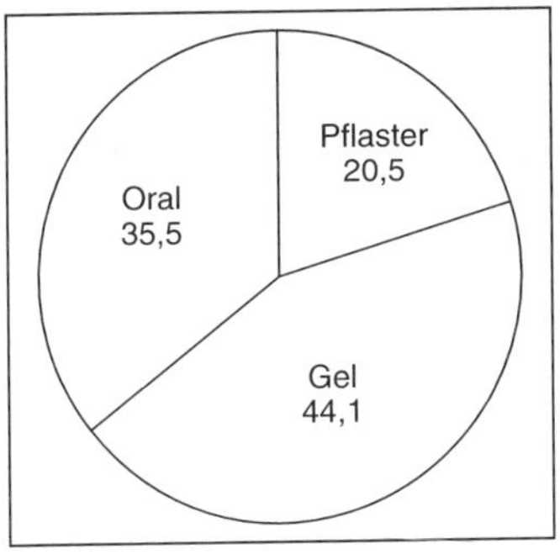

Abb. 1 Verteilung der zur HRT verwendeten Östrogene in Frankreich. Januar 1995.

Gestagen - Bei der Anwendung der Gestagene gibt es große Unterschiede, das vielfältigste Angebot findet man in Frankreich:

- Progesteron in mikronisierter Form, Dydrogesteron;
- 3 Pregnanderivate: Chlormandinonacetat, Medrogeston, Cyproteronacetat;
- 3 Norpregnanderivate: Demegeston, Promegeston, Nomegestrolacetat.

Zu den in den anderen europäischen Ländern am häufigsten verwendeten Gestagenen (Tabelle II) gehören:

- Dydrogesteron, das ebenso wie Medroxyprogesteronacetat (MPA) in den meisten Ländern verfügbar ist;
- Progesteron in mikronisierter Form existiert ebenfalls in vielen Ländern;
- andere Pregnan- oder Norpregnanderivate werden nicht sehr häufig verwendet;
- im Gegensatz dazu gibt es Nortestosteronderivate, mit Norethindron und Norethindronacetat an erster Stelle, in fast allen euopäischen Ländern.

Norgestrel oder Levonorgestrel werden ebenfalls in vielen Ländern verwendet, häufig in Form von Kombinationspräparaten mit einem Östrogen.

Frankreich ist eines der wenigen Länder, in dem die Ärzte zur Behandlung von Patientinnen mit Hysterektomie Gestagene mit Östrogenen kombinieren. Dort werden auch in der Perimenopause am häufigsten reine Gestagenpräparate verordnet.

ÖSTROGEN-GESTAGEN KOMBINATIONSPRÄPARATE

Östrogen-Gestagen Kombinationspräparate sind die am häufigsten angewendeten Formen in Deutschland, Großbritannien und Finnland; in Frankreich, Spanien und Italien werden sie seltener verwendet.

Tibolon ist in den folgenden sieben Ländern verfügbar: Dänemark, Großbritannien, Niederlande, Österreich, Schweiz, Portugal und Griechenland.

"NICHT-HORMONALE" BEHANDLUNG

Verschiedene nicht-hormonale Behandlungsmethoden werden nach der von Oddens et al. durchgeführten Studie je nach Land von 12 bis 13 Prozent der beobachteten Frauen angewendet. Die Bundesrepublik Deutschland stand mit diesen Behandlungsmethoden an erster Stelle. 13 % der Frauen verwendeten eine solche Behandlung, wobei der Anteil in der Postmenopause sogar bei 30 % lag (Tabelle III).

Tranquillizers: 6 bis 28 Prozent der beobachteten Frauen nahmen Tranquillizer; an erster Stelle stand Frankreich mit 28 Prozent aller beobachteten Frauen und 34 Prozent aller postmenopausalen Frauen (Tabelle III).

Tabelle III - **Prozentanteil der Frauen mit nicht-hormonaler Behandlung oder Tranquillanzieneinnahme in sechs europäischen Ländern.**

	Bundesrepublik-Deutschland	*Groß-britannien*	*Frankreich*	*Italien*	*Dänemark*	*Niederlande*
Nichthormonale Behandlung						
Prämenopause	3	2	4	1	3	1,8
Perimenopause	30	5	13	6	18,8	5,9
Postmenopause	10	2	2	1	4,6	1,9
Total	13	2	4	2	6,3	2,3
Tranquillizers						
Prämenopause	8	4	19	15	2	7,2
Perimenopause	30	5	16	21	4,2	5,9
Postmenopause	21	7	34	24	18,4	7,6
Total	20	6	28	22	10,7	7,3

Oddens et al. 1992 und 1994

Tabelle II - **Synthetische Gestagene, die in den wichtigsten europäischen Ländern verfügbar sind.**

Gestagene	*Schweden*	*Dänemark*	*Finnland*	*Groß-britannien*	*Nieder-lande*	*Belgien*	*Frank-reich*	*Schweiz*	*Deutsch-land*	*Österreich*	*Italien*	*Spanien*	*Portugal*
Progesteron		+	+	+	+	+	+	+		+		+	+
Dydrogesteron	+	+	+	+	+0	+	+	+	+	+	+	+	+
Medrogeston					+0	+0	+	+0	+0	+0	+0	+	+0
Chlormadinonacetat							+		+				
Megestrolacetat			+						+				
Medroxy-progesteronacetat	+0	+0	+0	+	+0	0	0	+	+	+	+	+	+
Cyproteronacetat		0			0	0	+0	0	+0	0			+0
Demegeston							+						
Promegeston							+						+
Nomegestrolacetat							+				+		+
Norethindron oder Norethindronacetat	+0	+0	+0	+0	+0	+0	+0	+	+0	+0	+	+	+0
Lynestrenol	+	+	+		+		+	+	+	+		+	+
Norgestrel oder Levonorgestrel	0	0	0	0	0	0		0	+0	0			0

+ reines Gestagen
0 Östrogen - Gestagen kombiniert
Norethindron = Norethisteron

INFORMATIONEN ZUR MENOPAUSE UND ZUR HRT

Auch hier bestehen bezüglich des Prozentanteils von Frauen, die Informationen über die Menopause und die HRT erhalten haben, wieder erhebliche Unterschiede zwischen den einzelnen Ländern (Tabelle IV). Aus der von Oddens et al. durchgeführten Studie (1992 und 1994) geht hervor, daß 85 Prozent der Italienerinnen meinen, über die Menopause gut informiert zu sein, gegenüber nur 16,3 Prozent der Niederländerinnen. Dennoch hatten diese Informationen nicht sehr häufig eine HRT zur Folge, denn diese wird in Italien sehr selten verschrieben.

Tabelle IV - **Anteil der Frauen, die in den 12 Monaten vor der Befragung Informationen zu Menopause und HRT erhalten hatten (in Prozent) und Informationsquelle in 6 Europäischen Ländern.**

	Bundes-republik Deutschland	*Groß-britannien*	*Frankreich*	*Italien*	*Dänemark*	*Niederlande*
Informationen zur Menopause	67	33	69	85	50,3	16,3
Informationen zur HRT	52	43	41	52	46,3	9,9
*Informationsquelle**						
Allgemeinpraktiker	10	13	16	18	17	8,7
Gynäkologe	34	3	23	18	7	1,6
Freunde, Verwandte	36	15	29	36	24,7	3,8
Frauengruppen	6	2	2	8	3,7	1,6
Medien	78	53	72	53	87,9	16,3

Oddens et al. 1992 und 1994

Die Medien spielen in allen europäischen Ländern bei der Information über die Menopause und die Behandlungsmethoden eine wichtige Rolle. Auch hier gibt es allerdings wieder sehr große Unterschiede; 87,9 Prozent der Däninnen geben die Medien als wichtige Informationsquelle zur Menopause an, während nur 16,3 Prozent der Niederländerinnen dieser Meinung sind.

Was die Ärzte betrifft, werden Gynäkologen in Deutschland häufiger genannt als Allgemeinmediziner - 34 bzw. 10 Prozent - während die entsprechenden Zahlen in Frankreich 23 bzw. 16 Prozent betragen. Es muß darauf hingewiesen werden, daß zum Beispiel in Großbritannien und in den Niederlanden für den Besuch bei einem Gynäkologen die Überweisung eines Allgemeinmediziners erforderlich ist, wodurch sich diese Diskrepanzen zweifellos erklären lassen. Dasselbe gilt für Spanien.

SCHLUSSFOLGERUNG

Die Menopausebehandlung scheint in den einzelnen europäischen Ländern auf ganz unterschiedliche Weise angegangen zu werden. Das spiegelt vor allen auch kulturelle Unterschiede wider. Gewisse Widersprüche oder gewisse therapeutische Gewohnheiten, die sich ohne direkt erkennbare, kohärente Motive unterscheiden, lassen sich hierdurch allerdings nicht erklären.

Zusammenfassend kann gesagt werden, daß Europa sich in zwei Teile gliedert: in Nordeuropa, wo sich die HRT immer weiter ausbreitet und in Südeuropa, wo sich diese Behandlungsmethode noch im Anfangsstadium befindet.

Quellenangaben

[1] CALAF ALSINA J - Les estrogènes dans le traitment de la ménopause en Europe. Communication aux 2es Journées européennes de la Sté Fse de Gynécologie, Versailles, 13-16 octobre 1994.

[2] HOLTE A, MIKKELSEN A - The menopausal syndrome: a factor analytic replication. Maturitas 1991;13:193-203.

[3] KØSTER A - Hormone replacement therapy: use patterns in 51-year-old Danish women. Maturitas 1990;12:345-346.

[4] LINDGREN R, BERG G, HAMMARM, ZUCCON E - Hormonal replacement therapy and sexuality in a population of Swedish postmenopausal women. Acta Obstet Gynecol Scan 1993;72:292-297.

[5] ODDENS BJ, BOULET MJ, LEHERT P, VISSER AP - Has the climateric been medicalized? A study on the use of medication for climateric complaints in four countries. Maturitas 1992;15:171-181.

[6] ODDENS BJ, BOULET MJ, LEHERT P, VISSER AP - A study on the use of medication for climateric complaints in western Europe—II. Maturitas 1994;19:1-12.

[7] PARAZZINI F, LA VECCHIA C, NEGRI E et al. - Determinants of estrogen replacement therapy use in northern Italy. Rev Epidém et Santé Publ 1993;41:53-58.

[8] SOUTHAMER N, VISSER AP, ODDENS BJ et al. - Dutch general practitioners' attitudes towards the climateric and its treatment. Europ J Obstet & Gynecol and Reprod Biol 1993;50:147-152.

[9] TOPO P, KLAUKKA T, HEMMINKI E et al. - Use hormone replacement therapy in 1976-1989 by 45- to 64-year-old Finnish women. J Epidemiol Comm Health 1991;45:277-280.

LEBENSSTIL UND LEBENSQUALITÄT

WIE LÄSST SICH DIE "LEBENSQUALITÄT" IN DER MENOPAUSE BEWERTEN

Ingela WIKLUND*

EINFÜHRUNG

In Hinsicht auf die Behandlungsziele hat ein Wandel von traditionell kurativer Behandlungsweise hin zu Prävention und Krankheitskontrolle stattgefunden. In diesem Zusammenhang, d.h. im Rahmen eines veränderten Umfelds der Gesundheitsversorgung, erhalten die Ansätze, die auf der "Lebensqualität" (LQ) basieren, ein hohes Maß an Aufmerksamkeit, da sie eine umfassende Palette von Resultaten berücksichtigen. Trotz des wachsenden Bewußtseins über die Notwendigkeit einer Erfassung der Lebensqualität ist die Anzahl von Publikationen zu diesem Thema in der Peri- und Postmenopause relativ gering.

Die Ergebnisse der LQ-Erfassung bei peri- und postmenopausalen Frauen können auf unterschiedlichen Niveaus ausgewertet werden. Solche Daten liefern eine vollständige Beschreibung der Folgen der Symptome, sie können zur Überwachung der Antwort auf die Behandlung und als Mittel zur Bewertung der therapeutischen Wirkung in klinischen Versuchen verwendet werden. Traditionell besteht die Tendenz, daß klinische Bewertungen hauptsächlich auf physiologischen Messungen basieren. Objektive Resultate ähneln jedoch in der Realität nur schwach den subjektiven LQ-Erfahrungen [1]. Da man festgestellt hat, daß klinische Resultate nicht unbedingt widerspiegeln, wie die Frauen selbst ihre Symptome empfinden oder auf die Behandlung ansprechen, ist es notwendig, die konventionellen Messungen durch Selbstbewertungen zu ergänzen.

In der klinischen Praxis stellen die Resultate des Auswirkung auf die LQ ein wichtiges Instrument für die Vorsorgeuntersuchung und für die Überwachung des Verlaufes sowie der Antwort auf eine Hormonsubstitutionstherapie und die Prognose von zu erwartenden Therapieergebnissen dar. Heutzutage legen die Patienten großen Wert darauf, Vorteile und eventuelle Nachteile der bei ihnen durchgeführten Behandlung zu kennen. Bei der Verwendung von LQ-Daten können Ärzte ihren

* Verhaltensmedizin, Astra Hässle AB, S-431 83 Mölndal, Schweden, und Abteilung für Public Health und Primäre Gesundheitsversorgung, Universität Bergen, N-5009 Bergen, Norwegen.

Patienten ausführliche Informationen über verschiedene Behandlungsmöglichkeiten liefern. Letztendlich dient eine verbesserte Kommunikation Zwischen Arzt und Patientin der Erklärung eine HRT und der Verbesserung der Compliance für die verschriebene Behandlung. Dieses ist ein wichtiger Aspekt, da Beobachtungen bei der Östrogenanwendung zeigen, daß häufig eine Diskrepanz zwischen der publizierten Begeisterung für die Hormonsubstitutionstherapie (HRT) und der aktuellen Verwendung besteht, die von den Frauen selbst angegeben wird und die wesentlich geringer ist. In der Tat erhält nur eine Minderheit der Frauen, die von einer HRT profitieren könnten, heutzutage eine solche Behandlung [2]. Zu den Gründen für die Nicht-Anwendung gehören konservative Gynäkologen, Angst vor Krebs, fehlende Bereitschaft, in etwas einzugreifen, was als natürlicher Prozeß betrachtet wird, oder einfach mangelnde Kenntnisse. Die Merkmale von Anwenderinnen sind die Tendenz, jünger zu erscheinen, sich mehr sportlich zu betätigen, kleinere Haushalte zu haben und selten verwitwet zu sein.

In Anbetracht der zunehmenden Bedeutung der Kosteneindämmung im Gesundheitswesen ist es wesentlich, auf den Nutzen von Messungen der LQ als Mittel zur Bestimmung der aus finanzieller Sicht am besten geeigneten Therapie hinzuweisen. Wenn man das gesamte Behandlungsspektrum betrachtet, einschließlich der Wirkungen auf die Morbidität, zum Beispiel durch die Verminderung von urogenitalen Problemen und osteoporosebedingten Frakturen oder durch die kardioprotektive Wirkung, so erscheint ein neuer Risiko-Nutzen-Aspekt. Diese Themen sind an anderer Stelle ausführlich beschrieben worden [4, 5, 6]

Trotz der Verfügbarkeit einer Palette von verschiedenen Messungen der LQ wird die Aufmerksamkeit bei der Bewertung der Therapie nach der Menopause noch immer häufig ausschließlich auf die Linderung der Symptome gerichtet. Zudem werden symptomatische Verbesserungen erstaunlich oft mit hilfe der Methode bewertet, mit der der Gynäkologe die Schwere der klimakterischen Beschwerden nach dem Kuppermann-Index zusammenfaßt und nur selten durch eine Befragung der Frauen selbst [7, 8]. Die Ergebnisse sind im allgemeinen begrenzt. So reicht zum Beispiel trotz der Tatsache, daß Östrogenmangel in Zusammenhang mit Scheidentrockenheit und urogenitalen Problemen gebracht wird, die Therapiebewertung in den meisten Studien nicht über eine symptomatische Verbesserung hinaus. Hinsichtlich der LQ wäre es natürlich interessant, die Therapiewirkung auf die Sexualfunktion, der allgemeine gesundheitszustand Empfimden und das Wohlbefinden zu untersuchen [9].

WAS IST GESUNDHEITSBEZOGENE LEBENSQUALITÄT IN DER MENOPAUSE?

Die Applikation des Konzeptes der LQ beschränkt sich gewöhnlich auf die gesundheitsbezogene LQ [10]. Es scheint allgemeine Übereinstimmung darüber zu herrschen, daß die körperlichen, emotionalen und sozialen Funktionen die wichtigsten Bereiche sind [11]. In Verbindung mit der Menopause betreffen die physischen Aspekte der LQ vasomotorische Symptome wie Hitzewallungen und Schwitzen, die von 80% aller Frauen in der Postmenopause durchgemacht werden [12]. Ebenso wurde über Schlafstörungen, Angstzustände, Depressionen und sexuelle Funktionsstörungen berichtet. Diese Beschwerden werden aber eher einer Vielzahl von soziodemographischen und psychosozialen Umständen zugeordnet und nur selten als sekundär induzierte ungünstige Reaktionen auf die vasomotorischen

Symptome angesehen [13, 14]. Obwohl vasomotorische Symptome in den ersten Jahren nach der Menopause auftreten, wurde gezeigt, daß 50% der Frauen weitere 5 und 10% bis 10 Jahre und mehr darunter leiden [12, 15]. Auf diesem Hintergrund erscheint es selbstverständlich, bei der Beschäftigung mit der Menopause mehr als nur die Linderung vasomotorischer Symptome zu betrachten und nur zu untersuchen, inwieweit sich der Einfluß der Symptome auf die Lebensqualität von postmenopausalen Frauen auswirkt.

BEWERTUNG DER LQ IN DER MENOPAUSE

Direkte Befragung unter Verwendung von selbsterstellten Fragebögen ist eine einfache und geeignete Methode zum Sammeln von Informationen über die LQ. Es wurde diskutiert, daß subjektive Ergebnisse im allgemeinen offen sind für eine substantiell beeinflußte Interpretation und auch mit geringerer quantitativer Genauigkeit ausgewertet werden. Bei der Verwendung von Standardfragebögen kann jedoch eine Beeinflussung mit Sicherheit ausgeschlossen werden. Unter der Voraussetzung, daß die psychometrischen Eigenschaften gut dokumentiert sind, werden auch die wissenschaftlichen Anforderungen erfüllt. Im Gegensatz zu Fragebögen werfen Interviews im Hinblick auf mangelnde Qualifikation des Interviewers und unzureichende Standardisierung einige Probleme auf. In Funktion von Alter, Geschlecht oder Rasse des Interviewers sowie des subjektiven Charakters der Bewertung kann die Befragung beeinflußt werden. Andererseits ermöglichen Fragebögen den Untersuchungsärzten einen einheitlichen Umgang mit den Daten. Die Quantifizierung der Daten ist unbeeinflußt, da die Antwortmöglichkeiten für alle Befragten gleichermaßen vordefiniert sind. Ein gewisser Kernsatz an Fragebögen ermöglicht den Vergleich von Studienergebnissen und Patientenpopulationen und bietet signifikante Vorteile wie Standardisierung, Kompatibilität, Neutralität und kostengünstige Verwendung [16].

Es gibt zwei Grundtypen von Fragebögen: den allgemeinen und den krankheitsspezifischen [8]. Die allgemeinen Skalen zeigen viele inhaltliche Ähnlichkeiten und fragen allgemein eine breite Palette von Ergebnissen ab. Allgemeine Messungen können auf eine breite Palette von Gesundheitsproblemen angewendet werden, und die Ergebnisse können studien- und populationsübergreifend verglichen werden. Im Gegensatz dazu sind krankheitsspezifische Fragebögen schon von der Definition her begrenzt auf die Probleme von ausgewählten Patientengruppen gerichtet. Es gibt jedoch Anzeichen, die annehmen lassen, daß die allgemeinen Messungen weniger empfänglich für behandlungsinduzierte Langzeitveränderungen sind [10, 17]. Zusammenfassend läßt sich sagen, daß die allgemeinen Messungen zwar eine verständliche Dokumentation der Vielschichtigkeit der LQ erlauben, ihnen hingegen die Tragweite, Sensitivität und Flexibilität Fehlt, mit spezifischen Problemen einer besonderen Situation wie den klimakterischen Beschwerden umzugehen [18]. Eine ausführliche Beschreibung der Vor- und Nachteile der einzelnen Instrumente findet sich an anderer Stelle [19].

Es gibt verschiedene krankheitsspezifische Fragebögen, die insbesondere die in der Peri- und Postmenopause relevanten Probleme berücksichtigen. Es stehen Messungen für die Beschreibung und Bewertung von Problemen in Zusammenhang mit dem Östrogendefizit und vasomotorischen Symptomen zur Verfügung, die auf die sexuelle Dysfunktion [20], Schlafstörungen [21] oder psychiatrische Störungen [22, 23] ausgerichtet sind. In vielen Fällen wurden jedoch psychiatrische Fragebögen verwendet, um nach psychologischen Funktionen zu fragen [24, 25]. Diese Fragebögen wurden erstellt, um Patienten mit schweren psychiatrischen Problemen zu erkennen. Da postmenopausale Frauen nicht als psychiatrische Fälle betrachtet werden, erscheint die Verwendung von psychiatrischen Fragebögen sowohl widersprüchlich als auch ungeeignet. Hinsichtlich der Messergebnisse spiegelt ein niedriger Score auf dem Fragebogen lediglich wider, daß die Befragte unter leichten Problemen leidet, d. h., daß die Bewertungsskala dazu neigt, die Effekte tiefer einzustufen, und daß innerhalb einer solchen Skala kein Raum für Verbesserungen bleibt.

Es ist häufig vorteilhaft, mehrere Bewertungsinstrumente gleichzeitig zu verwenden. Dieser Ansatz wurde in vier Studien verwendet, in denen die Wirkung einer Östrogentherapie auf die LQ erfragt wurde [26, 27, 28, 29]. Der Women Health Questionnaire (WHQ), der entworfen wurde, um Probleme wie vasomotorische Symptome, somatische Symptome, Angst, Depressionen, Schlaf, Sexualfunktion, kognitive Funktionen und Attraktivität in der Menopause abzufragen, ist eine hochrelevante Bestimmungsmethode [30, 31]. Obwohl dieses Thema lange vernachlässigt wurde, ist es wichtig nach sexuellen Problemen zu fragen, die in der Menopause häufig von der Scheidentrockenheit abhängig sind. Eine Sexskala wie die von McCoy entwickelte [20, 32] kann dem Arzt dadurch wichtige Informationen vermitteln, daß sie die Aufmerksamkeit auf die Beziehung zwischen verschiedenen Aspekten der sexuellen Dysfunktion und einer HRT richtet [33]. Nächtliches Schwitzen interferiert mit dem Schlaf, und folglich sollte eine andere Skala zu Erfassung von Dysfunktionen des Schlafes verwendet werden als die von Jenkin et al. entwickelte [21]. Wenn man den psychologischen Charakter der klimakterischen Beschwerden betrachtet, sollte eher eine allgemeine Messung des Wohlbefindens in die Serie der Fragebögen aufgenommen werden als eine psychiatrische Befragung. Der Psychological General Well-Being (PGWB)-Index [34] mißt das Wohlbefinden durch Fragen nach Vitalität, Gesundheit, Wohlbefinden, Selbstkontrolle, Angst und Depressionen in 22 Items. Während ein psychiatrischer Fragebogen lediglich nach negativen Affekten wie Depressionen oder Angst oder deren Nicht-Vorhandensein fragt, erfaßt der Well-Being-Index das Gleichgewicht zwischen positiven und negativen Affekten. Das Nottingham Health Profile (NHP) ist ein allgemeines Meßsystem, das die beteiligten gesundheitsabhängigen Faktoren bei einem symptomatischen Leiden wie Kummer, Schmerz, Schlafstörungen, Antriebslosigkeit, physischer Mobilität und sozialer Isolation verständlich abdeckt [35]. Zusätzlich wird in sieben Items nach der Häufigkeit von gesundheitsassoziierten Faktoren wie bezahlter Anstellung, Hausarbeit, Hobbys, Ferien, Sexualleben, Familienleben und Sozialleben gefragt.

METHODOLOGISCHE SCHLUSSFOLGERUNGEN

Gesundheitsbezogene LQ-Instrumente müssen mit derselben Sorgfalt und Aufmerksamkeit angewandt werden wie bei Messungen anderer Resultate der wirksamkeit. Die Standardisierung sollte über den Studienzeitraum eindeutig sein, und die Fragebögen sollten vor den ärztlichen Untersuchungen oder Labortests ausgefüllt werden, um eine Beeinflussung zu vermeiden. Entsprechend sollte darauf geachtet werden, das Ausmass des Datenverlusts durch unvollständig ausgefüllte Fragebögen oder, durch den Verlust von Patientinnen während der Follow-up Periode, so gering wie möglich zu halten. Frauen, die in klinische Studien eingeschlossen wurden, sollten während eines längeren Zeitraums verfolgt werden, damit der Plazeboeffekt abnimmt und die eigentliche Therapiewirkung erkannt werden kann. Es wurde gezeigt, daß Plazeboeffekte eine signifikante Rolle spielen in der Menopause, was vielleicht am Einfluß der Symptome auf die Psyche liegt. Dies wurde durch die Ergebnisse einer plazebokontrollierten klinischen Studie eindeutig gezeigt [27]. Nach 6wöchiger Behandlung betrug der Plazeboeffekt in allgemeinen Fragebögen über 70% und in spezifischen 50%. Nach 12wöchiger Behandlung hingegen lag der Plazeboeffekt in allgemeinen Fragebögen unter 50% und in spezifischen unter 30%. Von besonderem Interesse war die Feststellung, daß es auf der sexuellen Dysfunktions-Skala absolut keinen Plazeboeffekt gab.

LQ UND DIE ROLLE DER ÖSTROGENE IN DER MENOPAUSE

Wenn man von der ausführlichen Dokumentation durch klinische Versuche ausgeht, so scheint allgemeine Übereinstimmung darüber zu herrschen, daß Östrogene eine günstige Wirkung auf vasomotorische Symptome haben. Das Östrogendefizit hat aber nicht nur auf die vasomotorischen Symptome zurfolge. Es wirkt sich ebenfalls auf die Trockenheit der Vagina und auf urogenitale Probleme aus, von denen dokumentiert wurde, daß sie durch die Östrogentherapie effektiv verbessert werden. Vergleichbar dazu haben einige Studien gezeigt, daß die sexuelle Dysfunktion durch Östrogenapplikation signifikant verbessert wird, was sich durch eine Abnahme sexueller Probleme und eine verbesserte sexuelle Befriedigung äußert [27]. Nächtliches Schwitzen, das mit dem Schlaf interferiert und diesen unterbricht, bessert sich mit dem Beginn einer Hormonsubstitutionstherapie [27, 28, 33].

Kontrollierte klinische Versuche, die die Östrogenwirkung auf die gesundheitsabhängige LQ untersuchen, machen deutlich, daß der Besserung der Symptome eine ganze Reihe von günstigen Veränderungen folgen. Die Ergebnisse sind ziemlich einheitlich. Sie zeigen, daß die Östrogensubstitutionstherapie dem Plazebo [27] und anderen symptomatischen Therapien überlegen ist [28], und dies nicht nur im Hinblick auf die klinische Wirkung, sondern auch bezüglich aller anderen Aspekte des Wohlbefindens, von einer Verbesserungen der Stimmung, des Schlafes, der sexuellen Funktion, des sich attraktiver Fühlens, oder einer verbesserten kognitiven Funktion bis hin zur Verringerung anderer somatischer Symptome.

Die Scores des allgemeinen Wohlbefindens bei postmenopausalen Frauen, die in klinische Versuche eingeschlossen waren, lagen niedrig, um die 87 vor der Behandlung, während sich die Werte nach der Behandlung auf 105 verbesserten [27, 28]. Ein Vergleich mit einer normalen Population zeigte einen allgemeinen Well-Being-Score von 105, während der Wert für hypertensive Patienten bei etwa 103 lag. Aspekte, die Angst, Vitalität, Wohlbefinden und Selbstkontrolle repräsentieren, waren Dimensionen, die auf die Therapie besonders gut ansprachen. Diese Ergebnisse zeigen eindeutig, daß bei postmenopausalen Frauen das Wohlbefinden stark betroffen ist, und daß die Östrogentherapie das Wohlbefinden wieder auf ein Niveau anhebt, das mit dem gesunder Personen vergleichbar ist.

Hinsichtlich der Wirkung auf die alltäglichen Funktionen wurde für den Schlaf und die soziale Isolation eine signifikante Verbesserung gezeigt. Zusätzlich zeigte die Häufigkeit des Auftretens von gesundheitsabhängigen Problemen in Zusammenhang mit bezahlter Anstellung, Hausarbeit, Hobbys, Sexualleben und Familienleben, daß diese wichtigen Aspekte des täglichen Lebens durch eine transdermale Östrogentherapie signifikant stärker verbessert wurden als durch eine Plazebobehandlung [27]. Interessanterweise zeigten beide Studien [27, 28] daß die Verbesserung der LQ von der Inzidenz von Hitzewallungen unabhängig war.

ZUSAMMENFASSUNG

Idealerweise ist das Therapieziel sowohl die LQ als auch die Lebenserwartung auf einen maximalen Wert anzuheben. Um zu beurteilen, ob dieses Ziel erreicht wurde, muß man alle Behandlungsergebnisse mit einbeziehen, von Symptom- und LQ-Verbesserungen bis hin zur präventiven Wirkungen auf die Morbidität und Mortalität. Wenn standardisierte Meßwerkzeuge verwendet werden, können Informationen über den Benefit in Hinsicht auf die LQ den konventionellen Wirkungsvariablen hinzugefügt werden. Folglich werden für die betroffenen Frauen selbst äusserst nichtige Dimensionen abgedeckt. Es besteht kein Zweifel, daß die HRT das Potential besitzt, zahlreiche mit der Menopause assoziierte Probleme zu lösen, vorausgesetzt, daß bekannte Kontraindikationen berücksichtigt werden. Mit der Linderung der klimakterischen Symptome konnten positive Wirkungen auf Wohlbefinden, Schlafstörungen, sexuelle Funktion und Alltagsaktivitäten beobachtet werden. Wenn man den LQ-Auswirkungen mehr Aufmerksamkeit widmet, kann die Analyse der wichtigen Merkmale der physischen, emotionellen und sozialen Faktoren in hinsicht auf menopausale Frauen und ihre spezielle Situation verständlich ausgewertet und geeignet behandelt werden.

Quellenangaben

[1] Guyatt GM - Methodologic problems in clinical trials in heart failure. J Chron Dis 1985;38: 353-363.

[2] Harris RB, Laws A, Reddy VM, King A, Haskell WL - Are women using postmenopausal estrogens? A community survey. Am J Publ Health 1990;80:1266-1268.

[3] Booher DL - Estrogen supplements in menopause. Clevel Clin J Med 1990;57:154-160.

[4] Cheung AP, Wren BG - A cost-effectiveness analysis of hormone replacement therapy in the menopause. Med J Austr 1992;156:312-316.

[5] Tostesson ANA, Weinstein MC - Cost-effectiveness of hormone replacement therapy after the menopause. Baillière's Clin Obstet Gynaecol 1991;5:943-959.

[6] Fitzpatrick R, Fletcher A, Gose S, Jones D, Spiegelhalter D, Cox D - Quality of life measures in health care. I: Applications and issues in assessment. Br Med J 1992;305:1074-1077.

[7] Kupperman HS, Blatt MHG, Wiesbader H, Filler W - Comparative clinical evaluation of estrogenic preparations by the menopausal and amenorrheal indices. Endocrinology 1953; 13:688-703.

[8] Utian WH - Menopause, hormone therapy, and quality of life. In: CB Hammond, FP Haseltine, I Schiff, eds. Menopause. Progress in Clinical and Biological Research. New York: AR Liss 1989;320:193-209.

[9] Sindberg Eriksen P, Rasmussen H - Low-dose 17b-estradiol vaginal tablets in the treatment of atrophic vaginitis: a double-blind placebo-controlled study. Eur J Obstet Gynaecol Reprod Biology 1992;44:137-144.

[10] Guyatt G, Veldhuyzen Van Zanten S, Feeny D, Patrick D - Measuring quality of life in clinical trials: a taxonomy and review. Can Med Assoc J 1989;140:1441-1448.

[11] Spitzer WO - State of science 1986: quality of life and functional status as target variables for research. J Chron Dis 1987;40:465-471.

[12] McKinlay JB, McKinlay SM, Brambilla D - The relative contribution of endocrine changes and social circumstances in mid-aged women. J Health Soc Behav 1987;28:345-363.

[13] Greene JG - The social and psychological origins of the climacteric syndrome. Glasgow: Gower Press 1984.

[14] Holte A, Mikkelsen A - Psychosocial determinants of climacteric complaints. Maturitas 1991;13:205-215.

[15] McKinlay JB, McKinlay SM, Brambilla D - Health status and utilization behaviour associated with menopause. Am J Epidemiol 1987;125:110-121.

[16] Aaronson N - Quality of life assessments in clinical trials: methodological issues. Contr Clin Trials 1989;10:195S-208S.

[17] Fitzpatrick R, Ziebland S, Jenkinson C, Mowat A - Importance of sensitivity to change as a criterion for selecting health status measures. Quality in Health Care 1992;1:89-93.

[18] Wiklund I, Karlberg J - Evaluation of quality of life in clinical trials. Selecting QoL measures. Contr Clin Trials 1991;12 (Suppl):204S-216S.

[19] Wiklund I, Dimenäs E, Wahl M - Factors of importance when evaluating quality of life in clinical trials. Contr Clin Trials 1990;11:169-179.

[20] McCoy NL, Davidson JM - A longitudinal study of the effects of menopause on sexuality. Maturitas 1985;7:203-210.

[21] Jenkins CD, Stanton B-A, Niencryk SJ, Rose RM - A scale for the estimation of sleep problems in clinical research. J Clin Epidemiol 1988;41:313-321.

[22] Beck AP - Depression: Clinical, experimental and therapeutic aspects. New York: Harper & Row 1967.

[23] Goldberg DP - The detection of psychiatric illness by questionnaire. Oxford University Press, London, 1972.

[24] Holte A - Influences of natural menopause on health complaints: A prospective study of healthy Norwegian women. Maturitas 1992;14:127-141.

[25] Ditkoff EC, Crary W, Cristo M, Lobo RA - Estrogen improves psychological function in asymptomatic postmenopausal women. Obstet Gynaecol 1991;78:991-995.

[26] Wiklund I, Holst J, Karlberg J, et al. - A new methodological approach to the evaluation of quality of life in postmenopausal women. Maturitas 1992;14:211-224.

[27] Wiklund I, Karlberg J, Mattson L-Å - Quality of life during transdermal oestradiol therapy in postmenopausal women. A double-blind, placebo-controlled study. Am J Obstet Gynaecol 1993;168:824-830.

[28] Wiklund I, Berg G, Hammar M, Karlberg J, Lindgren R, Sandin K - Long-term effect of transdermal hormonal therapy on aspects of quality of life in post-menopausal women. Maturitas 1992;14:225-236.

[29] Limouzin-Lamothe MA, Mairon N, Joyce CRB, Le Gal M - Quality of life after the menopause: influence of hormonal replacement therapy. Am J Obstet Gynecol 1994;170:618-624.

[30] Wiklund I, Karlberg J, Sandin K, Mattson L-Å - A Swedish version of the Women Health Questionnaire, a measure of postmenopausal complaints.Acta Obstet Gynaecol Scand 1993; 72:648-655.

[31] Hunter M, Battersby R, Whitehead M - Relationships between psychological symptoms, somatic complaints and menopausal status. Maturitas 1986;8:217-228.

[32] Cutler WB, Garcia CR, McCoy N - Perimenopausal sexuality. Arch Sex Behav 1987;16: 225-234.

[33] Nathorst-Böös J, Wiklund I, Mattson L-Å, Sandin K, von Schoulz B - Is sexual life influenced by transdermal estrogen therapy - a double blind placebo controlled study in postmenopausal women. Acta Obstet Gynecol Scand 1993;72:656-660.

[34] Dupuy HJ - The Psychological General Well-Being (PGWB) index. In: Wenger NK, Mattson ME, Furberg CD, Elinson J, eds. Assessment quality of life in clinical trials of cardiovascular therapies. USA: Le Jacq Publ Inc 1984;170-183.

[35] Hunt S, McEwen J, McKenna S - Measuring health status. London; Croom Helm 1986.

HAT HRT EINE VERBESSERNDE WIRKUNG AUF DIE HAUT?

David W STURDEE*

Im Laufe des Alterungsprozesses kommt es in den meisten Körpergeweben zu Veränderungen. Die Haut wird zusätzlich durch zahlreiche andere Einflüssen geschädigt. Insbesondere die unbedeckte Haut ist der kumulativen Wirkung chronischer Schädigung durch Umweltfaktoren wie Tabak und Lichtvia Sonnenbestrahlung ausgesetzt. Diese Veränderungen müssen jedoch von solchen unterschieden werden, die mit Aenderungen Hormonhaushalt in Zusammenhang stehen. Die Haut ist ein wichtiges Zielorgan für Östrogene und drückt zahlreiche sekundäre sexuelle Charakteristika aus. Das deutlichste Beispiel hierfür ist die Anschwellung und Aufhellung der Dammhaut und umgebender Hautpartien bei einigen Primaten während des Östrus.

Die Haut ist eines der größten Organe. Sie besteht aus zahlreichen Zellen unterschiedlicher embryonaler Herkunft (Abb. 1) [1]. In der dünnen Oberhaut, der sogenannten Epidermis, befinden sich Keratinozyten und Melanozyten ektodermaler Herkunft. Darunter liegt das Korium, ein Stroma, das den größten Teil der Haut ausmacht und eng mit der darüberliegenden Epidermis verbunden ist. Fingerartige Fortsätze oder dermale Papillen ragen nach unten in die entsprechenden Vertiefungen der Epidermis hinein. Das Korium ist relativ zellreich und besitzt Bindegewebe und Blutgefäße mesodermaler Herkunft. Es enthält aber auch verschiedene Strukturen des embryonalen Ektoderms wie Schweißdrüsen und Haarfollikel. Der grösste Volumen-Anteil und die Widerstandsfähigkeit des Koriums werden von zwei Arten von Faserproteinen gebildet - Kollagen, das bei weiten den Hauptanteil ausmacht und Elastinfasern. Die Kollagenfasern sind größtenteils parallel zur Hautoberfläche angeordnet, die Elastinfasern bilden hingegen ein unregelmäßigeres Netzwerk.

Es ist hinreichend bekannt, daß die Haut ein Zielorgan für Sexualsteroide ist: die charakteristische Verteilung der Körperbehaarung, des subkutanes Fettgewebes und die physische Textur der weiblichen Haut werden durch das Verhältnis von östrogenen und androgenen Wirkungen bestimmt. Der spezifische Beweis für eine Östrogenwirkung auf die Haut wurde zuerst durch Versuche mit Mäusen geliefert, die mit Tritium-markiertem Östradiol behandelt wurden. In den epidermalen Zellkernen,

* Dr. med., FRCOG, Abteilung für Geburtshilfe und Gynäkologie, Solihul Hospital, Solihull, B91 2JL, Großbritannien.

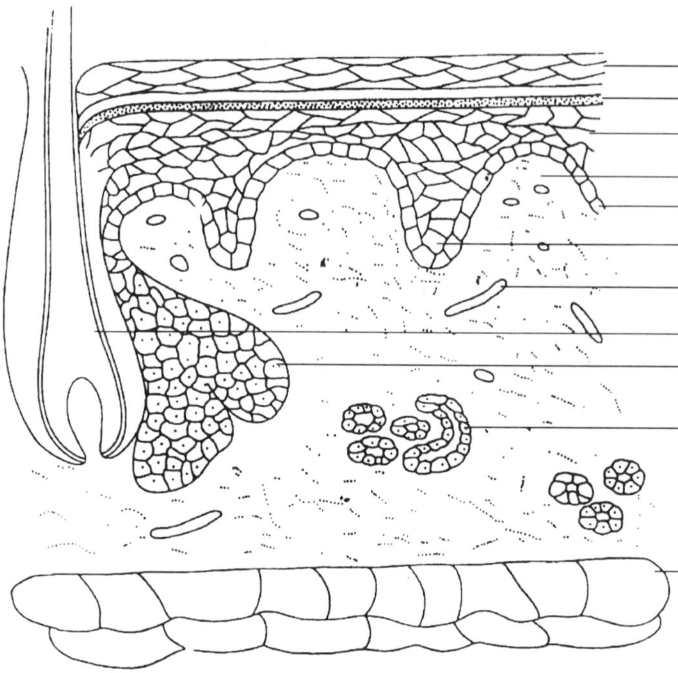

Abb. 1. Graphische Darstellung des Querschnitts durch die normalen Strukturen der menschlichen Haut (nach [1] mit Zustimmung des Autors).

den dermalen Fibroblasten und den Zellkernen der Anhangsgebilde wurden Rezeptoren nachgewiesen [2]. Kürzlich konnte in der Epidermis, den Talgdrüsen und den Haarfollikeln ein rezeptorverwandtes Protein (P29) identifiziert werden [3].

Das vaginale Epithel ist reich an Östrogenrezeptoren und schließt außen an die Haut an. Es hat Ähnlichkeit mit dem Plattenepithel, ist aber unverhornt. Die östrogenabhängigen Veränderungen der Vagina sind hinreichend bekannt, und einige Ähnlichkeiten mit der Antwort der Haut sind verständlich. Wie auch die Vagina, wird die Haut nach der Menopause allmählich dünner. Davon sind alle Gewebe der Epidermis und des Koriums betroffen. Der Beweis dafür, daß Östrogenmangel zusätzlich zum Alterungsprozeß Veränderungen auslöst, wurde von Bolognia und Mitarbeitern [4] durch Studien an Frauen mit vorzeitiger Ovarieninsuffizienz erbracht. Biopsien der Gesäßhaut wurden elektronenmikroskopisch untersucht. Dabei wurde eine signifikante Zunahme der normalen altersbedingten Veränderungen der elastischen Hautfasern festgestellt, wie sie gewöhnlich bei 20 Jahre älteren Frauen anzutreffen sind. Daher kann angenommen werden, daß eine Beziehung zwischen solchen Veränderungen und der Östrogenabnahme besteht.

Von zahlreichen dermatologischen Anzeichen und Symptomen wie Pruritus, Formicatio, Trockenheit sonnengeschützter Haut, Kopfschuppen oder fettige Kopfhaut, Ausdünnen der Haare oder Haarausfall, gespaltene oder wuchernde Nägel, Farbe und Anzahl von Muttermalen, Kälteunverträglichkeit oder Raynaud Phänomen wurde angenommen, daß sie mit der Menopause in Verbindung gebracht werden können. Dennoch konnte in einer plazebokontrollierten Studie mit transdermal appliziertem Östradiol für all diese Probleme kein Unterschied zwischen der Verum- und der Plazebogruppe festgestellt werden [4]. Folglich sind sie nicht durch das postmenopausale Östrogendefizit bedingt.

KOLLAGEN

Im Korium stellt das Kollagen gewichtsmäßig 97,5% der Faserproteine dar. In Untersuchungen an Kollagenen unterschiedlicher Herkunft wurden zwei Basis-Alphaketten aus mehr als 1000 Aminosäureresten gezeigt, die in einer Tripelhelixkonfiguration vorliegen. Diese hochstabile Struktur stellt die Grundgerüsteinheit der Kollagenstrukturen dar. Prolin und Hydroxyprolin machen 20 bis 25% des gesamten Aminosäureanteils aus [1]. Sie können direkt im Gewebe oder indirekt durch ihre Abbauprodukte im Urin nachgewiesen werden, was Hinweise über den gesamten Kollagenmetabolismus und -abbau gibt. Es existieren 14 genetisch unterschiedliche Alphaketten des Kollagens mit unterschiedlicher Verteilung in den Körpergeweben. Im Korium befinden sich die Typen I und III. Das relative Verhältnis beeinflußt möglicherweise die Gewebefunktionen.

Der Kollagengehalt der Haut nimmt mit dem Alter allmählich ab (Abb. 2). Dabei besteht eine enge Korrelation zur Hautdicke [6]. Nach der Menopause kommt es zu einem signifikanten Abfall [5, 7]. Savvas und Mitarbeiter [8] analysierten den Kollagengehalt von 3-mm Durchmesser großen, seitlich aus den Oberschenkeln entnommen Hautbiopsien von 10 postmenopausalen Frauen vor sowie nach der Behandlung mit einem subkutanen Implantat mit 50 mg Östradiol und 100 mg Testosteron. Der Anteil an Typ III Kollagen nahm nach sechsmonatiger HRT signifikant zu ($p<0{,}01$), von einem Median von 19,9% (zwischen 18,2 und 23,9) auf 24,2% (zwischen 20,5 und 31,5). Im späteren Verlauf der Therapie gab es keine weitere signifikante Zunahme des Typ III-Kollagengehaltes. Diese Feststellung stimmt mit anderen Erkenntnissen überein, nach denen Veränderungen des Hautkollagens ein Jahr nach der Menopause abgeschlossen sind [9]. Die Veränderung des Hautkollagengehalts als Antwort auf eine Östrogentherapie ist jedoch vom Ausgangswert abhängig.

Die Abnahme des Hautkollagens nach der Menopause korreliert mit der Verminderung der Knochenmasse, die ebenfalls teilweise durch den Kollagenrückgang bedingt ist (Abb. 3). Hierauf beruht der Vorschlag, daß die Bestimmung der Hautdicke als Indikator für die Knochenmasse verwendet werden kann [1, 10].

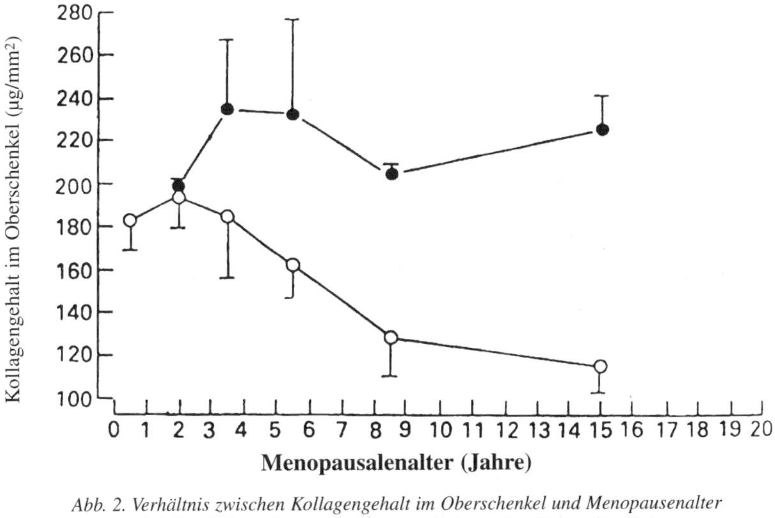

Abb. 2. Verhältnis zwischen Kollagengehalt im Oberschenkel und Menopausenalter bei 52 mit Sexualhormonimplantaten behandelten Patientinnen(•) und 77 nicht behandelten Patientinnen (°) (nach [1], mit Zustimmung des Autors).

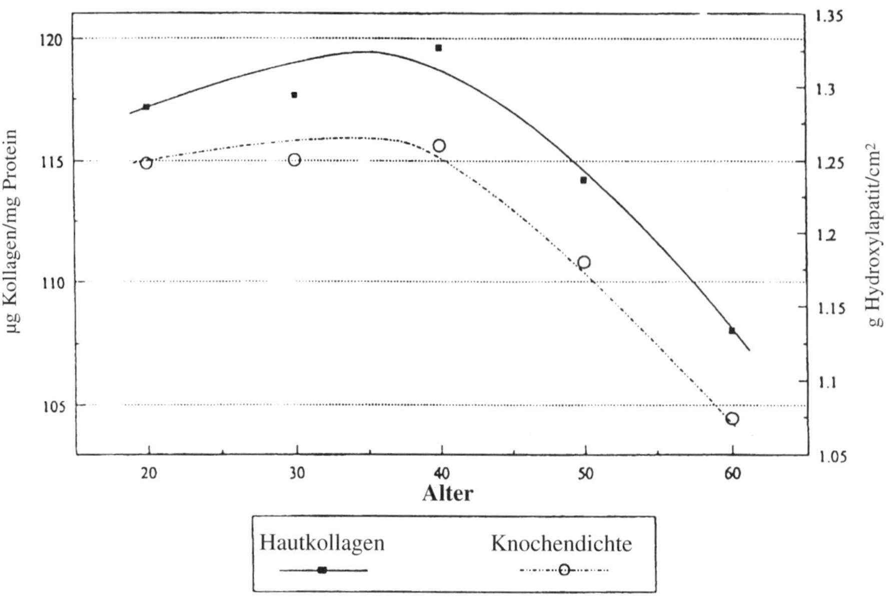

Abb. 3. Hautkollagen (mg Kollagen/mg Protein) und Knochendichte (g Hydroxylapatit/cm2) in Abhängigkeit vom Alter (nach [10], mit Zustimmung des Autors).

KLINISCHE ÖSTROGENWIRKUNGEN AUF DIE HAUT

Einige Wirkungen der Östrogene auf die Haut können in der klinischen Praxis leicht erkannt werden. Während der Schwangerschaft, wenn der Gehalt an zirkulierenden Östrogenen erhöht ist, steigt der Wassergehalt im Bindegewebe der Haut an. Der Grund hierfür ist eine verstärkte Synthese von hochmolekularer Hyaluronsäure im Bindegewebe der Haut als Folge der Induktion der Hyaluronsäuresynthetase unter Östrogeneinfluß [11, 12]. Zwischen Hyaluronsäuregehalt und dem Wassergehalt der Haut besteht eine positive Korrelation.

Östrogene haben eine günstige Wirkung auf die Verminderung der Talgdrüsensekretion [13] und folglich der Komedoformation bei weiblichen Jugendlichen mit Akne vulgaris. Die Funktion der apokrinen Schweißdrüsen scheint nicht durch Östrogene beeinflußt zu werden.

Östrogene können ebenfalls die Hautpigmentierung beeinflussen - klinisch gesehen durch Verdunkelung der Linea nigra und Chloasmabildung auf den Wangen während der Schwangerschaft. Es gibt jedoch keine Beweise dafür, daß unter Östrogenbehandlung die Bildung maligner Melanome gefördert wird oder frühere Krankheiten wieder auftreten [14].

Das Haarwachstum (Körper) wird durch Östrogene vermindert. Die sekundäre sexualhormonabhängige Behaarung scheint hauptsächlich durch androgenen Einfluß kontrolliert zu werden [15]. Das Nagelwachstum ist bei älteren Personen verlangsamt und Anzahl und Größe der Haarfollikel nehmen ab. Farbveränderung und allmähliches Ergrauen spiegeln eine verminderte Melanozytenaktivität in der Haarfollikelmatrix wieder [15].

WIRKUNG DER ÖSTROGENTHERAPIE

Obwohl die Haut das sichtbarste Gewebe ist, das durch den postmenopausalen Östrogenmangel nachteilig beeinflußt wird, wurde sie als letztes untersucht. Die

Bedeutung der objektiven Bewertung von Hautveränderungen unter Östrogentherapie wurde durch Campbell und Whitehead betont [17]. Eine sechsmonatige plazebokontrollierte Crossover-Doppelblindstudie, in der die Wirkung auf eine breite Symptompalette untersucht werden sollte, zeigte einen signifikanten Plazeboeffekt für eine "jugendliche Hauterscheinung". Daraus wurde der Schluß gezogen, daß der Beurteilung der Patientinnen selber bezüglich der Hauttextur und -erscheinung zur Bewertung der Östrogentherapie kein Vertrauen geschenkt werden sollte.

Punnonen und Mitarbeiter. [16] berichteten von der Wirkung von oralen Östrogenen auf die Hautdicke bei Frauen zwischen vier und acht Jahren nach der Menopause im Vergleich zu einer Kontrollgruppe. Eine Hautfalte auf dem rechten Handrücken (ca. 3 cm vom ersten Metakarpophalangealgelenk entfernt) wurde aufgrund des Fehlens von subkutanem Fettgewebe ausgewählt. Die Dicke wurde mit Hilfe von Zirkeln bestimmt (Tabelle I). Die Behandlungsdauer betrug 3,3 bis 6,4 Jahren. Unter allen drei Therapien wies die Hautfaltendicke einen signifikant höheren Wert auf als in der Kontrollgruppe. In einer früheren Studie [18] schien die Dicke der Epidermis jedoch bei einigen Patientinnen nach täglicher Einnahme von 4 mg Östradiolvalerat über einen Monat abzunehmen. Das läßt darauf schließen, daß die tägliche Östrogendosis für eine positive Wirkung auf die Haut niedrig gehalten werden muß. Es erfolgte keine histologische Bewertung der Wirkungen.

Tabelle I - **Hautfaltendicke während einer postmenopausalen Langzeithormontherapie (nach [16] mit Zustimmung des Autors)**

Verwendete Hormone (mg/Tag)	*Probandennzahl*	*Hautfaltendicke log Veränderung (Mittel±SEM)*	*P**
Östradiol-Valerat 2 mg	50	78,5 ± 3,0	< 0,01
Östriol-Succinat 2 mg	19	90,3 ± 3,7	< 0,001
Östradiol-Valerat 2 mg + Norgestrel 0,5 mg	61	84,3 ± 2,5	< 0,001
Kontrollen	89	65,0 ± 3,2	

**P = statistische Signifikanz im Vergleich zu Kontrollen*

Die Hautdicke kann radiologisch gemessen werden. Ein Holzblock mit einem 1mm-breiten Metallstreifen als Marker drückt die Haut zusammen und ermöglicht die leichte Identifizierung von zwei parallelen Linien, von denen die eine der Oberseite der Epidermis, die andere der Unterseite des Koriums entspricht. Die Hautdicke wird durch Röntgenstrahlen mit Hilfe von Nadelspitzen-Vernier-Zirkeln gemessen. Diese Technik wird als wesentlich zuverlässigere Methode betrachtet als die Messung mit Hautzirkeln, wobei wahrscheinlich eine unterschiedliche Fettmenge ins subkutane Gewebe eingeführt wird. Mit dieser Methode bestimmten Brincat und Studd [1] die Veränderung der Hautstärke bei vierzig zuvor nicht-behandelten postmenopausalen Frauen, die sukutane Implantate mit 100 mg Östradiol in Sechsmonatsintervallen erhielten. Nach zwei Monaten konnte eine signifikante Zunahme festgestell werden, die sechs Monate andauerte. In den darauffolgenden sechs Monaten war die Zuhnahme wesentlich geringer (Abb. 4). Dieser Verlauf war unabhängig vom Alter der Frauen, von der Zeitdauer seit der Menopause und von der ursprünglichen Hautdicke. Zwischen Hautdicke, Kollagengehalt und dem chronologischen Alter der Frau konnte keine Korrelation festgestellt werden, was darauf schließen läßt, daß das Alter eine geringere Rolle spielt als die Anzahl der seit der Menopause vergangenen Jahre [5].

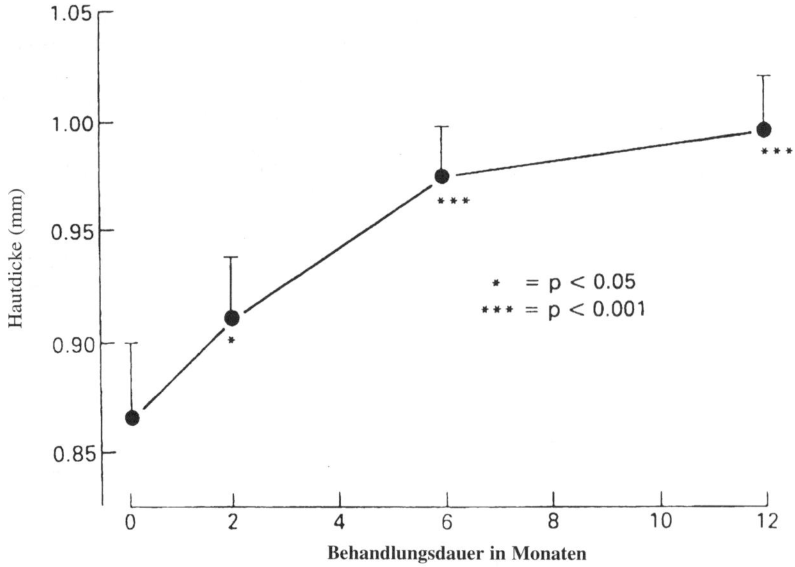

Abb. 4. Zunahme der Hautdicke bei 40 Patientinnen während einer 12monatigen Therapie mit perkutanen Implantaten mit 100 mg Östradiol im Sechsmonatsintervall (nach [1], mit Zustimmung des Autors).

Kürzlich wurde dieselbe Meßtechnik für die Bewertung der Wirkung von in physiologischeren Dosen transdermal applizierten Östradiols verwendet. Meschia und Mitarbeiter [19] führten in Mailand eine randomisierte Studie mit 40 postmenopausalen Frauen durch, die entweder eine kontinuierliche transdermale Applikation von 50 ug 17 ß-Östradiol, mit 24stündiger Wirkdauer (Estraderm TTS 50) und 10 mg orales Medroxyprogesteronacetat (MPA) an den letzten 12 Zyklustagen (n=20) erhielten oder ein Plazebo (n=20). Die Hautdicke am Unterarm wurde nach 6 und nach 12 Monaten gemessen. Nur 19 der 40 aufgenommenen Patientinnen beendeten die Studie. 11 von ihnen erhielten das Östradiolpflaster und 8 das Plazebo. Nach einer zwölfmonatigen Therapie war die Hautdicke in der Verumgruppe von 0,93 mm auf 0,97 mm angestiegen, während sie in der Plazebogruppe von 0,93 mm auf 0,87 mm gesunken war. Der Unterschied zwischen den beiden Gruppen war zu Studienende statistisch signifikant (p<0,001). Daraus wurde geschlossen, daß eine kontinuierliche transdermale Applikation von Östradiol mit einer sequentiellen Gabe von MPA der spontanen Abnahme der Hautdicke entgegenwirkt, wie sie bei den postmenopausalen Frauen der Plazebogruppe beobachtet wurde.

Verschiedene Forscher [7, 12, 20] berichteten von der positiven Wirkung einer oralen Östrogentherapie auf die Haut. Kürzlich verwendeten Maheux und Mitarbeiter [21] die Ultraschalldiagnostik zur Bestimmung der Hautdicke und der Histologie von Hautbiopsien für die spezifische Bewertung des Koriums. Sechzig postmenopausale Frauen erhielten randomisiert entweder orale konjugierte Östrogene oder ein Plazebo. Nach zwölfmonatiger Östrogentherapie hatte die Dicke der Haut auf der Höhe des rechten Trochanter major (p<0,01) und diejenige des Koriums (p<0,05) signifikant zugenommen, während in der Plazebogruppe keine signifikanten Veränderung festgestellt wurden.

GESICHTSHAUT

Für viele Frauen stellen die Alterserscheinungen der Gesichtshaut ein besonderes Problem dar, und immer mehr Anstrengungen werden unternommen, um Hautfalten mit teuren Produkten zu behandeln oder ihnen vorzubeugen. Von östrogenhaltigen Salben wird angenommen, daß sie durch eine Verdickung der Epidermis und der Kollagenfasern eine präventive Wirkung auf die Hautfaltenbildung haben [22], obwohl Golzieher [23] herausfand, daß eine lokale Applikation von hochdosiertem Östrogen über einen Zeitraum von mehr als sechs Monaten zu Atrophien führt. Brown [24] stellte fest, daß östrogenhaltige Salben im allgemeinen eine positive Wirkung auf die Haut haben, es konnten aber keine histologischen Veränderungen festgestellt werden. Die Bewertung der Wirkung auf die Gesichtshaut ist jedoch sehr subjektiv, und die Antwort auf Plazebos ist so bedeutend, daß nur durch Studien, in denen gleichzeitig der physikalische Effekt nichthormonaler Hautbehandlungen untersucht wird, die eigentliche Wirkung des Östrogens erkannt werden kann. Aus diesem Grunde ist die von Schmidt und Mitarbeitern [25] durchgeführte Studie, in der die Wirkung von östradiol- und östriolhaltigen Salben auf die Hautalterung verglichen wurde, nur von geringer Bedeutung. Creidi und Mitarbeiter [26] hingegen führten eine parallele randomisierte Doppelblindstudie mit 54 Frauen im Alter von 52 bis 70 Jahren mit mäßigen bis schweren Hautalterungserscheinungen im Gesicht durch. Über 24 Wochen applizierte jede Frau abends entweder 1g Premarin-Crème (0,625 mg konjugierte Östrogene auf ein Gramm Crème), oder Plazebocrème (mit der selben Zusammensetzung, aber ohne konjugierte Östrogene) auf das Gesicht. Die Wirkung wurde von den Probandinnen selbst und durch den Arzt bewertet, die Messung der Hautdicke erfolgte mit Hilfe des B-Scan Ultraschallverfahrens. Premarincrèmes hatten nach 12 Wochen ($p=0,01$) und nach 24 Wochen ($p=0,012$) eine signifikant stärkere Wirkung bei der Verbesserung feiner Falten. Die Hautdicke (Korium plus Epidermis) nahm bei Premarincrème von 1,65 mm vor der Behandlung auf 1,68 mm nach 24wöchiger Behandlung stärker zu als in der Plazebogruppe, in der eine Zunahme von 1,52 mm auf 1,59 mm ($p=0,013$) gemessen wurde. Beide Gruppen zeigten jedoch im Vergleich zum Ausgangswert eine signifikante Verbesserung bezüglich Rauheit, Schlaffheit, gesprenkelter Pigmentierung und/oder Lentigo, wobei jedoch zwischen den beiden Behandlungsgruppen kein Unterschied bestand.

Die Ergebnisse zeigen, daß ein topisches Östrogenpräparat, zusätzlich zu der positiven Wirkung der regelmäßigen Applikation eines erweichenden Mittels, die Hautalterung verbessern kann.

SCHLUSSFOLGERUNG

Die Haut und ihre unterschiedlichen Komponenten unterliegen während des Alterungsprozesses beträchtlichen Veränderungen. Es gibt ausreichend Beweise dafür, daß einige dieser Wirkungen durch das postmenopausale Östrogendefizit verstärkt werden. Die weibliche Gesichtshaut ist ein sehr gefühlsbetonter und sichtbarer Ausdruck des Alterungsprozesses, daher müssen Plazebowirkung und andere subjektive Einflüsse bei der Bewertung der positiven Wirkung der Östrogentherapie sehr genau kontrolliert werden. HRT scheint jedoch eine positive Wirkung auf die Hautdicke zu haben. Insbesondere kann das Kollagen des Koriums nach einer HRT von nur wenigen Monaten seinen prämenopausalen Zustand wiedererlangen. Topische Östrogencrèmes haben zusätzlich zu den anderen günstigen

Wirkungen einfacher Gesichtscrèmes eine verbessernde Wirkung auf feine Falten und die Hautdicke. Dabei scheint es sich um einen von der pharmazeutischen Industrie weitgehend vernachlässigten Bereich zu handeln.

Es gibt hinreichend Beweise, die zeigen, daß HRT Aspekt und Qualität der Haut verbessert und dazu beiträgt, die durch das Östrogendefizit bedingten Alterserscheinungen zu reduzieren. Obwohl diese Verbesserung ohne klinische Relevanz ist, sollte der psychologische Effekt für die Frauen nicht unterschätzt werden.

Quellenangaben

[1] BRINCAT M, STUDD JWW - Skin and the Menopause. In: Studd JWW, Whitehead MI (eds). The Menopause. Oxford: Blackwell Scientific Publications, 1988;85-101.

[2] STUMPF WE, SUR M, JOSHI SE - Estrogen target cells in the skin. Experientia,1976;30:196-198.

[3] FRASER D, PADWICK ML, WHITEHEAD MI, COFFER A, KING RJB - Presence of an oestradiol receptor-related protein in the skin: changes during the normal menstrual cycle. Br J Obstet Gynaecol, Dec 1991;98:1277-1282.

[4] BOLOGNIA JL, BRAVERMAN IM, ROUSSEAU ME, SARREL PM - Skin changes in menopause. Maturitas, 1989;11:295-304.

[5] BRINCAT M, MONIZ CJ, STUDD JWW, DARBY A, MAGOS A, EMBUREY G, VERSI E - Long term effects of the menopause and sex hormones on skin thickness. Br J Obstet Gynaecol, 1985;92:256-259.

[6] SHUSTER S, BLACK MM, MCVITIE E. The influence of age and sex on skin thickness, skin collagen and density. Br J. Dermatol, 1975;93:639-643.

[7] CASTELO-BRANCO C, DURRAN M, GONZALEZ-MERLO J - Skin collagen changes related to age and hormone replacement therapy. Maturitas, 1992;15 (2):113-119.

[8] SAVVAS M, BISHOP J, LAURENT G, WATSON N, STUDD JWW - Type III collagen content in the skin of postmenopausal women receiving oestradiol and testosterone implants. Br J Obstet Gynaecol, 1993;100:154-156.

[9] BRINCAT M, VERSI E, O'DOWD T, MONIZ CF, MAGOS A, KABALAN S, STUDD JWW - Skin collagen changes in post-menopausal women receiving oestradiol gel. Maturitas, 1987;9:1-5.

[10] CASTELO-BRANCO C, PONS F, GRATACOS E, FORTUNY A, VANRELL JA, GONZALEZ-MERLO J - Relationship between skin collagen and bone changes during ageing. Maturitas, 1994;18 (3):199-206.

[11] GROSMAN N, HIRDBERG E, SCHON J - The effect of oestrogenic treatment in the acid mucopolysaccharide pattern in skin of mice. Acta Pharmacol Toxicol, 1971;30:458-464.

[12] UZUKA M, NAKAMIZA K, OHTA S, MORI Y - Induction of hyaluronic acid synthetase by oestrogen in the mouse skin. Biochem Biophys Acta, 1981;673:387-393.

[13] EBLING FJ - Hormonal control and methods of measuring sebaceous gland activity. J Invest Dermatol, 1974;62:161-165.

[14] OSTERLUND A - Hormonal and Reproductive Factors in Melanoma Risk. Clin Dermatol, 1992;10:75-78.

[15] MARKS R, SHAHRAD P - Skin Changes at the time of the Climacteric. In: Greenblatt RB, Studd JWW(eds). The Menopause. Clinics in Obstetrics and Gynaecology: London: Saunders, 1977;4 (1):207-226.

[16] PUNNONEN R, VILSKA S, RAURAMO L - Skinfold thickness and long-term post-menopausal hormone therapy. Maturitas, 1984;5:259-262.

[17] CAMPBELL S, WHITEHEAD MI - Oestrogen therapy and the Menopausal Syndrome. In: Greenblatt RB, Studd JWW(eds). The Menopause: Clinics in Obstetrics and Gynaecology. London: Saunders, 1977;31-47.

[18] PUNNONEN R, RAURAMO L - The effect of long-term oral oestriol succinate therapy on the skin of castrated women. Ann Chir Gynaecol, 1977;6:214-215.

[19] MESCHIA M, BRUSCHI F, AMICARELLI F, BARBACINI P, MONZA GC, CROSIGNANI PG - Transdermal Hormone Replacement Therapy and Skin in Post-menopausal Women: A Placebo Controlled Study. JN Am Menop Soc, 1994;1 (2):79-82.

[20] BRINCAT M, VERSI E, MONIZ CF, MAGOS A, TRAFFORT J, STUDD JWW - Skin collagen changes in postmenopausal women receiving different regimens of oestrogen therapy. Obstet Gynaecol, 1987;70:123-127.

[21] MAHEUX R, NAUD R, RIOUX M, GRENIER R, LAMAY A, GUY J, LANGERIN M - A randomised, double-blind, placebo-controlled study on the effect of conjugated estrogens on skin thickness. Am J Obstet Gynaecol, 1994;170 (2):642-649.

[22] PECK SM, KLARMANN EG - Hormone cosmetics. Practitioner 173, 1954;159-165.
[23] GOLDZIEHER JW - The direct effect of steroids on the senile human skin. J Gerontol, 1949;4:104-112.
[24] BROWN RK - Evaluation of dermatologic creams containing hormones. J Am Med Women's Assoc, 1966;21:493-499.
[25] SCHMIDT JB, PERL S, REINER A - Topical estrogens in skin aging. J Invest Dermatol, 1994;103 (3):447.
[26] CREIDI P, FAIVRE B, AGACHE P, RICHARD E, HAUDIGUET V, SAUVANED JP - Effect of a conjugated oestrogen (Premarin) cream on ageing facial skin. A comparative study with placebo cream. Maturitas, 1994;19:211-223.

BESTEHT EINE KORRELATION ZWISCHEN LEBENSSTIL, LEBENSQUALITÄT UND AKZEPTANZ DER HRT?

Lucio ZICHELLA*, Giuseppina PERRONE*, Cristina CRITELLI*

EINFÜHRUNG

Es ist hinreichend bekannt, daß der Lebensstil im allgemeinen einen starken Einfluß auf die Gesunderhaltung hat. Ein gesunder Lebensstil, in Zusammenhang mit einem gesunden Umfeld und einer geeigneten Pflege, wurden von der WHO als grund legende Anforderungen an die Gesundheit aufgestellt [1].

Lebensstil kann als ein Cluster zusammenhängender Verhaltensmuster definiert werden, die von sozialen und ökonomischen Bedingungen abhängig sind: Bildung, Alter und andere Faktoren.

Der Lebensstil menopausaler Frauen ist besonders wichtig: ein verminderter Alkoholkonsum, Nikotinabstinenz, eine ausgewogene Ernährung und regelmäßige körperliche Aktivität verbessern das Wohlbefinden und vermindern das Risiko sowohl für kardiovaskuläre Erkrankungen als auch für die Osteoporose.

Zudem beeinflussen bei einer Frau nach der Menopause Faktoren des Lebensstils die Möglichkeit, eine Wahl zu treffen. Bildung, ökonomische und/oder soziale Unterstützung sind entscheidend, wenn es darum geht, die Möglichkeiten einer postmenopausalen Behandlung sowie die Verminderung von Risikofaktoren zu erkennen und zu verstehen.

Es scheint einleuchtend, daß Frauen mit ausreichenden finanziellen Mitteln, einer qualifizierten Bildung, einer guten sozialen und familiären Integration und ausreichendem Vertrauen in die eigene Gesundheit bessere Möglichkeiten haben, eine geeignete Behandlung für die Menopausalen Beschwerden zu finden und zu erhalten.

Die Hormonsubstitutionstherapie (HRT) ist die wichtigste Behandlung der Postmenopause: zahlreiche Daten haben die günstige Wirkung der HRT auf klimakterische Symptome und Langzeitrisiken (Kardiovaskuläre Erkrankungen und Osteoporose) demonstriert, und es konnte gezeigt werden, daß Morbidität und Mortalität bei HRT-Anwenderinnen verringert sind.

* Klinik für Geburtshilfe und Gynäkologie, Universität "La Sapienza"zu Rom.

Zudem wurde der Einfluß von HRT auf das Wohlbefinden menopausaler Frauen in kürzlich erschienenen Berichten aufgezeigt, in denen die Relation zwischen HRT und Lebensqualität (LQ) analysiert wird. [2, 3, 4].

Es ist nicht einfach, Lebensqualität ist zu definieren und zu messen, da sie in den unterschiedlichen Gesellschaftssystemen verschiedenen bewertetet wird. Selbst innerhalb einer Gesellschaft bestehen Unterschiede zwischen verschiedenen Gruppen, Individuen und Altersklassen.

Die Erfassung der Lebensqualität wurde sogar bei der Kosten-Nutzen Analyse der Behandlung lebensbedrohlicher Krankheiten (z.B. Krebs und Myokardinfarkt) herangezogen.

Wir untersuchten den Einfluß von HRT auf die Lebensqualität, indem wir die Wirkungen von HRT auf gesunde Probandinnen bewerteten, die ein physiologisches Leiden haben.

Zur Bewertung dieses Aspektes wurden eine Reihe spezifischer Fragebögen verwendet, in denen folgende Bereiche untersucht wurden: somatische und psychologische Symptome, soziale Voraussetzungen, Sexualleben, Schlafqualität und das Auftreten verschiedener Symptome [3, 4].

Die Messung der Lebensqualität sollte die sekundäre positive Wirkung der HRT auf das allgemeine Wohlbefinden und den Einfluß auf das alltägliche Leben widerspiegeln.

Die HRT hat einen stärkeren Einfluß auf die Lebensqualität als ein Plazebo [3] oder symptomatische Behandlungen [4], und ihre günstige Wirkung ist von der Abnahme der Hitzewallungen unabhängig [4].

Positive Lebensgewohnheiten und eine geeignete HRT wirken synergistisch auf die Lebensqualität.

Die Anzahl der menopausalen Frauen, die eine HRT erhalten ist gering, obwohl wesentlich mehr Frauen potentiell von einer solchen Behandlung profitieren könnten. Weniger als 50% erhalten die Therapie länger als ein Jahr [5].

Die Fortsetzung der HRT ist ein kritischer Punkt, da für die positive Wirkung auf Osteoporose und kardiovaskuläre Risiken eine Langzeittherapie erforderlich ist.

Die Gründe für den Beginn und die Fortsetzung einer HRT müssen systematisch untersucht werden.

Durch einige Studien soll ein besseres Verständnis der Merkmale des Lebensstils von HRT - Anwenderinnen im Vergleich zu Nichtanwenderinnen erhalten werden.

HRT-Anwenderinnen scheinen weniger häufig fettleibeig zu sein [6, 7, 8], sind körperlich aktiver [8] und höher gebildet als Nichtanwenderinnen [9]. Sie geben häufiger Alkoholkonsum und Nikotingenuß an [8, 10, 11, 12], haben häufiger Kinder geboren und sind öfter verheiratet als Nichtanwenderinnen [8].

Die meisten Informationen stammen aus Studien, die die HRT-Anwendung in englichsprachigen Ländern untersuchen. Aus südeuropäischen Ländern sind nur wenige Angaben verfügbar.

Eine vor kurzem in Norditalien durchgeführte epidemiologische Studie [13] hat gezeigt, daß eine direkte Relation zwischen der Anwendung von HRT, der sozialen Klasse und dem Bildungsniveau besteht. Zwischen Familienstand, Geburtenzahl, Nikotingewohnheiten und HRT konnte keine Relation festgestellt werden. Der Body mass index (BMI) war umgekehrt proportional zur Anwendung von HRT.

Ein weiteres Untersuchungsobjekt ist die Analyse der Gründe für das Abbrechen einer HRT (schlechte Compliance).

Es besteht keine strenge Relation zwischen dem Auftreten oder der Verbesserung von Symptomen und der Durchführung einer Therapie [14, 15].

Blutungen [16, 17], Gewichtszunahme, Völlegefühl und Mastodynie [16, 18, 19, 20] sowie Nebenwirkungen in Zusammenhang mit spezifischen HRT-Typen [16] sind Gründe für einen Therapieabbruch.

Trotz der Möglichkeiten, die obengenannten Probleme durch eine Aenderung der Therapie zu beheben [20], beendeten sehr viele Frauen die Therapie vorzeitig, da sie von der Sicherheit und dem Nutzen der Hormone nicht überzeugt waren [18, 20, 21].

Angst vor einem gesteigerten Krebsrisiko ist z. B. häufig der Grund für das vorzeitige Beenden einer HRT.

[18, 20, 21]. Faktoren des Lebensstils sind eindeutig an der Akzeptanz und Fortsetzung der HRT beteiligt. Auf welche Weise jedoch der Lebenstil einer Frau die Entscheidung für eine HRT und die Compliance beeinflußt, bleibt noch zu untersuchen.

PATIENTINNEN UND METHODEN

Wir bewerteten die Compliance anhand von 257 menopausalen Frauen, die sich spontan in der Menopausenklinik der 1.Abteilung für Geburtshilfe und Gynäkologie der Universität I von Rom vorgestellt hatten.

Nach gründlicher Untersuchung und ausführlicher Information über Nutzen und Risiken einer HRT erhielten alle Patientinnen eine Hormonsubstitutionstherapie. Die Apllikationsform (transdermales Östradiol als TTS 50 oder orale konjugierte Östrogene als CEE 0,625 mg, mit oralem Gestagen - MPA 10 mg an 12 Zyklustagen) wurde nach ausführlicher Information unter Berücksichtigung der Patientenwünsche ausgewählt.

Die Follow-up-Periode betrug 21 Monate.

Die Gründe für einen Abbruch der HRT wurden untersucht. Dabei wurde ein echtes Drop-out (DO) von Therapieänderungen unterschieden.

Es wurden die Charakteristika (Alter, BMI, Menopausetyp, Symptome, Beschäftigung, Informationsquelle, Lebensgewohnheiten) der Patientinnen, welche die HRT fortsetzten und derjenigen, welche die Therapie abbrachen, analysiert.

Tabelle I - **Hormonsubstitutionstherapie (HRT) und Drop-Out (DO)**

TTS 50 + MPA (Anz. 170)			*Gründe*	*CEE 0,625 + MPA (Anz. 87)*		
DO gesamt	*Therapie-Aenderung*	*DO real*		*DO gesamt*	*Therapie-Aenderung*	*DO real*
			0-6 Monate			
8 %	5 %	3 %	Lokale Hautreaktionen	0 %	0 %	0 %
1 %	0 %	1 %	Mastodynie	2 %	1 %	1 %
2 %	0,5 %	1,5 %	Unregelmäßige Blutungen	0 %	0 %	0 %
8 %	2 %	6 %	Verschiedene Symptome und andere Gründe	16 %	9 %	7 %
			> 6-12 Monate			
3 %	2 %	1 %	Lokale Hautreaktionen	0 %	0 %	0 %
1 %	0,5 %	0,5 %	Mastodynie	2 %	1 %	1 %
0 %	0 %	0 %	Unregelmäßige Blutungen	0 %	0 %	0 %
7 %	2 %	5 %	Verschiedene Symptome und andere Gründe	9 %	6 %	3 %
			> 12 Monate			
3,5 %	0,5 %	3 %	Lokale Hautreaktionen	0 %	0 %	0 %
3,5 %	0,5 %	3 %	Mastodynie	1 %	0 %	1 %
0 %	0 %	0 %	Unregelmäßige Blutungen	0 %	0 %	0%
23 %	8 %	15 %	Verschiedene Symptome und andere Gründe	19 %	10 %	9 %

ERGEBNISSE

Während der Follow-up-Periode (21 Monate) brachen 30% der Patientinnen die HRT definitiv ab und bei 26% wurde die Hormontherapie geändert.

Die Gründe für Drop-Out sind in Tabelle I angegeben.

Die häufigste Ursache für einen Therapieabbruch waren "Verschiedzne Symtome und andere Gründe", worunter unter anderem folgende Beschwerden fallen: allgemeine Symptome ohne klaren Zusammenhang mit HRT (gastrointestinale Beschwerden (N°=10), Kopfschmerzen (N°=6), Gewichtszunahme (N°=5), Therapieangst aus unspezifischen Gründen (N°=20), Angst vor Brustkrebs oder Gebärmutterkarzinom (N°=10), Wiederholtes Auftreten oder Andauern klimakterischer Symptome (N°=6) sowie das Abklingen menopausaler Symptome (N°=3).

Tabelle II - **Charakteristika von Patientinnen, die HRT fortsetzen und von Patientinnen, die HRT abbrechen (DO)**

	HRT Fortsetzer (Anz. 181)	*HRT DO (Anz. 76)*
Alter (Jahre, Mittel + SD)	49,8 ± 3,1	50,3 ± 3,3
BMI (Body mass index)	23,8 ± 2,2	23,9 ± 2,1
Amenorhoe, (Jahre, Mittel + SD)	4,2 ± 1,3	4,5 ± 1,2
Menopausetyp		
spontan	116 (64,1 %)	52 (68,4 %)
chirurgisch	65 (35,9 %)	24 (31,6%)
Menopausesymptome (Hitzewallungen)		
ja	143 (79,1 %)	60 (78,9 %)
nein	38 (20,9 %)	16 (21,1 %)
Beschäftigung		
Hausfrau	118 (65,2 %)	50 (65,8 %)
Angestellte/Lehrerin	54 (29,8 %)	23 (30,3 %)
Handwerkerin/Verkäuferin	4 (2,2 %)	3 (3,9 %)
höhere Berufe	5 (2,8 %)	0 (0 %)
ohne Angabe	0 (0 %)	3 (3,9 %)
Informationsquelle		
"Menopausezentrum"	52 (28,7 %)	19 (25 %)
Arzt	32 (17,6 %)	14 (18,2 %)
Freunde/Benkannte	37 (20,4 %)	30 (39,4 %)
spontan	60 (33,1 %)	13 (17 %)
ohne Angaben		
Lebensgewohnheiten		
Rauchen		
- nie	135 (74,6 %)	55 (72,4 %)
- ja (gewöhnlich>15 Zig./Tag)	46 (25,4 %)	21 (27,6 %)
Alkohol		
- nie	147 (81,2 %)	54 (71,1 %)
- ja*	34 (18,7 %)	22 (28,9 %)
sportliche Aktivitäten		
- nie	145 (80,2 %)	62 (81,6 %)
- ja**	36 (19,8 %)	14 (18,4 %)

** Täglich zum Essen 1-2 Gläser*

*** Dreimal wöchentlich 1-2 Stunden*

Andere Symptome oder zusätzlich auftretende Erkrankungen (Venenschmerzen, Hypertonie, Hypercholesterinämie, usw.) waren weniger häufig Ursache für einen Therapieabbruch.

Wenn man die Merkmale der Frauen, welche die Therapie fortsetzten und derjenigen, welche die Therapie abbrechen, genauer betrachtet (Tabelle II), kann man in Hinblick auf Alter, BMI, und Menopausestatus keine signifikanten Unterschiede feststellen.

Die Häufigkeit einzelner Beschäftigungen, Informationsquellen und Lebensgewohnheiten ist in den untersuchten Gruppen relativ regelmäßig verteilt.

Demnach sind die Unterschiede (soziale Klasse, Bildung, BMI, Alkoholkonsum usw.), die in den Studien angegeben wurden, in denen "Anwenderinnen" mit "Nicht-Anwenderinnen" verglichen wurden, nicht sehr aussagekräftig, wenn Frauen, welche die HRT fortsetzen, mit solchen verglichen werden, die die HRT früh (<6 Monate) oder spät (>12 Monate) nachdem sie die Therapie begonnen haben, wieder abbrechen.

SCHLUSSFOLGERUNGEN

Bei den meisten Frauen ist der Nutzen einer HRT aufgrund schlechter Compliance nur begrenzt.

Die Definition der Charakteristika von Anwenderinnen und Therapieabbrecherinnnen ist ausschlaggebend für die Verbesserung der Compliance für eine HRT.

Die Gründe, weshalb eine Frauen eine HRT akzeptiert oder ablehnt, fortsetzt oder abbricht, sind vielfältig und komplex. Nur selten hängen diese mit der spezifischen Behandlung zusammen.

Individuelle Lebensgewohnheiten beeinflussen die Gesundheit menopausaler Frauen insofern, daß sie durch Bewertung der Informationen und geeignete Pflegeoptionen das Risiko gegenüber kardiovaskulärer Erkrankungen und Osteoporose verändern.

Überdies werden exaktes Verständnis und Bewertung des therapeutischen und präventiven Nutzens stark durch das psychologische, kulturelle und ökonomische Umfeld der einzelnen Frauen beeinflußt.

Die Verbesserung der Lebensqualität ist ein wichtiges Ziel in der Behandlung nach der Menopause und sie spielt bei der Auswertung von klinischen Ergebnissen einer Langzeit-HRT eine wesentliche Rolle.

Der reziproke Einfluß von Lebensstil, Entscheidung für HRT und Lebensqualität muß noch eingehend untersucht werden. Wir nehmen an, daß eine bessere Kenntnis dieses reziproken Verhältnisses dazu beitragen wird, die Compliance für eine HRT zu verbessern und damit letztendlich die Lebensqualität postmenopausaler Frauen anzuheben.

Quellenangaben

[1] Priority research for health for all. WHO report 1988,11-135.

[2] Wiklund I, Holst J, Karlberg J, et al. - A new methodology for evaluating quality of life in postmenopausal women during transdermal estrogen replacement therapy. Maturitas; 1992,14: 211-24.

[3] WIKLUND I, KARLBERG J, MATTSSON LA - Quality of life of postmenopausal women on a regimen transdermal estradiol therapy: a double-blind placebo-controlled study. Am J Obstet Gynecol 1993;168:824-30.

[4] LIMOUZIN-LAMOTHE MA, MAIRON N, JOJCE CRB, LE GAL M - Quality of life after the menopause: influence of hormonal replacement therapy. Am J Obstet Gynecol 1994;170:618-24.

[5] RYAN PJ, HARRISON R, BLAKE GM, et al. - Compliance with hormone replacement therapy (HRT) after screening for postmenopausal osteoporosis. Br J Obstet Gynaecol 1992;99:325-28.

[6] BARRETT-CONNOR E, WINGARD DL, CRIQUI MH - Postmenopausal estrogen use and heart disease risk factors in the 1980s. JAMA 1989;261:2095-2100.

[7] BARRETT-CONNOR E, BROWN WV, TURNER J, et al. - Heart disease risk factors and hormone use in postmenopausal women. JAMA 1979;241:2167-69.

[8] CAULEY JA, CUMMINGS SR, BLACK DM, et al. - Prevalence and determinants of estrogen replacement therapy in elderly women. Am J Obstet Gynecol; 1990;163:1438-44.

[9] DERBY CA, LAMONT HUME A, MCFARLAND BARBOUR M, et al. - Correlates of postmenopausal estrogen use and trends through the 1980s in two southeastern New England communities. Am J Epidemiol 1993;137:1125-35.

[10] CRIQUI MH, SUAREZ L, BARRETT-CONNOR E, et al. - Postmenopausal estrogen use and mortality. Results from a prospective study in a defined homogeneous community. Am J Epidemiol 1988;128:606-14.

[11] HEMMINKI E, BRAMBILLA DJ, MCKINLAY SM, et al. - Use of estrogens among middle-aged Massachussets women. DICP 1991;25:418-22.

[12] JOHANNES CB, CRAWFORD SL, POSNER JG, MCKINLAY SM - Longitudinal patterns and correlates of hormone replacement therapy use in middle-aged women. Am J Epidemiol 1994;140:439-52.

[13] PARAZZINI F, LA VECCHIA C, NEGRI E, BIANCHI C, FEDELE L - Determinants of estrogen replacement therapy use in northern Italy. Rev Epidem Santé Publ 1993;41:53-8.

[14] PEDERSEN SH, JEUNE B - Prevalence of hormone replacement therapy in a sample of middle-aged women. Maturitas 1988,9:339-43.

[15] HUNT K - Perceived value of treatment among a group of long-term users of hormone replacement therapy. J Roy Coll Gen Pract 1988;38:398-94.

[16] NACHTIGALL LE - Enhancing patient compliance with hormone replacement therapy at menopause. Obstet Gynecol 1990;75:77S-84S.

[17] HAHN RG, NACHTIGALL RD, DAVIES TC - Compliance difficulties with progestin-supplemented replacement therapy. J Fam Pract 1984;18:411-16.

[18] COOPE J, MARSH J - Can we improve compliance with long-term HRT? Maturitas 1992;15: 151-58.

[19] WREN BG, BROWN L - Compliance with hormonal replacement therapy. Maturitas 1991;13: 17-21.

[20] STUMPF PG, TROLICE MP - Compliance problems with hormone replacement therapy. Obstet Gynecol Clin North America 1994;21(2):219-29.

[21] BARRETT-CONNOR E. - Prevalence Initiation and continuation of hormone replacement therapy. J Women's Health 1995;4(2):143-48.

GYNÄKOLOGIE
UND UROLOGIE

WIE WICHTIG SIND STEROIDHORMONE FÜR EXTRAGENITALE ORGANE?

Markus METKA*

Am Ende des letzten Jahrhunderts beobachtete Eugen Stainach bei Ratten Veränderungen der Haut, der Haare, der Nägel und sogar der Augen sowie eine höhere Vitalität infolge einer Sexualhormonbehandlung durch Testestransplantation von jüngeren auf ältere, senile Ratten.

Es gelang ihm, einen kausalen Zusammenhang zwischen dem Verhalten und dem Integumentum der Ratten in Korrelation mit dem Sexualsteroidgehalt im Blut zu zeigen. So hatte Stainach die Wirkung von Hormonen auf extragenitale Organe entdeckt. Es ist ein interessanter Zufall, daß Stainach 1944 in Territet, einem Dorf in der Nähe von Montreux starb, wo 1995 die Europäische Menopausekonferenz stattfand.

Der Fachterminus "extragenitale Zielorgane" wurde von uns gewählt, da in den letzten fünf Jahren die Vielfalt der Zielorgane deutlich geworden ist und eine wachsende Diskussion um dieses Thema entstand. Die wichtigste Aufgabe besteht darin, eine notwendige, objektive, pathophysiologische und epidemiologische Neubewertung der "Zielorgane" durchzuführen, die bis heute praktisch ohne Bedeutung zu sein schienen. Die große Symptomenvielfalt des klimakterischen Syndroms und die zahlreichen somatischen Wirkungen eines langfristigen Östrogendefizits erfordern eine Definition der Sexualsteroide, die weit über den Begriff "sexuell" hinausreicht.

.Der Begriff "extragenitale Zielorgane" kann hierzu sehr hilfreich sein. Von vielen der betroffenen Frauen und zahlreichen Kollegen wird die Wirkung der Sexualhormone zu sehr in der Bedeutung "sexuell" und "genital" verstanden.

Es scheint sich um eine allgemeine Definition zu handeln, und wir müssen sie in der Tat als typischen "Terminus technicus" betrachten, in dem Sinne, daß Organe entweder sexualhormonabhängig sind oder nicht. Mit anderen Worten - es handelt sich um eine funktionelle Definition. Wenn wir von dieser Definition ausgehen, ist klar, daß die "extragenitalen Organe" von Beginn der menopausalen Ovarieninsuffizienz an ihre Steroidhormonabhängigkeit durch das Auftreten klinischer Symptome zeigen.

Zahlreiche Kollegen und betroffene Frauen reduzieren die menopausalen Beschwerden auf vasomotorische Störungen, atrophische Veränderungen der Vagina

* Dr. med., Universitäts-Frauenklinik, Abteilung für Geburtshilfe & Gynäkologie und Reproduktive Wissenschaften, Spitalgasse 23, 1090 Wien, Österreich.

und des Vaginaltraktes sowie eventuelle Einflüsse auf den Knochenmetabolismus. Diese Auffassung ist noch immer weitverbreitet. Unserer Ansicht nach ist sie viel zu begrenzt und muß neu definiert werden.

Die Vielfalt der Symptome und die zahlreichen Konsequenzen des langfristigen Östrogendefizits müssen klar gezeigt werden. Wenn wir als Ärzte uns über die Vielfalt der Symptome bewußt sind, können wir spezifische Informationen weiterleiten und ein breites Behandlungsspektrum anwenden.

Ein gut ausgearbeiteter Fragebogen, der sowohl dem Arzt als auch den betroffenen Frauen eine hinreichende Grundlage bietet, wäre zu diesem Zweck bestens geeignet. Normalerweise wird die Behandlung seltener klimakterischer Beschwerden, die alleine oder zusammen mit den allgemein bekannten Symptomen auftreten, einem Spezialisten übertragen. Palpitationen, die häufig in Zusammenhang mit einem in der Menopause veränderten Hormonhaushalt auftreten, werden oft gründlich von Internisten untersucht und behandelt.

Eine statistische Analyse der Patientinnen, die wegen klimakterischer Beschwerden in unsere Ambulanz kamen, zeigte, daß allgemein bekannte Symptome sehr häufig auftreten. Zum Beispiel berichteten 40% der Frauen von Palpitationen zu Beginn der Menopause. Bei 15% dieser Frauen waren die Palpitationen das einzige klimakterische Symptom. Bei den meisten Frauen waren bereits ausführliche diagnostische Untersuchungen vorgenommen worden, häufig sogar stationär zur Durchführung zahlreicher Elektrokardiogramme und Belastungselektrokardiogramme. Palpitationen stellen ein Symptom dar, das in Zusammenhang mit dem klimakterischen Syndrom bisher vernachlässigt worden ist.

In den letzten Jahren sind immer mehr Berichte zum Thema "extragenitale Organe" erschienen. Im Bereich der Ophthalmologie wurden zahlreiche Forschungsarbeiten durchgeführt, unter denen ich einige interessante Berichte hervorheben möchte. Klein et al. [4] hatten die Absicht, den eventuellen Zusammenhang zwischen Östrogenen und Linsentrübung zu bewerten. Die Autoren vermuten, daß Östrogene eine schwache protektive Wirkung auf die weiblichen Linsen haben. Sator et al. [7] publizierten einen Bericht mit dem Titel "Does hormone replacement have an impact on the eye pressure of menopausal women?". Bei 15 Frauen ohne frühere Augenleiden wurde der Augeninnendruck vor und während der HRT gemessen. Es hat den Anschein, daß auch Glaukomen keine Kontraindikation für eine Hormonsubstitutionstherapie für menopausalen Frauen darstellt und daß sie den erhöhten Augeninnendruck sogar senkt. Ein anderer interessanter Bericht behandelt das Thema: "Changes in ocular and visual variables during the menstrual cycle". G. Ghaine zeigte, daß HRT eine protektive Wirkung auf die Makuladegeneration hat. In unserem eigenen Bericht konnten wir zeigen, daß zu Beginn der Menopause 35% der Frauen Augenprobleme hatten. Die beobachteten Frauen zeigten im Verlauf der HRT eine signifikante Verbesserung. Zwei ophthalmologische Untersuchungen, der Schirmer-Test und die Bestimmung der Fusionsbreite, zeigten ein statistisch signifikantes Ergebnis.

Die Verbesserung des Sehvermögens während der Hormonsubstitutionstherapie scheint eine Folge der vermehrten Sekretion von Tränenflüssigkeit zu sein. Mit diesem Beispiel möchte ich den Unterschied zwischen Augenalterationen, die durch Hormonveränderungen zu Beginn der Menopause ausgelöst werden und der sogenannten "Konjunktivitis sicca", die infolge eines langfristigen Östrogendefizites entsteht, hervorheben. Während in der Perimenopause eine systemische HRT bevorzug wird, ist für die Behandlung des sogenannten "Trockenen Auges" häufig eine topische Therapie mit östrogenhaltigen Augentropfen notwendig.

Wenn Sie und Ihre Patientinnen über die Vielfalt der Symptome informiert worden sind, werden Sie überrascht sein, wie häufig Ihre Patientinnen diese Beschwerden nennen. Wir müssen dennoch immer berücksichtigen, daß alle Frauen verschieden sind. Das gilt sogar für die Qualität und Quantität des Rezeptorstatus. Deshalb äußert sich das klimakterische Syndrom bei allen Frauen unterschiedlich. Dabei handelt es sich um ein Problem, das in der wissenschaftlichen und klinischen Praxis kaum diskutiert wird.

Ein anderes Thema behandelt die ovarielle Insuffizienz und die Gelenke. Sowohl Osteoporose als auch Osteoarthritis sind weitverbreitete obtruierende Affektionen, deren Häufigkeit besonders bei postmenopausalen Frauen mit dem Alter zunimmt. Basierend auf dieser Tatsache stellt sich notwendigerweise die Frage, ob die Gewebe der Skelettmuskulatur als Zielorgane für Sexualhormone betrachtet werden sollen. Während die therapeutische Anwendung von Sexualhormonen zur Osteoporoseprophylaxe weitverbreitet ist, befindet sie sich für die Prophylaxe und Therapie der Osteoarthrosis noch im experimentellen Stadium.

Umber [9] nannte die Beschwerden, die besonders in den proximalen Interphalangealgelenken auftreten und von denen nur Frauen betroffen sind, "endokrine chronische Periarthritis". Sie schreitet langsam, ohne Fieber, über Jahre und Jahrzehnte fort, und es besteht eine direkte Verbindung zu funktionellen Anomalien der Sexualdrüsen (Menarche, Menopause und Sterilisation). Er erklärte, daß die menopausale Arthritis, die sich durch Schwellungen und Schmerzen äußert, vor, während und nach der Menopause auftritt, zwei Jahre lang progressiert und anschließend oft mit schwächeren Schmerzen stagniert.

Menge [5] sorgte 1924 mit der Publikation der klinischen Symptome von "Arthropathia ovaripriva" für Aufsehen. Vorwiegend röntgenkastrierte und, allerdings seltener, postmenopauale Frauen leiden an Symptomen der Kniee (meistens an beiden) und manchmal auch der Schultern und Fingergelenke. Die subjektiven Beschwerden variieren von gering bis so stark, daß die Patientinnen unfähig sind, zu gehen oder die Schultern zu bewegen. Objektiv findet Menge nur starke Krepitationen. Die Symptomatik verschwindet spontan, kann aber auch jahrelang anhalten. Zur selben Zeit wurden auch die Studien von Cecil und Archer [1], Hall [2] und Weil [11] veröffentlicht.

Übereinstimmend mit Wagenhäuser [10] deutet das häufige Auftreten von Arthrose in den Fingern bei postmenopausalen Frauen ätiologisch auf Störungen des endokrinen Gleichgewichts hin. In diesem Falle scheint das Östrogendefizit jedoch nicht direkt verantwortlich zu sein, sondern die, durch die unzureichende Hormonproduktion in den Gonaden bedingte, sekundäre Stimulierung der Hypophyse. Bereits ab 1941 führten Silberberg und Silberberg [8] experimentelle Untersuchungen durch, später auch Rosner.

Bei der Diagnose der "Arthropathia climacterica" handelt es sich um eine Ausschlußdiagnose. Sowohl Arthritis urica, entzündliche Gelenkveränderungen wie rheumatoide Arthritis, Mono- und Polyarthritis anderer Genese sowie das Reiter-Syndrom und Psoriasisarthritis müssen ausgeschlossen worden sein. Bei Schmerzen an den Händen muß zudem auf neurologische Störungen wie Zervikalsyndrom untersucht werden.

Wenn man die vorliegenden epidemiologischen Referenzen mit den teilweise widersprüchlichen experimentellen und klinischen Studien koordiniert, könnte eine ätiologische Verbindung zwischen Osteoarthropathie und Sexualhormonen möglich sein. Zur Überprüfung dieser Hypothese sind weitere Studien notwendig. Die klinische Wirksamkeit der Hormonsubstitution muß in prospektiven Studien untersucht und die Wirkung der Steroidhormone auf die verschiedenen Gelenke durch Tierversuche geklärt werden.

Abschließend möchte ich auf einige Studien hinweisen, in denen weniger bekannte Beschwerden, die in Zusammenhang mit extragenitalen Organen stehen, behandelt werden:

Sexualhormone und rheumatoide Arthritis

1. Lahita RG. Sex steroids and rheumatoid arthritis. Arthr. u. Rheum 1985; 28:121-63
2. Latman NS. Relation of Menstrual Cycle Phase to Symptoms of Rheumatoid Arthritis. Am J Med 1983;73:947-50
3. Linos A, Worthington JW, O, Fallow WM, Kusland LT. Case controlled study of rheumatoid arthritis and prior use of oral contraceptives. Lancet 1983;1299-1300.

Sexualhormone und Articulatio temporomandibularis

1. Arnaudow M. Zur Ätiologie der Arthrosis deformans der Kiefergelenke! Dt. zahnärztl. Zeitschrift 1966;21:127-30.
2. Ganshorn ML, Gärtner F. Untersuchungen über mögliche Zusammenhänge zwischen Kiefergelenkserkrankungen und weiblichen Sexualhormonen. ZWR 1975;84:726-8.
3. Hupfauf L. Symptomatik und Genese chronischer Kiefergelenkserkrankungen. Dt. zahnärztl. Zeitschrift 1963;18:225-35.

Sexualhormone und HNO

1. Ferguson MM, Julie Carter MB. Oral complaints related to climacteric symptoms in oophorectomized women. Journal of the Royal Society of Medicine.
2. Wardrop RW, Hailes J, Burger H, Reade PC. Oral discomfort at menopause. Oral Surg Oral Med Oral Pathol 1981;67:535-40
3. Forabosco A, Criscuolo M, et al. Efficacy of hormone replacement therapy in postmenopausal women with oral discomfort. Oral Surg Oral Med Oral Pathol 1992;73:570-74.
4. Causse JB. L'otospongiose reste-t-elle une contre-indication aux estrogènes ? Reproduction humaine et hormones 1995,3,223-228.

Sexualhormone und Paradontose

Im Druck

Sexualhormone und die Haut

1. Brincat M, Moniz, Kabalans CF, Versi E, Dowd T, Magos AL, Montgomery J, Studd JWW. Decline in skin collagen content and metacarpal index after the menopause and its prevention with sex hormone replacement. Br. J. Obstet. Gynaecol 1987; 94: 126-9.
2. Brincat M, Kabalan S, Studd JWW, Moniz CF, Trafford J, Montgomery J. A study of the decrease of skin collagen content, skin thickness, and bone mass in the postmenopausal woman. Obstet. Gynecol. 1987; 70: 840-5.
3. Punnonen R. Effect of castration and peroral estrogen therapy on the skin. Acta Obstet. Gynecol. Scand. 1972 Suppl. 21: 211-44.

Zum Schluss möchte ich noch darauf hinweisen, daß in Zusammenhang mit den Problemen der extragenitalen Zielorgane die Kenntnis dieser Korrelationen für die Verbesserung der Compliance sehr hilfreich ist. Nur wenn eine Patientin auf alle ihre Beschwerden hingewiesen wird und wenn diese Beschwerden durch eine eventuelle Hormonsubstitution entsprechend verbessert werden, ist eine Frau dazu bereit, eine Therapie zu beginnen oder fortzusetzen. Es ist ein Unterschied, ob eine Substitutionstherapie lediglich die menopausalen Wallungen verbessert oder ob auch andere Symptome mit einbezogen werden.

Quellenangaben

[1] Cecil RL, Archer BH - Arthritis of menopause. J Am Med Assoc 1925;84:75.

[2] Hall FC - Menopause arthralgia. N Engl J Med 1938;219:2015-26.

[3] His W - Die Gelenkerkrankungen. Münch Med Wschr 1927;71:4.

[4] Klein BE, Klein R, Ritter LL - Is there evidence of an estrogen effect on age-related lens opacities? The Beaver Dam Eye Study. Arch Ophthalmol 1994;112:85-91.

[5] Menge C - Über Arthropathia ovariapriva. Z Gynäkol 1924;48:1617.

[6] Rosner IA, Malemud CJ, Goldberg VM, Getzky L, Moskowitz R - Pathologic and metabolic responses of experimental osteoarthritis to estradiol and an estradiol antagonist. Clin Orthop 1982;171:280-6.

[7] Sator M, Hommer A, Frigo P, Gruber D, Knogler W, Huber J - Does hormone replacement have an impeact on the eye pressure of menopausal women? (in press).

[8] Silberberg M, Silberberg R - Modifying action of estrogen on the evolution of osteo arthritis in mice of different ages. J Endocrinol 1963;72:449-51.

[9] Umber F - Zur Nosologie der Gelenkerkrankungen. Münch Med Wschr 1924;71:4.

[10] Wagenhäuser F (1970) - Die Arthrosen der kleinen Gelenke in: Schoen R, Böni A, Miehlke K (eds.). Klinik der Rheumatischen Erkrankungen pp. (Berlin: Springer-Verlag).

[11] Weil MP - Rheumatismus der Menopause. Med Welt 1929;1425-7.

DIE ROLLE DER ÖSTROGENE IN DER GYNÄKOLOGISCHEN UROLOGIE: "HIGH-DOSE" - THERAPIE

Joaquin CALAF ALSINA*

DAS HARNWEGSYSTEM ALS ZIELORGAN FÜR ÖSTROGENE

Von Seiten der Grundlagenforschung gibt es Beweise für eine direkte Wirkung der Östrogene auf Strukturen des unteren Harntraktes. Sowohl bei Tierversuchen [1] als auch bei Untersuchungen an Frauen wurden Steroidrezeptoren in den an der Miktion beteiligten Strukturen gefunden [2]. Insbesondere in den weiblichen Beckenbodenmuskeln, den Urogenitalligamenten, der Blase, dem Trigonum und der Urethra wurden Östrogen- und Progesteronrezeptoren nachgewiesen und quantitativ bestimmt [3]. Aufgrund der gemeinsamen embryologischen Herkunft von Genitaltrakt und unterem Harntrakt besteht bei beiden Organen eine Sexualsteroidabhängigkeit.

Die Expression der Rezeptorpopulation im Harntrakt und der Vagina ist nicht immer äquivalent und der Korrelationsgrad von positiven und negativen Rezeptorproben der einzelnen Organe beträgt in einigen Studien nur 60%. Auch innerhalb des Harntraktes sind die Rezeptoren ungleichmäßig verteilt. Im vorderen Teil des Blasenhalses oder im Blasengewölbe werden Östrogenrezeptoren nur selten nachgewiesen.

In experimentellen Modellen kann Ovariektomie eine signifikante Änderung der Blasenkontraktionsantwort auf die Stimulierung via Nerven auslösen, die unter Östrogeneinnahme reversibel ist. Diese Behandlung kann ebenfalls eine Rolle spielen bei der Entwicklung von adrenergen Rezeptoren, wodurch die Responsefähigkeit der Blase und der Urethra gegenüber Alphasympathomimetika erhöht wird [5]. Die Ergebnisse dieser in vitro Versuche sind nicht immer übereinstimmend, und um abzuklären welche Rolle Östrogene, Progesteron und die neurale Kontrolle für die Blasenaktivität spielen, sind weitere Untersuchungen notwendig [6, 7].

Bei Frauen mit normalem Menstruationszyklus konnte ein klarer Einfluß der endogenen gonadalen Steroide auf das Urethradruckprofil gezeigt werden. Zur Zyklusmitte und in der frühen Lutealphase wurde eine im Vergleich zur frühen

* Abteilung für Geburtshilfe und Gynäkologie. Krankenhaus Sant Pau. Barcelona, Spanien. Professor für Geburtshilfe und Gynäkologie, Universität "Rovira i Virgili", Reus, Spanien.

Follikelreifungs- und späten Lutealphase erhöhte anatomische und funktionelle Urethralänge festgestellt [8].

Zusammenfassend läßt sich sagen, daß es Hinweise gibt, die annehmen lassen, daß die Ovarialhormone eine Rolle bei der Regulierung der Funktionen der Harnwege spielen. Von daher ist das Auftreten von Harnwegstörungen infolge des postmenopausalen Östrogendefizits nicht erstaunlich.

EPIDEMIOLOGISCHE BEWEISE

Die Mehrzahl der Übersichten beziehen sich auf die klinischen Auswirkungen der menopausalen Östrogenabnahme, einschließlich der Symptome des unteren Harntraktes. Beim sorgfältigen Überprüfen der Beweise stellt man jedoch einen Mangel an korrekt geplanten epidemiologischen Studien zu diesem Thema fest [9]. Die oben aufgeführten Beweise für eine Östrogenwirkung auf den Harntrakt begünstigen die Hypothese einer Schlüsselrolle des menopausalen Östrogendefizits auf die urologischen Symptome. Diese wird aber durch klinische Daten nicht immer bestätigt.

Aus den meisten Studien geht kein klarer Beweis für eine Relation zwischen Menopause und dem Auftreten von Harnwegsymptomen hervor, insbesondere der Streßinkontinenz, [10, 11]. In einigen Studien sind die Inkontinenzraten bei postmenopausalen Frauen sogar niedriger als bei normal menstruierenden Frauen [12].

Da das Auftreten von Harnwegsymptomen mit dem Alter zunimmt und die Menopause mit einer unangenehmen Situation assoziiert wird, neigen viele Frauen automatisch dazu, den Beginn von Harnwegsymptomen mit der Menopause in Verbindung zu bringen.

Eine kürzlich von Professor Cardozo [13] publizierte umfassende Review führt zu dem Schluß, daß die Daten für unterschiedliche Symptome nicht dieselben Ergebnisse zeigen: während Östrogene bei gesteigerter Miktionshäufigkeit und Nykturie eine Rolle spielen können, haben sie keinen Einfluß auf Harninkontinenz und Blasenentleerungsstörungen.

Wichtig ist es, klarzustellen, daß früher unter dem Oberbegriff "Harnwegssyndrom" verschiedene klinische Affektionen zusammengefaßt wurden, bei denen die Hormonstimulierung eine unterschiedliche Rolle spielt. Genuine Streßinkontinenz, Miktionshäufigkeit und das vermehrte Auftreten von Harnweginfektionen gesitzen unterschiedliche Ätiologien und sollten unabhängig voneinander diskutiert werden.

HOHE UND NIEDRIGE DOSIERUNG, LOKALER ODER SYSTEMISCHER ANSATZ

Übereinstimmend mit dieser Hypothese wird eine therapeutische Östrogenwirkung bei den unterschiedlichen Harnwegserkrankungen durch unterschiedliche Dosen und Expositionszeiten erreicht. Da diese Beschwerden häufig in fortgeschrittenem Alter (um die 60) auftreten, wird angenommen, daß eine lokale Applikation notwendige Veränderungen zur Kontrolle der Symptome herbeiführen kann und daß dadurch systemische Nebenwirkungen vermieden werden. Das erklärt die Tendenz, die Thematik in zwei Bereiche, einerseits lokale und andererseits systemische Behandlungen, zu unterteilen. Das ist wahrscheinlich irreführend. Die Wirkungsstärke der Östrogene hängt von der Östrogenkonzentration und -stärke ab, welche die Zielzellen erreicht. Dabei gibt es je nach Östrogentyp, Dosis und Applikationsart Unterschiede.

Bei der lokalen Applikation kann die Wirkung auf verschiedene Art erreicht werden: lokale Diffusion oder vaginale Absorption. Im ersten Fall wird vorausgesetzt, daß

Östrogene von der Vagina zu den Harnwegstrukturen gelangen können und dort in Konzentrationen vorliegen, die ausreichen, um die gewünschten Veränderungen zu bewirken. Meines Wissens ist dies nie bewiesen worden. Es gibt einige klinische Beweise, die zeigen, daß die proliferierende Wirkunge bei lokaler Behandlung der Vagina auf Höhe der Urethra nicht eindeutig ist. Bezüglich der Blase liegen keine Informationen vor [14].

Gleichzeitig ermöglicht die Vagina eine sehr gute Östrogenabsorption. Deshalb ist die Möglichkeit, daß das lokal applizierte Östrogen absorbiert wird und über den allgemeinen Blutkreislauf den Harntrakt erreicht, nicht auszuschließen. Da die vaginale Absorption durch zahlreiche Faktoren wie Arzneiträger, Behandlungsdauer usw. beeinflußt wird, müssen wir der Feststellung von Sultana zustimmen, daß "der Östrogentyp und die Östrogendosis am wichtigsten sind und nicht die Applikationsform". In der Tat ist die relative Stärke der Östrogenpräparate sehr unterschiedlich, was auch aus Tabelle I hervorgeht.

Deshalb haben wir uns entschlossen, die Östrogensubstitutionstherapie und die urogenitalen Affektionen unter den Aspekten "high-" und "low-dose" Behandlungen zu diskutieren.

Tabelle I. **Stärke der unterschiedlichen Östrogenpräparate, berechnet unter Berücksichtigung ihrer Rezeptorbindungsaffinität**

17 β-östradiol	100
Equilin	40
17 α-dihydroequilin	31
Östron	11
Östriol	10
Östrogensulfate	2

WAS IST HOCH?

Ziel der Hormonsubstitutionstherapie ist die Verminderung oder das Sistieren von Symptomen (Hitzewallungen, Insomnie, usw.) sowie die Prävention von langfristigen metabolischen Folgeerscheinungen (Osteopenie, kardiovaskuläre Erkrankungen, usw.). Um dieses Ziel zu erreichen, werden 17 β-Östradiolspiegel angestrebt, die denen der frühen Follikelreifungsphase des menstruellen Zyklus entsprechen: etwa 50 pg/ml.

Diese Werte können durch verschiedene Substanzen und Applikationsformen erreicht werden. 0,625 bis 1,25 mg konjugierter equiner Östrogene, 2 mg Östradiolvalerat oder mikronisiertes 17 β-Östradiol per os stellen die häufigsten Anwendungsformen dar. Bei der dermalen Applikation kann der Spiegel durch Pflaster erreicht werden, die 50 μg 17 β-Östradiol pro Tag freisetzen und zweiwöchentlich gewechselt werden müssen oder durch die tägliche Applikation eines östradiolhaltigen Gels (2,5 g enthalten 15 mg Östradiol). Bei der vaginalen Applikation ist die Absorptionsfähigkeit vom Arzneiträger abhängig. Dosierungen von 0,5, 1, 2 und 4 g Crème entsprechen der oralen Gabe von 0,3; 0,625; 1,25 und 2,5 mg konjugierter equiner Östrogene. In diesem Fall müssen die durch den "First-pass-Effekt" bedingten Verluste und die Unterschiede des Verhältnisses Östron/Östradiol berücksichtigt werden [15]. Silikone oder andere synthetische Kautschukarten können zwischen 0,4 und 0,1 mg 17 β-Östradiol pro Tag freisetzen, woraus Blutspiegel von 10 bis 40 pmol/l resultieren. Es konnte eine dadurch ausgelöste gewisse stimulierende Wirkung auf das Endometrium gezeigt werden [16].

Als "high dose" - Therapie betrachten wir demnach Behandlungen, bei denen Blutspiegel von ca. 50 pg Östradiol pro ml erreicht werden, mit Zeichen der oben erwähnten Endometriumstimulierung. Aufgrund mangelnder Informationen gehen wir nicht auf die Bedeutung eines Östrogenzusatzes ein.

"HIGH-DOSE" - THERAPIE UND HARNINKONTINENZ

Wenn der Urethraldruck auch außerhalb des willentlichen Miktionsprozesses geringer ist als der intravesikale Druck, kommt es zu Harninkontinenz. Dieses Leiden kann durch zahlreiche Faktoren wie Veränderungen der Beckenstrukturen (Prolaps, Zysto- und Urethrocele), Medikation (Alpharezeptorenblocker) oder Beeinträchtigung der Beckeninnervation (Diabetes, Neuropathien, usw.) bedingt sein. Östrogenmangel kann ein beschleunigender Faktor sein.

In Zusammenhang mit einer multifaktoriellen Ursache muß berücksichtigt werden, daß die Wirkungen des Östrogendefizites auf die Beckenmuskelrelaxation, den Kollagengehalt der Urethra oder das periurethrale Gefäßsystem die Entwicklung einer genuinen Streßinkontinenz beschleunigen oder eine vorbestehende Inkontinenz verschlechtern kann.

Wie oben erwähnt gibt es jedoch keinen klaren epidemiologischen Beweis für eine solche ätiologische Rolle. Eine kürzlich erschienene Äbersichtsarbeit und eine Metaanalyse behandeln das Problem Östrogentherapie und Harninkontinenz [17, 18]. Aus beiden Arbeiten geht hervor, daß es keine eigentlichen publizierten Beweise über die Wirksamkeit einer Östrogensubstitution als Behandlung einer bereits manifesten Harninkontinenz bei postmenopausalen Frauen gibt.

Von allen überprüften Artikeln fallen nur eine der randomisierten, kontrollierten Studien [19] und drei der unkontrollierten, klinischen Studien in die Kategorie der oralen "high dose" - Studien. Drei Studien verwenden unbekannte Dosen intramuskulären Östradiols, zwei konjugierte equine Östrogene in Crèmes, wobei eine Applikation von 2 g Crème einer Injektion von 1,25 mg per os entspricht. Folglich gehören diese ebenfalls der "high dose" - Gruppe [23, 24] an.

Selbst wenn die Bewertungsendpunkte sehr heterogen waren, kann man nicht sagen, daß in den Studien, in denen hohe Dosen verwendet wurden, bessere Ergebnisse erzielt wurden. So wurden die besten Veränderungen des maximalen Urethraverschlußdruckes nicht in den Studien erzielt, in denen hohe Östrogendosen verwendet wurden. Ähnlich dazu ist auch die subjektive Verbesserung in dieser Gruppe nicht größer (Tabelle II). Es muß erwähnt werden, daß insgesamt 89 Patientinnen an diesen Studien teilgenommen haben. Abgesehen von der Studie von Pannonen dauerte die Behandlung selten länger als drei Monate. Folglich führt die Verwendung hoher Dosen nicht zu einer Wirkungsverbesserung der Östrogensubstitutionstherapie auf die Harninkontinenz.

Tabelle II. **Wirkungen einer Östrogenbehandlung auf die subjektive Verbesserung bei Harninkontinenz**

	N	Pi
HIGH DOSE	89	54,5
LOW DOSE	524	62,5

N. Patientenzahl je Gruppe
Pi. Prozentanteil der Patienten mit subjektiver Verbesserung

WIRKUNGEN DER "HIGH-DOSE" - THERAPIE AUF SENSORISCHE HARNWEGSYMPTOME

Wird für den Zeitraum von Januar 1990 bis Juli 1995 eine Medline-Suche durchführt und dabei die Begriffe "Östrogensubstitutionstherapie", "Harnwegserkrankungen" und "Mensch" verknüpft, so erhält man nicht mehr als 18 Quellenangaben. Zehn davon sind allgemeine Überprüfungen, die lediglich erklären, daß die Hormonsubstitutionstherapie Harnwegserkrankungen, die durch das Östrogendefizit in der Menopause ausgelöst werden, vorbeugen oder sie lindern kann. Es werden keine genaueren Angaben über die unterschiedlichen Affektionen gemacht, die die Harnwegfunktion beeinträchtigen. Auch bleiben Dosis oder Behandlungsdauer unerwähnt.

Folglich gibt es keine spezifischen Studien, die die Rolle der Hormonsubstitutionstherapie bei der Vermeidung von sensorischen Symptomen wie Nykturie, Harndrang oder Pollakisurie bestimmen. Die Mehrzahl der Publikationen zur Inkontinenz beschreibt jedoch eine subjektive Verbesserung der Harnwegsstörungen außer bei genuiner Streßinkontinenz.

Das ist nicht verwunderlich, denn man nimmt von den beteiligten Mechanismen an, daß sie durch Östrogene positiv modifiziert werden.

Der urethrale trophische Status, die nervöse Sensibilität und die Detrusorstabilität werden durch eine systemische Östrogenbehandlung verbessert. Daher sind positive Ergebnisse nicht überraschend. Gleichzeit können eine Abnahme der Nervosität und die Verbesserung der Schlafqualität durch Verringerung von Insomnie und Hitzewallungen positive Auswirkungen auf Nykturie und Miktionshäufigkeit haben. Auf jeden Fall sind weitere randomisierte Studien notwendig, um die Bedeutung und die Merkmale dieser positiven Wirkungen zu bestätigen.

ÖSTROGENE UND REZIDIVIERENDE HARNWEGINFEKTIONEN

Die vaginale Atrophie als Folge des postmenopausalen Östrogendefizits schafft einen Zustand, der Harnweginfektionen begünstigt. Im reproduktionsfähigen Alter wird die Vaginalflora durch die Bildung von Milchsäure durch Milchsäurebakterien auf einem niedrigen pH-Wert gehalten. Durch die Atrophie nimmt die Glykogenbildung ab, der vaginale pH-Wert steigt an, und die Milchsäurebakterien werden durch Enterobakterien ersetzt. Dies und die Atrophie der distalen Urethra fördert die aufsteigende Besiedelung und das Auftreten von rezidivierenden Harnweginfektionen.

Es liegen mehrere nicht kontrollierte und eine plazebokontrollierte Studie vor [25, 26, 27], die zeigen, daß orale oder lokale "Low dose"-Behandlungen eine reversible Wirkung auf die vaginale Atrophie haben sowie eine präventive Wirkung gegenüber dem Auftreten von rezidivierenden Harnweginfektionen.

Es existieren keine Longitudinalstudien zu "high-dose"-Behandlungen. Eine Fallkontrollstudie zeigt jedoch, daß bei östrogenbehandelten Frauen häufiger Harnweginfektionen diagnostiziert werden als bei Frauen, die keine Östrogentherapie erhalten. Interessanterweise wurde dieser Unterschied nur bei Frauen mit intaktem Uterus beobachtet. Die Autoren nehmen an, daß die meist höhere Dosierung bei Frauen nach Hysterektomie diese Unterschiede erklären kann. Das könnte die Annahme der besseren Wirksamkeit hoher Dosen oder einer additiven Wirkung durch Gestagene unterstützen. Auch hier werden wieder korrekte, prospektive Studien zur Bewertung der prospektiven Wirkungen von "high-dose"-Behandlungen benötigt [28].

RISIKO DER STIMULIERUNG ÖSTROGENABHÄNGIGER HARNWEGSKRANKHEITEN

Interessanterweise fanden wir bei unserer Literaturrecherche drei seltene Fälle einer postmenopausalen urologischen Endometriose. In zwei Fällen war die Erkrankung eine Folge der Hormonsubstitutionstherapie.

Urologische Endometriose ist eine sehr selten auftretende Erkrankung, aber sie muß bei der Beschäftigung mit seltenen urologischen Zuständen in Zusammenhang mit Hormonsubstitution berücksichtigt werden. Diese Fälle können nur bei Verwendung hoher Dosen auftreten, durch Dosisverringerung oder Behandlungsabbruch werden sie höchstwahrscheinlich geheilt.

SCHLUSSFOLGERUNGEN

1. Nicht alle gynäko-urologischen Erkrankungen sind gleichermaßen östrogenabhängig. Sensorische Störungen (Drang, Nykturie und Dysurie) sind verbunden mit einem Östrogendefizit.
2. Es gibt keine spezifischen, prospektiven, randomisierten Studien zur Überprüfung der Rolle von "high-dose"-Behandlungen für die Prävention und Heilung dieser Erkrankungen.
3. Die Rolle der Gestagene im Hinblick auf urologische Störungen ist ebenfalls unbekannt.
4. Die Wirksamkeit dieser Behandlung zur Vorbeugung nach chirurgischen Eingriffen sollte prospektiv bewertet werden.

Quellenangaben

[1] BODKER A, ANDERSSON KE, BATRA S, JUHL BR, MAYHOFF HH - The distribution of oestrogen receptors in the urinary tract of the male rabbit. An inmunohistochemical and biochemical study. J. Urol. Nephrol. 27:169-174.

[2] SMITH P, HEIMER G, NORGREN A, ULMSTEN U - Localization of steroid hormone receptors in pelvic muscles. Eur. J. Obstet. Gynecol. Reprod. Biol. 1993;50,1:83-5.

[3] SMITH P - Estrogens and the urogenital tract - Studies on steroid hormone receptors and a clinical study on a new estradiol-releasing vaginal ring. Acta Obstet. Gynec. Scand. suppl. 1993;157:1-26.

[4] WOLF H, WANDT H, JONAT W - Immunohistochemical evidence of estrogen and progesterone receptors in the female lower urinary tract and comparison with the vagina. Gynecol. Obstet. Invest. 1991;32,4:227-31.

[5] CALLAHAN SM, CREED KE - The effects of oestrogens on spontaneous activities and responses to phenylephrine of the mammalian urethra. J. Physiol. 1985;358;35-46.

[6] LONGHURST PA, KAUER J, LEGGET RT, LEVIN RM - The influence of ovariectomy and estradiol on urinary bladder function in rats. J. Urol. 1992;148,3:915-9.

[7] ELLIOT RA, CASTLEDEN CH - Effect of progestogens and oestrogens on the contractile response of rat detrusor muscle to electrical field stimulation. Clin Sci 1994;87,3:337-42.

[8] VAN GEELEN JM, DOESBURG WH, THOMAS CMG, MARTIN CB - Urodynamic studies in the normal menstrual cycle and the uretral pressure profile. Am. J. Obstet. Gynecol. 141;4:384-.

[9] BARLOW DH - HRT and other conditions. In Hormone Replacement Therapy. Bri. Med. Bull. 1992;48,2:356-67.

[10] IOSIF CB, BEKASSY 2 - Prevalence of genito-urinary symptoms on the late menopause. Acta Obstet. Gynecol. Scand. 1984;63:257-60.
[11] HAGSTAD A, JANSON PO - The epidemiology of climaterie symptoms. Acta Obstet. Gynecol. Scand. 1986;134(Supl.):59-65.
[12] JOLLEYS JV - Reported prevelence of urinary incontinence in women in a general practice. Br. Med. J. 1988;296:1300-1302.
[13] VERSI E, CARDOZO L, STUDD J, BRINCAT M, COOPER D - Urinary disorders and the menopause. Menopause 1995;2,2:89-95.
[14] VAN DER LINDEN MC, GERRETSEN G, BRANDHORST MS, OOMS EC, KREMER CM, DOESBURG WH - The effect of estriol on the cytology of urethra and vagina in postmenopausal women with genito-urinary symptoms. Eu. J. Obstet. Gynecol. Reprod. Biol. 1993;51,1:29-33.
[15] CEDARS MJ, JUDD HL - Non oral routes of estrogen administration in the menopause. Obstretics and Gynacology Clinics of North America. D. Gambreld editor 1987;14,1:269-298.
[16] VARTIAINEN J, WAHLSTROM T, NILSSON CG - Effects and acceptability of a new 17 B oestradiol-releasing vaginal ring in the treatment of postmenopausal complaints. Maturitas 1993;17: 129-137.
[17] SULTANA CJ, WALTERS MD - Estrogen and urinary incontinence in women. Maturitas 1994; 20:129-138.
[18] FANTL JA, CARDOZO L, MCCLISH D - Estrogen therapy in the management of urinary incontinence in postmenopausal women: A meta-analysis. First report of the hormones and urogenital therapy committee. Obst. Gynecal 1994;83,1:12-18.
[19] WALTER S, WOLF H, BARLEBO H, JENSEN HK - Urinary incontinence in postmenopausal women treated with estrogens. A double-blind trial. Urol. Int. 1978;33:135-43.
[20] EK A, ANDERSSON KE, GULLBERG G, ULMSTEN U - Effects of oestradiol and combined norphedrin and oestradiol treatment on female stress incontinence. Zentralbl. Gynäkol 1980;102:839-44.
[21] PUNNONEN R, KILKKY P, KIUKKO P, RAMANO L - Conservative treatment of urinary incontinence in women with special reference to the use of oestrogens. Maturitas 1981;3:309-313.
[22] RUD T - The effects of estrogens and gestagens on the urethral pressure profile in urinary continent and stress incontinent women. Acta Obstet Gynecol Scand 1980;59:265-270.
[23] BERGMAN A, KARRAM MM, BHATIA NN - Changes in urethral cytology following estrogen administration. Gynecol Obstet Invest. 1990;20:211-213.
[24] BHATIA NN, BERGMAN A, KARRAM MM - Effect of estrogen on urethral function in women with urinary incontinence. Am J. Obstet Gynecol 1989;160:170-181.
[25] PARSONS CL, SCHMIDT JD - Control of recurrent lower urinary tract infection in the postmenopausal women. J. Urol 1982;128:1224-6.
[26] BRANDBERG A, MELLSTROM D, SAMSOIE G - Low dose oral estriol treatment in elderly women with urigenital infections. Acta Obstet Gynecol Scan 1987;140:33-38.
[27] RAZ R, STAMM W - A controlled trial of intravaginal estriol in postmenopausal women with recurrent urinary tract infections. New Engl. J. Med. 1993;329,11:753-756.
[28] ORLANDER JD, JICK SS, DEAN AD, JICK H - Urinary tract infections and estrogen use in older women. J. Am. Geriatr. Soc. 1992;40,8:817-820.

DIE ROLLE DER ÖSTROGENE IN DER GYNÄKOLOGISCHEN UROLOGIE: "LOW-DOSE"-THERAPIE

Linda CARDOZO*

EINLEITUNG

Sowohl das weibliche Genitale als auch der Harntrakt entstammen entwicklungsgeschichtlich dem embryologischen Sinus urogenitalis. Es ist daher nicht verwunderlich, daß beide Organe auf weibliche Sexualsteroide ansprechen. Östrogen- und Progesteronrezeptoren finden sich in der Vagina, der Urethra, der Blase und im Beckenboden [1-4]. Symptomatische, zytologische und urodynamische Veränderungen des unteren Harntraktes wurden während des Menstruationszyklus, in der Schwangerschaft und in der Postmenopause nachgewiesen [5-8].

In der Perimenopause führt eine verschlechterte ovarielle Funktion zu einer Abnahme der endogenen Östrogenproduktion und zu einer erhöhten Inzidenz von Harnwegsymptomen wie Dysurie, Pollakisurie, Nykturie, Harndrang und Inkontinenz sowie zur Entwicklung von rezidivierenden Harnwegsinfektionen.

Diese Symptome sind weitverbreitet und unangenehm. Sie können durch das Östrogendefizit oder durch die Manifestation des Alterungsprozesses bedingt sein. Epidemiologische Studien [9-15] haben gezeigt, daß Harninkontinenz bei Frauen jeden Alters weitverbreitet ist und daß sie mit zunehmendem Alter häufiger auftritt, allerdings nicht speziell nach der Menopause (Tabelle I).

Kontinenz liegt vor, wenn der urethrale Druck zu jeder Zeit, außer bei der Miktion, größer ist als der intravesikale Druck. Der Urethraverschlußdruck wird durch die vier funktionalen Schichten Epithel, Bindegewebe, Gefäßgewebe und Muskel aufrechterhalten, die alle vom Östrogenstatus beeinflußt werden [16].

Östrogene haben, durch Erhöhung des urethralen Widerstandes, durch Steigerung der sensorischen Blasenschwelle, durch Sensibilitätssteigerung der Alphaadrenorezeptoren in der glatten urethralen Muskulatur [17, 18] oder eventuell durch eine Kombination dieser drei Phänomene eine günstige Wirkung auf die Inkontinez.

---

* Professor für Urogynäkologie, King's College Krankenhaus, Denmark Hill, London SE5 9RS, GB.

Tabelle I. **Prävalenz der Inkontinenz bei Frauen unabhängig von ihrem Wohnsitz**

Studie	*Prävalenz (%)*
Milne, Williamson und Maule [9] (1972)	
Frauen > 65 Jahre	34
Thomas, Plymat und Blannin [10] (1980)	
Frauen 25-64 Jahre	18
Frauen > 65 Jahre	23
Yarnell und St Leger [11] (1981)	
(nur Frauen)	
Frauen 25-64 Jahre	46
Frauen > 65 Jahre	49
Vetter, Jones und Victor [12] (1981)	14
Diokno, Brook und Brown [13] (1986)	
Frauen > 65 Jahre	30
Iosif und Bekassey [14] (1984)	
Frauen > 61 Jahre	29
Market und Opinion Research	
International (MORI) survey [15] (1990)	14

Außerdem wurde gezeigt, daß unter Östrogentherapie die Anzahl der vaginalen Zwischen- und Oberflächenzellen bei postmenopausalen Frauen zunimmt [19]. Ähnliche Veränderungen wurden für Urethra und Blase gezeigt [20].

ÖSTROGENTHERAPIE UND INKONTINENZ

Die Anwendung einer Östrogentherapie zur Behandlung von Harninkontinenz ist noch immer umstritten. Leider unterscheiden sich viele der durchgeführten Studien in wichtigen Punkten wie Östrogentyp, Applikationsweg, Dosis und Applikationsweise sowie in der Bewertung der Therapiewirksamkeit.

Eine vor kurzem durchgeführte Metaanalyse [21] von 166 Artikeln über die weibliche Inkontinenz, die zwischen 1969 und 1992 in englischer Sprache erschienen sind, schloß nur 6 kontrollierte und 17 nicht-kontrollierte Studien zur Östrogentherapie ein. Aus der Metaanalyse ging hervor, daß alle Probandinnen im Anschluß an die Östrogentherapie eine insgesamt signifikante subjektive Verbesserung der Inkontinenzsymptome angegeben hatten, allerdings gab es keine deutlichen Beweise für eine objektive Verbesserung. Harninkontinenz kann die Folge zahlreicher unterschiedlicher pathologischer Prozesse sein, und Harnwegsymptome alleine sind nicht ausreichend für eine genaue Diagnose der Dysfunktion des unteren Harntrakts. Leider handelt es sich häufig um gemischte Harnwegsymptome und es ist bekannt, daß die Korrelation zwischen symptomatischen und urodynamischen Diagnosen mangelhaft ist [22, 23, 24]. Frühe Studien über die Wirkung der Östrogene auf die Dysfunktion des unteren Harntakts wurden vor den urodynamischen Studien durchgeführt und waren deshalb unkontrolliert [25, 26, 27].

ÖSTROGENTHERAPIE BEI STREßINKONTINENZ

Der wichtigste Parameter zur Bewertung der Wirksamkeit einer Östrogentherapie bei Frauen mit Streßinkontinenz ist die Sphinkterometrie. Caine und Raz [32] zeigten, daß bei 26 von 40 Frauen (65%) mit Streßinkontinenz bei Einnahme von konjugierten oralen Östrogenen der maximale urethrale Druck zunahm und es zu einer symptomatischen Verbesserung kam. Rud [33] behandelte 24 Frauen, die unter Streßinkontinenz litten, mit hochdosiertem oralem Oestradiol und einer Östriolkombination. Er stellte eine signifikante Zunahme bei der Übertragung des intraabdominalen Drucks auf die Urethra fest sowie eine Steigerung des maximalen urethralen Drucks. In dieser Studie kam es bei 70 Prozent der Frauen zu einer symptomatischen Verbesserung. Es wurden jedoch kurzfristig hohe Östrogendosen gegeben. Andere Studien berichteten nicht immer von gleichen Veränderungen in der Sphinkterometrie.

Walter und Mitarbeiter [34] nahmen 29 inkontinente, postmenopausale Frauen mit stabilen Blasen in eine randomisierte Studie auf. Die Probandinnen erhielten eine viermonatige zyklische Behandlung entweder mit Östradiol und Östriol oder mit Plazebo. Unter Östrogentherapie wurde eine signifikante Verbesserung bei Dringlichkeit- und Dranginkontinenz festgestellt (7 von 15, 47%), bei Streßinkontinenz hingegen gab es keine Verbesserungen. Bezüglich der urethralen Druckprofilparameter konnten keine Veränderungen festgestellt werden. Wilson und Mitarbeiter [35] nahmen 36 Frauen mit urodynamisch bewiesener genuiner Streßinkontinenz in eine plazebokontrollierte Doppelblindstudie auf. Nach einer dreimonatigen zyklischen Behandlung mit oralem Östron konnte kein Unterschied zwischen der subjektiven Response, den urethralen Druckprofilparametern und der Menge des Urinverlustes gezeigt werden.

Die bis heute einzige Studie, die eine signifikante objektive Verbesserung bei genuiner Streßinkontinenz unter Östrogentherapie gezeigt hat, wurde von Walter et al. durchgeführt [36]. In einer randomisierten, plazebokontrollierten Studie mit oralem Östriol (4 mg pro Tag) wurde gezeigt, daß 9 von 12 Frauen (75%) Östriol gegenüber Plazebo bevorzugten, und es wurde eine im Vergleich zum Plazebo signifikante objektive Abnahme des Urinverlustes festgestellt. Die Anzahl der beteiligten Probandinnen war jedoch gering. In der Literatur gibt es keine weitere Studie, die diese Ergebnisse bestätigt.

KOMBINATIONSTHERAPIE

Es gab vielversprechende Berichte über die Kombinationstherapie eines Östrogens mit einem Alphasympathomimetikum. Breisland et al. [37] behandelten 24 menopausale Frauen, die unter genuiner Streßinkontinenz litten, getrennt oder kombiniert mit oralem Phenylpropanolamin (zweimal täglich 50 mg) und vaginalem Östriol (1 mg pro Tag). Sie stellten fest, daß die Kombinationstherapie 8 Frauen heilte und bei weiteren 9 die Beschwerden verbesserte, und somit wirkungsvoller war als eine Monotherapie mit einem der beiden Medikamente. Hilton et al. [38] berichteten von den Ergebnissen einer plazebokontrollierten Doppelblindstudie mit oralem oder vaginalem Östrogen allein oder kombiniert mit Phenylpropanolamin bei 60 postmenopausalen Frauen mit urodynamisch bewiesener genuiner Streßinkontinenz. Sie stellten fest, daß sich die Symptome Miktionshäufigkeit und Nykturie unter der Kombinationstherapie stärker verbesserten als unter der Monoöstrogentherapie und, daß sich die Streßinkontinenz subjektiv in allen Gruppen verbesserte, objektiv aber nur in der kombinierten Gruppe. Es ist anzunehmen, daß bei postmenopausalen Frauen die Wirkung von Phenylpropanolamin auf die Alpharezeptoren in der Urethra bei gleichzeitiger Gabe einer Östrogensubstitutionstherapie verstärkt wird.

ÖSTROGENTHERAPIE BEI DRANGINKONTINENZ

Trotz der breiten Plazeboresponse bei der Behandlung der Dranginkontinenz werden in der Literatur nur wenige kontrollierte Studien beschrieben. 1985 nahmen Samsioe et al. [20] 34 Frauen im Alter von 75 Jahren in eine plazebokontrollierte Crossover - Doppelblindstudie auf. Alle erhielten drei Monate lang Östriol (3 mg pro Tag). Trotz unzureichender objektiver Bewertung wurde festgestellt, daß Dranginkontinenz und kombinierte Inkontinenzformen durch Östriol verbessert wurden, während es bei Streßinkontinenz keinen Unterschied zwischen Östriol und Plazebo gab. Leider ist es uns nicht gelungen, diese Ergebnisse zu reproduzieren.

Kürzlich haben wir die Ergebnisse einer plazebokontrollierten, randomisierten, multizentrischen Doppelblindstudie publiziert, in der 64 postmenopausale Frauen, die unter Dranginkontinenz litten, mit oralem Östriol (3 mg pro Tag) behandelt wurden [28]. Die Frauen, die in die Studie aufgenommen worden waren, wurden urodynamisch bewertet und nach sensorischer Dringlichkeit und Detrusorinstabilität unterteilt. Die Behandlung dauerte drei Monate, anschließend wurden die Patientinnen subjektiv und objektiv vollständig bewertet und Nebenwirkungen wurden aufgezeichnet. Die Compliance konnte durch einen signifikant verbesserten Maturationsindex des Vaginalabstrichs in der Östriolgruppe im Vergleich zur Plazebogruppe bestätigt werden. Obwohl unter Östriol sowohl subjektive als auch objektive Verbesserungen der Harnwegsymptome, insbesondere des Dranges und der Nykturie, festzustellen waren, zeigte das Medikament keine signifikant bessere Wirkung als der Plazebo.

Östriol ist ein natürlich vorkommendes Östrogen, das an die Östrogenrezeptoren bindet, aber es hat eine kurze Halbwertszeit. Daher ist es unwahrscheinlich, daß durch einmalige tägliche Gabe einer kleinen Dosis Langzeitöstrogenwirkungen ausgelöst werden. Östriol hat eine schwache Wirkung auf das Endometrium und keine präventive Wirkung gegen Osteoporose. Hingegen wurde eine positive Wirkung auf vasomotorische Symptome und gute Ergebnisse bei der Behandlung der vaginalen Atrophie gezeigt. Daher handelt es sich um ein sicheres Östrogen, das bei der Behandlung der postmenopausalen Dranginkontinenz wirken sollte. In unserer Studie konnten wir bei der Behandlung dieser Beschwerden allerdings keinen Vorteil des oralen Östriols gegenüber Plazebo zeigen.

Iosif [29] hat gezeigt, daß die urogenitale Atrophie, eine späte Östrogendefizitmanifestation, erst nach einjähriger täglicher Behandlung mit Östriolsuppositorien (mit einem Gehalt von 0,5 mg Oestriol) vollständig behoben wird. Bei vorzeitigem Behandlungsabbruch treten die Symptome wieder auf. Wahrscheinlich haben wir in unserer Studie eine zu niedrige Dosis, einen falschen Applikationsweg oder ein ungeeignetes Östrogen verwendet. Es ist nicht geklärt, ob die aktuelle "low-dose"-Therapie, die die Genitalatrophie ohne Endometriumstimulierung verbessert, für die Behandlung von Harnwegsymptomen, ausreicht.

Angesichts unserer enttäuschenden Ergebnisse bei der Behandlung der postmenopausalen Drang-Inkontinenz mit Östriol haben wir kürzlich die Wirksamkeit von 17 β-Östradiol Retard-Vaginaltabletten (Vagifem) bewertet (Benness et al., nicht publizierte Angaben). Sie werden von der Vagina gut absorbiert, und es wurde gezeigt, daß sie die Reifung des Vaginalepithels innerhalb von 14 Tagen herbeiführen [30]. 110 postmenopausale Frauen, die unter Drang-Inkontinenz litten, erhielten randomisiert sechs Monate lang entweder täglich 25 Mikrogramm 17 β-Östradiol oder den entsprechenden Plazebo. Alle wurden urodynamisch untersucht und in drei Gruppen unterteilt: Probandinnen mit Detrusorinstabilität, Probandinnen mit sensorischer Drang-Inkontinenz und Probandinnen mit normaler Urodynamik. Am Ende der Behandlungszeit konnten lediglich bei der sensorischen Dringlichkeit zwischen der Verum- und der Plazebogruppe signifikante Unterschiede bezüglich der Verbesserung von Drangsymptomen gezeigt werden. Östradiol hatte eine bessere Wirkung als der Plazebo. Möglicherweise wird die sensorische Dringlichkeit durch lokale Atrophie verursacht oder verschlimmert. Daher ist die aktuelle Östrogentherapie zur Behandlung geeignet.

Eriksen und Rasmussen [31] zeigten in einer zwölfwöchigen, plazebokontrollierten, randomisierten Doppelblindstudie, daß eine Behandlung mit 25 Mikrogramm 17 β-Östradiol die Symptome des unteren Harntraktes, wie Miktionshäufigkeit, Drang- und Streßinkontinenz, im Vergleich zum Plazebo, signifikant verbessert. Leider erfolgte die Probandinnenauswahl nicht auf der Grundlage der Harnwegsymptome. Zudem weist die Studie Mängel im Bereich der objektiven urodynamischen Bewertung auf.

ÖSTROGENTHERAPIE BEI ATROPHISCHER KOLPITIS

Symptome der genitalen Atrophie können erst viele Jahre nach der Menopause auftreten, aber es wird angenommen, daß sie weitverbreitet sind (Tabelle II).

Tabelle II. **Symptome der urogenitalen Atrophie**

Atrophe Stelle	*Symptome*
Vaginal	Scheidentrockenheit "Scheidenbrennen" Pruritus Dyspareunie Prolaps
Harnweg	Dringlichkeit Häufigkeit Dysurie Harntraktinfektionen Inkontinenz Entleerungstörungen

Bei einer Studie mit 61 schwedischen Frauen berichten Iosif und Bekassy [14] von einem oder mehreren vaginalen Symptomen bei mehr als 50% der Probandinnen, wobei die Häufigkeit mit dem Alter zunahm. Hilton und Stanton [39] berichteten, daß bei einer Gruppe von Frauen im Alter von 56 - 69 Jahren, die mit vaginaler Östrogencreme behandelt wurden, 22,3% über lokale vaginale Beschwerden klagten.

In unserer Studie wurde mit vaginalem Östradiol ein geringfügiger Erfolg bei der Behandlung von Harnwegsymptomen erzielt; es wurde gezeigt, daß Oestrogene bei der Behandlung der atrophischen Kolpitis erfolgreich ist. In einer plazebokontrollierten Studie mit 164 Frauen litten 78,8% der Probandinnen der Vagifemgruppe und 81,9% der Plazebogruppe vor der Behandlung unter mäßiger oder schwerer Vaginalatrophie. Nach einer zwölfwöchigen Behandlung zeigten nur 10,7% der Vagifemgruppe, aber 29,9% der Plazebogruppe keine Verbesserung bezüglich der Atrophie [31].

Eine lokale "low-dose" - Therapie scheint für die Behandlung der durch die vaginale Atrophie bedingten Symptome wirkungsvoller zu sein. Vor kurzem wurde ein Vaginalring aus Silikon mit einem Durchmesser von 55 mm beurteilt, der täglich

5 - 10 Mikrogramm Östradiol über einen Zeitraum von mindestens 90 Tagen freisetzt. Seine Wirksamkeit, Sicherheit und Akzeptanz wurde bei 222 postmenopausalen Frauen mit Symptomen und Anzeichen einer vaginalen Atrophie bewertet. Die Reifung des Vaginalepithels, zytologisch kontrolliert, sowie Symptome wie Scheidentrockenheit, Pruritus vulvae, Dyspareunie und Harndrang verbesserten sich während der Behandlung signifikant. Bei mehr als 90% der Probandinnen kam es zur Heilung oder Verbesserung der atrophischen Kolpitis, und die Mehrzahl der Frauen fand diese Behandlungsform selbst bei Geschlechtsverkehr akzeptabel [40].

Leider wurde bisher keine plazebokontrollierte Studie mit dieser Applikationsform durchgeführt, die eventuell lediglich durch ihre Anwesenheit in der Vagina auf das Vaginalepithel wirkt.

ÖSTROGENE IN DER BEHANDLUNG VON REZIDIVIERENDEN HARNWEGINFEKTIONEN

Die Östrogentherapie fördert die Wiederbesiedelung der Vagina durch Laktobazillen, wodurch der pH-Wert gesenkt und die Verbreitung gramnegativer faecaler uropathogener Keime vermindert wird. Brandberg et al. [41] behandelten 41 ältere Frauen, die unter rezidivierenden Harnweginfektionen litten, mit oralem Östriol und zeigten, daß die Vaginalflora dadurch wieder den Zustand der Prämenopause erhielt, und daß Antibiotika seltener benötigt wurden. In einer nicht-kontrollierten Studie bewerteten Privette et al. [42] 12 Frauen, die unter rezidivierenden Harnweginfektionen litten. Bei allen wurde eine atrophische Kolpitis diagnostiziert. Jede Probandin litt an durchschnittlich vier Harnweginfektionen pro Jahr. Die Behandlung bestand aus einer Kombination von kurzzeitiger Spülung und einwöchiger Antibiotikabehandlung, kombiniert mit einer Langzeitöstrogentherapie. Während der 2 bis 8jährigen Follow-up-Periode traten in der gesamten Gruppe nur vier Infektionen auf.

Kjaergaard und Mitarbeiter [43] untersuchten 23 postmenopausale Frauen mit rezidivierenden Harnweginfektionen. Fünf Monate lang wurden sie mit vaginalem Östradiol oder Plazebo behandelt. Daraufhin konnte nur in der Östradiolgruppe eine Verbesserung der vaginalen Zytologie festgestellt werden. Zwischen den zwei Gruppen gab es jedoch bezüglich der Anzahl von Harnweginfektionen oder Patientenzufriedenheit keinen Unterschied. Kirkengen und Mitarbeiter [44] randomisierten 40 ältere Frauen mit wiederholt auftretenden Harnweginfektionen: diese erhielten entweder über vier Wochen 3 mg orales Östriol pro Tag und anschließend acht Wochen lang 1 mg oder ein entsprechendes Plazebo. Nach der ersten Behandlungsphase konnte kein Unterschied zwischen Östriol und Plazebo festgestellt werden, nach dem zweiten Behandlungsteil hingegen war die Östriolwirkung auf die Harnweginfektionen signifikant stärker als die Plazebowirkung.

Raz und Stamm [45] führten vor kurzem die bisher breitest angelegte randomisierte Studie dieser Art durch. 93 postmenopausale Frauen mit rezidivierenden Harnweginfektionen erhielten entweder intravaginale Östriolcreme oder Plazebo und zeigten unter der aktiven Behandlung eine signifikante Abnahme des Auftretens von Harnweginfektionen. Leider ist es uns nicht gelungen, ihre Ergebnisse zu reproduzieren. Vor kurzem haben wir die Ergebnisse einer plazebokontrollierten, gruppenvergleichenden, randomisierten Doppelblindstudie zur Bewertung der Wirksamkeit von oralem Östriol bei der Prävention von rezidivierenden Harnweginfektionen bei älteren Frauen analysiert. 72 postmenopausale Frauen im

Alter von über 60 Jahren, die an rezidivierenden Harnweginfektionen litten, erhielten randomisiert entweder orales Östriol (3 mg pro Tag) oder einen entsprechenden Plazebo. Nach sechs Monaten konnte nicht gezeigt werden, daß orales Östriol zur Vorbeugung von rezidivierenden Harnweginfektionen besser geeignet war als der Plazebo, obwohl sich die Harnwegsymptome während der Studie sowohl bei Einnahme von Östriol als auch von Plazebo verbesserten. Möglicherweise ist orales Östriol weniger wirksam als vaginales Östriol, was den Unterschied zwischen den von Raz und Stamm [45] berichteten Ergebnissen und unseren eigenen Daten (Cardozo et al., nicht pubizierte Angaben) erklären könnte.

SCHLUSSFOLGERUNGEN

Die "low-dose"-Östrogentherapie hat im Vergleich zur normal dosierten systemischen Östrogentherapie sowohl Vor- als auch Nachteile. Es ist unwahrscheinlich, daß sie Endometriumproliferationen verursacht, und daher braucht bei Frauen mit intaktem Uterus kein Gestagen gegeben zu werden. Dies vermeidet Abbruchblutungen, die von vielen älteren Frauen als unangenehm beschrieben werden. Die "low-dose" - Therapie vermindert das Risiko gegenüber Osteoporose oder kardiovaskulären Erkrankungen allerdings nicht in gleichem Maße wie die systemische Behandlung.

Bisher gab es nur wenige geeignete plazebokontrollierte Studien, die sowohl subjektive als auch objektive Parameter für die Wirksamkeitsbewertung der Östrogentherapie als Behandlung bei Harninkontinenz verwendeten. Daher ist die beste Behandlungsweise, was Östrogentyp, Dosis und Applikationsweg angeht, unbekannt. Den verfügbaren Ergebnissen nach scheint es unwahrscheinlich, daß Streßinkontinenz durch Östrogene alleine geheilt werden kann. In Kombination mit einem Sympathikomimetikum wie Phenylpropanolamin können sie allerdings von Nutzen sein.

Die Östrogensubstitution scheint Symptome wie Dringlichkeit, Drang, Inkontinenz, Miktionshäufigkeit, Nykturie und Dysurie zu lindern und die aktuelle "low-dose" - Therapie ist bei der Behandlung der atrophischen Kolpitis wirkungsvoll. Rezidivierenden Harnweginfektionen kann durch Östrogentherapie vorgebeugt werden, dazu wird aber eher eine systemische als eine "low-dose" Therapie benötigt.

Östrogengabe verbessert letztendlich die Lebensqualität vieler postmenopausaler Frauen, die daher leichter mit ihren anderen Beschwerden wie verminderte Harnwegsdysfunktion fertig werden. Vielleicht sollten Östrogene in der postmenopausalen Behandlung von Harnwegstörungen als Zusatz zu anderen Behandlungsmethoden wie Chirurgie, Physiotherapie und anderen Medikamenten gesehen werden. Das ist eine Hypothese, die noch untersucht werden muß.

Quellenangaben

[1] CARDOZO LD - Role of oestrogens in the treatment of female urinary incontinence. J Am Geriatr Soc 1990;38:326-8.

[2] IOSIF S, BATRA S, EK A, ASTEDT B. - Oestrogen receptors in the human female lower urinary tract. Am J Obstet Gynecol 1981;141:817-20.

[3] BATRA SC, FOSIL CS - Female urethra, a target for oestrogen action. J Urol. 1983;129:418-20.

[4] BATRA SC, IOSIF LS - Progesterone receptors in the female lower urinary tract. J Urol 1987; 138:130-4.

[5] VAN GEELEN JM, DOESBURG WH, THOMAS CMG, MARTIN CB - Urodynamic studies in the normal menstrual cycle: the relationship between hormonal changes in the menstrual cycle and urethral pressure profiles. Am J Obstet Gynecol 1981;141:384-92.

[6] TAPP AJS, CARDOZO LD - The postmenopausal bladder. Br J Hosp Med 1986;35:20-3.
[7] McCALLIN PE, STEWART TAYLOR E, WHITEHEAD RW - A study of the changes in cytology of the urinary sediment during the menstrual cycle and pregnancy. Am J Obstet Gynecol 1950;60: 64-74.
[8] SOLOMON C, PANAGOTOPOULOUS P, OPPENHEIM A - Urinary cytology studies as an aid to diagnosis. Am J Obstet Gynecol. 1958;76:52-62.
[9] MILNE JS, WILLIAMSON J, MAULE MM - Urinary symptoms in older people. Mod Geriatr 1972; 2:198.
[10] THOMAS TM, PLYMAT KR, BLANNIN J - Prevalence of urinary incontinence. Br Med J 1980; 281:1243.
[11] YARNELL JWG, ST LEGER AS - The prevalence and severity of urinary incontinence in women. J Epidemiol. Comm Health. 1981;35:71.
[12] VETTER NJ, JONES DA, VICTOR CR - Urinary incontinence in the elderly at home. Lancet 1981; 2:1275.
[13] DIOKNO AC, BROOK BM, BROWN MB - Prevalence of urinary incontinence and other urological symptoms in the non-institutionalised elderly. J Urol 1986;136:1022.
[14] IOSIF CS, BEKASSY Z - Prevalance of genito-urinary symptoms in the later menopause. Acta Obset Gynecol Scand 1984;63:257-60.
[15] MORI (1990) - Health Survey Questionnaire. (London:Market and Opinion Research International (MORI).
[16] RUD T, ANDERSON KE, ASMUSSEN M, HUNTING A, ULMSTEN U - Factors maintaining the urethral pressure in women. Invest Urol 1980;17:343-7.
[17] VERSI E, CARDOZO LD (1988) - Oestrogens and lower urinary tract function. In Studd J W W and Whitehead, M I (eds). The Menopause, pp. 76-84 (Oxford:Blackwell Scientific Publications).
[18] KINN AC, LINDSKOG M - Oestrogens and phenylpropanolamine in combination for stress urinary incontinence in postmenopausal women. Urology 1988;32:273-80.
[19] SMITH PJB (1976) - The effect of estrogens on bladder function in the female. In Campbell, S (ed.) The Management of the Menopause and Postmenopausal Years. pp 291-8 (Carnforth: MTP).
[20] SAMSIOE G, JANSSON I, MELLSTROM D, SVANDBORG A - Occurrence, nature and treatment of urinary incontinence in a 70-year-old female population. Maturitas, 1985;7:335-42.
[21] FANTL JA, CARDOZO LD, EKBERG J, McCLISH DK, HEIMER G - Estrogen therapy in the management of urinary incontinence in postmenopausal women. A meta-analysis. Obstet Gynecol, 1994;83:12-18.
[22] VERSI E, CARDOZO L, ANAND D, COOPER D - Symptoms analysis for the diagnosis of genuine stress incontinence. Br J Obstet Gynaecol.,1991;98:815-19.
[23] BERGMAN A, BADER K - Reliability of the patient's history in the diagnosis of urinary incontinence. Int J Gynaecol Obstet, 1990; 32: 255-9.
[24] JARVIS GJ, HALL S, STAMP, MILLAR DR, JOHNSON A - Synchronous cine pressure flow cystourethrography with special reference to stress and urge incontinence. Br J Urol, 1980; 42: 714-23.
[25] SALMON UL, WALTER RI, GAST SH - The treatment of dysuria and incontinence in postmenopausal women. Am J Obstet Gynecol., 1941; 42: 845-7.
[26] MUSIANI U - A partially successful attempt at medical treatment of urinary stress incontinence in women. Urol Int. 1972;27:405-10.
[27] SCHLEYER-SAUNDERS E - Hormone implants for urinary disorders in postmenopausal women. J Am Geriatr Soc, 1976;24:337-9.
[28] CARDOZO LD, REKERS H, TAPP A, BARNICK C, SHEPHERD A, SCHUSSLER B, KERR-WILSON R, VAN GEELAN J, BARLEBO H, WALTER S - Oestriol in the treatment of menopausal urgency - a multicentre study. Maturitas, 1993;18,47-8.
[29] IOSIF CS - Effects of protracted adminstration of estriol on the lower genitourinary tract in postmenopausal women. Arch Gynecol Ostet, 1992;251:115-20.
[30] NILSSON K, HEIMER G - Low dose oestradiol in the treatment of urogenital oestrogen deficiency - a pharmacokinetic and pharamacodynamic study. Maturitas, 1992;15:121-7.
[31] ERIKSEN PS, RASMUSSEN H - Low dose 17 beta-estradiol vaginal tablets in the treatment of atrophic vaginitis: a double-blind placebo controlled study. Eur J Obstet Gynecol Reprod Biol, 1992;44:137-44.
[32] CAINE M, RAZ S (1973) - The role of female hormones in stress incontinence. In Proceedings of the 16th Congress of the International Society of Urology. Amsterdam, The Netherlands.
[33] RUD T - The effects of oestrogens and gestagens on the urethral pressure profile in urinary continent and stress incontinent women. Acta Obstet Gynecol Scand 1980;59:265-70.

[34] WALTER S, WOLF H, BARLEBO H, JANSEN H - Urinary incontinence in postmenopausal women treated with oestrogens: a double-blind clinical trial. Urol Int 1978;33:135-43.

[35] WILSON PD, FARAGHER B, BUTLER B, BULLOCK D, ROBINSON EL, BROWN ADG - Treatment with oral piperazine oestrone sulphate for genuine stress incontinence in post menopausal women. Br J Obstet Gynaecol 1987;94:568-74.

[36] WALTER S, KJAREGAARD B, LOSE G, ANDERSON JT, HEISTERBERG L, JAKOBSEN H, KLARSKOV P, MOLLER-HANSEN K, LINDSKOG M - Stress urinary incontinence in postmenopausal women treated with oral oestrogen (estriol) and alpha adrenoceptor-stimulating agent (phenylpropanolamine): a randomised double blind placebo controlled study. Int Urogynecol J 1990;12:74-9.

[37] BEISLAND HO, FOSSBERG E, MOER A, SANDER S - Urethral sphincteric insufficiency in postmenopausal females: treatment with phenylpropanolamine and estriol separately and in combination. Urol Int 1984;39:211-16.

[38] HILTON P, TWEDDEL A, MAYNE C - Oral and intravaginal estrogens alone and in combination with alpha adrenergic stimulation in genuine stress incontinence. Int Urogynaecol J 1990;12: 80-6.

[39] HILTON P, STANTON SL - The use of intravaginal oestrogen cream in genuine stress incontinence. Br J Obstet Gynaecol 1983;90:940-4.

[40] SMITH P, HEIMER G, LINDSKOG M, ULMSTEN U - Oestradiol-releasing vaginal ring for treatment of postmenopausal urogential atrophy. Maturitas 1993;16:145-54.

[41] BRANDBERG A, MELLSTROM D, SAMSIOE G - Peroral estriol treatment of older women with urogenital infections. Lakartidingen 1985;82:3399-401.

[42] PRIVETTE M, CADE R, PETERSON J, MARS D - Prevention of recurrent urinary tract infections in postmenopausal women. Nephron 1988;50:24-7.

[43] KJAERGAARD B, WALTER S, KNUDSEN A, JOHANSEN B, BARLEBO H - Treatment with low-dose vaginal estradiol in postmenopausal women. A double-blind controlled trial. Ugeskr Laeger 1990;152:658-9.

[44] KIRKENGEN AL, ANDERSON P, GJERSOE E, JOHNANESSEN GA, JOHNSEN N, BODD E (1992) - Oestriol in the prophylactic treatment of recurrent urinary tract infections.

[45] RAZ R, STAMM WE - A controlled trial of intravaginal oestriol in post menopausal women with recurrent urinary tract infections. N Engl. J Med 1993;329:753-6.

MENTALE UND SEXUELLE ASPEKTE

POTENTIELLER EINFLUSS VON ÖSTROGENEN AUF DIE BIOLOGISCHEN VORGÄNGE IM GEHIRN UND AUF DIE ENTSTEHUNG VON MORBUS ALZHEIMER

Rolf-Dieter HESCH*

Die Beobachtung, daß Östrogene auf das Gehirn wirken, ist nicht neu. Ich will die bisher vorliegenden Daten zusammenfassen.

Schon lange gibt es Informationen über den sexuellen Dimorphismus des Gehirns. Dies heißt, ein unter Östrogeneinfluß stehendes Gehirn interpretiert die Welt anders als ein Gehirn, das unter dem Einfluß von Androgenen und Östrogenen entwickelt wurde. Das ist eine wichtige biologische und kulturelle Tatsache, die erst kürzlich von wissenschaftlicher Seite endgültig anerkannt wurde. Das männliche Gehirn synthetisiert mit Hilfe der Aromatase Östrogene lokal aus Androgenen, wobei es sich sichtlich um eine bedeutende Östrogenquelle offen-handelt. Die männliche Neurobiologie steht daher unter dem Einfluß von Androgenen und Östrogenen, im Gegensatz zum weiblichen Gehirn, dessen Metabolismus überwiegend durch Östrogene kontrolliert wird.

Über die zerebrale Entwicklung eines männlichen Patienten mit Östrogenrezeptordefizit, dessen Skelett nie die vollständige Reife erlangt hat, ist nichts bekannt [1]. Es wäre interessant, mehr über seine kognitive und emotionale Entwicklung zu erfahren, da diese Beobachtung in ihrer metabolischen Störung einzigartig ist.

Östrogendefizit führt bei Frauen in den verschiedenen Menopausestadien zu starker emotioneller Labilität, und die Östrogensubstitution wird seit vielen Jahren erfolgreich zur Stabilisierung der emotionellen Situation eingesetzt. Von daher ist ein Östrogeneinfluß auf das Gehirn unbestreitbar. Aber die wissenschaftliche Bedeutung dieser früheren Beobachtungen entsprach nicht den Anforderungen an dokumentierte Tatsachen, obwohl über sie sorgfältig berichtet worden ist, so daß sie in Tat und Wahrheit vernachlässigt wurden. Erst seit kurzem sind neue epidemiologische Daten und Forschungsresultate zur Neurobiologie des Östrogens im zentralnervösen Gewebe verfügbar. Das Interesse an dieser Forschung ist aufgrund seiner Aktualität gewachsen.

* Professor für Medizin und Biologie, Seestraße 1, 787464 Konstanz, Deutschland.

In Aetersheimen, wo Frauen über einen langen Zeitraum Östrogene eingenommen haben, wurde kein Morbus Alzheimer festgestellt [2]. Diese Beobachtung sowie das in letzter Zeit gestiegene allgemeine Interesse an dieser Krankheit, die zu einem der Hauptgesundheitsprobleme in der westlichen Gesellschaft geworden ist und deren Bedeutung die der Osteoporose und kardiovaskulärer Erkrankungen wohl noch übersteigt, ist der Grund für das gesteigerte Interesse, das der Östrogenwirkung auf das Gehirn zukommt.

Unser eigenes Interesse wurde geweckt, als wir eine offene Studie zur Untersuchung der Langzeitwirkung der Östrogensubstitution bei älteren Frauen durchführten. Während dieser Studie [3] fiel auf, daß alle Frauen eine erstaunliche kognitive und emotionelle Stabilität aufwiesen, was mit den letzten Arbeiten von Sherwin [3.1] übereinstimmt. Deshalb führten wir eine weitere Studie mit denselben Probandinnen durch, doch diesmal nutzten wir das matched-pair-design zur Bewertung kognitiver Parameter. Das Ergebnis dieser Studie kann durch die Tatsache zusammengefaßt werden, daß Frauen unter Substitutionstherapie mathematische Probleme besser lösen können als Nichtsubstituierte [3.2]. Dies entspricht auch den in Tierversuchen gemachten Beobachtungen, daß unter Östrogenbehandlung die Lernleistungen verbessert sind [8.2]. Die Lösung mathematischer Probleme kann zur Vernekung des neuralen Hirngewebes in Beziehung stehen. Es ist bekannt, daß Östrogene die Regulierung der Entwicklung von neuronaler Proliferation, Differenzierung und Synaptenbildung beeinflussen [4, 5]. Östrogene können direkt die neuronale Plastizität durch Synapsenregulierung in spezifischen Hirnabschnitten verändern, in denen dieses Hormon bekanntlich verschiedene Wirkungen zur Beeinflussung der Selbst-Organisation der dynamischen Sekretion von Hypothalamushormonen auslösen kann [6, 7]. Vor kurzem wurde gezeigt, daß sich Östrogenrezeptoren am gleichen Orte mit dem Nervenwachstumsfaktorrezeptor (NGFR) im zerebralen Gewebe lokalisiert finden und daß die DNA dieses Rezeptors Responseelemente für Östrogen enthält [8]. In einer anderen Studie an Ratten konnte der NGFR RNA - Gehalt im frontalen Cortex, der infolge einer Ovarektomie vermindert war, durch Östrogensubstitution wieder normalisiert werden [8.1]. Außerdem scheinen Östrogene die Aktivität der Cholinacetyltransferase (ChAT) zu regulieren; bei Ratten nach Ovarektomie normalisieren sie die ChAT-Aktivität in der frontalen Hirnrinde wieder [8.2]. Dies ist eine wichtige Beobachtung, da die ChAT-Aktivität bei der Pathogenese der Morbus Alzheimer in den betroffenen Hirnabschnitten vermindert ist. Kürzlich wurde gezeigt, daß Östrogene zahlreiche metabolische und strukturelle Veränderungen in den zentralnervösen Geweben auslösen. Simpkins et al. [8.3] faßten einen großen Teil dieser Ergebnisse zusammen. An dieser Stelle sollte aber auch auf die Forschungsarbeiten der Arbeitsgruppe um Naftolin verwiesen werden [8.4].

Die Wiederherstellung der ChAT-Aktivität in kranken Hirnbereichen ist ein sehr wichtiges Thema in der Alzheimer-Forschung. Das verwendete Medikament (Tacrin) ist jedoch in letzter Zeit aufgrund seiner starken Nebenwirkungen unter Kritik geraten. Zudem ist seine Wirkung zeitlich begrenzt, während von der potentiellen Östrogenwirkung auf das Enzym in vivo erwartet werden kann, daß sie von unbegrenzter Dauer ist [9]. Dadurch werden die Östrogene zu Hoffnungsträgern für die Wiederherstellung der Enzymaktivität bei M. Alzheimer, und ihre Verwendung scheint der des Tacrins überlegen zu sein.

Zusammengefaßt schließt die Östrogenwirkung auf das Gehirn folgendes ein:

- einen direkten Membraneffekt
- eine Bindung an DNA-Response-Elemente zahlreicher Gene, die an neuronalen metabolismusartigen Neurotropinen beteiligt sind

- eine Veränderung der Synaptogenese und der Konnektivität der neuronalen Architektur
- Regulierung hirnspezifischer Enzyme

Bei Morbus Alzheimer handelt es sich möglicherweise um eine Erkrankung mit genetischer Prädisposition, wobei die ApoE Allele von wachsender Bedeutung sind. Der Typ 4/4 zeigt das höchste Risiko für eine frühe Erkrankung. Diese genetische Prädisposition führt zur extrazellulären Bildung von Beta-4 Amyloid-Protein und intrazellulär zur Bildung von Tau-Protein. Durch Interaktionen dieser beiden Proteine entstehen unlösliche fibrilläre Proteine mit neurotoxischer Wirkung. Vor kurzem wurde gezeigt, daß Östrogene den Metabolismus des Amyloid b-Präkursor-Proteins regulieren, von dem durch pathologische Spaltung das b-4 Protein abgespalten wird [11]. Das heißt, daß Östrogene direkt am metabolischen Prozeß beteiligt sind, der zur Alzheimer-Ätiologie im Gehirn führt. Diese Erkenntnis fügt sich an die oben erwähnten Wirkungen an: Regulierung des Amyloid-Präkursor-Protein-Metabolismus.

Bisher sind einige Studien über die Verwendung von Östrogenen zur Behandlung von kognitiven Defekten und Morbus Alzheimer veröffentlicht worden. Die Studienanlage, die Anzahl der eingeschlossenen Patienten und der Behandlungsprotokolle entsprachen jedoch bei älteren Studien nicht dem erforderlichen Standard, um eine definitive Schlußfolgerung zu erlauben. Deshalb gehe ich an dieser Stelle nur auf wenige Studien ein. Barret-Connor konnte in einer breitgefaßten Studie keine positive Östrogenwirkung auf wichtige kognitive Parameter bei normalen Frauen unter Östrogensubstitution feststellen [10]. Bei dieser Studie fehlte jedoch die direkte Überprüfung der Compliance, wodurch die Schlußfolgerung letztendlich in Frage zu stellen ist.

Drei neuere Studien zur Östrogenwirkung bei Morbus Alzheimer sind erwähnungswert. Okhura et al. haben die Ergebnisse von zwei Studien veröffentlicht: in der einen [12] stellten sie fest, daß durch die Gabe von konjugierten Östrogenen über einen Zeitraum von fünf Monaten die kognitiven Funktionen von Frauen mit einer Alzheimer-Erkrankung, verbessert wurden. In einer anderen Studie [13] beschrieb dieselbe Arbeitsgruppe, daß bei einer Langzeit-Östrogensubstitution über einen Zeitraum von 5 - 45 Monaten bei sieben Frauen mit Morbus Alzheimer die Kognition und Symptome der Demenz verbessert werden konnten.

Die dritte Studie wurde von Paganini-Hill und Henderson durchgeführt [14]. Diese Autoren stellten in einer sorgfältig durchgeführten Fallkontrollstudie fest, daß das Risiko für Morbus Alzheimer durch eine Langzeit-Östrogensubstitution auf 0,69 vermindert werden kann. Diese Risikoverminderung entspricht weitgehend derjenigen, die für Osteoporose und kardiovaskuläre Krankheiten erreicht wurde. Es scheint, daß Östrogene selbst eine organerhaltende Funktion haben, welche die alters- und krankheitsabhängige Degeneration kritischer Organsysteme verzögert.

Wir ziehen den Schluß, daß weitere Studien über die Östrogenwirkung zur Vorbeugung und Therapie von Morbus Alzheimer dringend notwendig sind. Da Östrogene schon seit sehr langer Zeit angewendet werden, können Studien ohne verfahrensbedingte Verzögerungen beginnen. Wir beabsichtigen in Österreich eine solche Studie, das «Vorarlberg Projekt Alzheimer», in nächster Zeit durchzuführen.

Quellenangaben

[1] SMITH EP, BOYD J et al. - Estrogen resistance caused by a mutation in the estrogen receptor gene in a man. New Engl. J.Med. 1994;331:1060.

[2] The estrogen factor. Scientific American. June 1992;11.

[3] EBERT CH AND HESCH RD - Soll man lange Zeit mit Östrogenen substituieren? Therapiewoche 27, 1995, 1615.

[3.1] SHERWIN BB - Estrogen and/or androgen replacement therapy and cognitive functioning in surgically menopausal women. Psychoneuroendocrinology 1988;13:345.

[3.2] THIER U - Untersuchungen zur cognitiven Leistungsfähigkeit von Frauen in der 2. Lebenshälfte unter Östrogensubstution. Diplomarbeit, Universität Konstanz, Fachgruppe Psychologie, 1994.

[4] TORAN-ALLERAND CD - Sex steroids and the development of the newborn mouse hypothalamus and the preoptic area in vitro : Implications for sexual differentiation.

[5] ARAI Y, MATSUMOTO A - Synapse formation of the hypothalamus arcuate nucleus during postnatal development in the female rat and its modification by neonatal estrogen treatment. Psychoneuroendocrinol. 1978;3:31.

[6] MATSUMOTO A, ARAI Y - Neuronal plasticity in the deafferanted hypothalamic arcuate nucleus of the adult female rats and its enhancement by treatment with estrogen. J. Comp. Neurol. 1981;197.

[7] NAFTOLIN F, GARCIA-SEGURA LM, KEEFE D, LERANTH C, MCLUSKY NJ, RAWER JR - Estrogen effects on the synaptology and neura membranes of the rat hypothalamus arcuate nucleus. Biol.Reprod. 1990;42:21.

[8] TORRAN-ALLERAND CD, MIRANDA RC, BENTHAM WDL et al. - Estrogen receptors colocalize with low affinity nerve growth factor receptors in cholinergic neurons of the basal forebrain. Proc. Natl. Acad. Sci USA 1992;89:4668.

[8.1] SINGH M, MEYER EM, HUANG FS et al. - Ovarectomy reduces ChAT activity and NGF mRNA levels in the frontal cortex and hippocampus of the female Sprague-Dawley rats. Soc. Neurosci. Abstr 1993;19:254.

[8.2] SINGH M, MEYER EM, MILLARD WJ et al. - Ovarian steroid deprivation results in a reversible learning impairment and compromised cholinergiic function in female Sprague-Dawley rats. Brain Res. 1944;644:305.

[8.3] SIMPKINS JW, SINGH M, BISHOP J - The potential role for estrogen replacement therapy in the treatment of the cognitive decline and neurodegeneration associated with Alzheimer's disease. Neurobiology of aging, Vol. 15, Suppl. 2, 1994;pp S 195- S 197.

[8.4] KEEFE D, GARCIA-SEGURA, LM, NAFTOLIN F - New insights into estrogen action on the brain. Neurobiology of Aging 1994;14:495.

[9] HONJO H, TAMURA T, MATSUMOTO Y et al. - Estrogen as a growth factor to central nervous cells; estrogen promotes development of acetycholine transferase-positive basal forebrain neurons transplanted in the anterior eye chamber. J. Steroid Biochem. Molec Biol. 1992; 41:633.

[10] BARRET-CONNOR J - Epidemiol.

[11] JAFFET AB, TORAN-ALERAND D, GREENGARD P, GANDY S - Estrogen regulates metabolism of Alzheimer Amyloid beta precursor protein. J. Biol. Chemistry 1994;269:13065.

[12] OHKURA T, ISSE K, AKAZAWA K et al. - Long-term estrogen replacement therapy in female patients with dementia of the Alzheimer type: 7 case reports. Dementia 1995;6:99.

[13] OHKURA T, ISSE K, AKAZAWA K et al. - Low-dose estrogen replacement therapy for Alzheimer Disease in women. Menopause: The Journal of the North American Menopause Society 1994;1:125.

[14] PAGANINI-HILL A, HENDERSON VW - Estrogen deficiency and risk of Alzheimer's Disease in women. Am.J.Epidemiol. 1994;140:256.

KÖNNEN PSYCHISCHE VERÄNDERUNGEN AUF DAS ÖSTROGENDEFIZIT ZURÜCKGEFÜHRT WERDEN?

Myra S HUNTER*

In diesem Bericht [1] soll die Art der Beziehung zwischen Östrogenen und der Stimmungolage bei menopausalen Frauen sowie [2] die Auswirkungen der Östrogentherapie auf Stimmung und Wohlbefinden untersucht werden. Es wird angenommen, daß «psychische Veränderungen» auf Stimmungs- und emotionale Veränderungen zurückzuführen sind. Der Begriff «depressive Verstimmung» steht hier für ein Kontinuum selbstberichteter depressiver Symptome; wenn Studien spezifisch auf klinische Depressionen oder Wohlbefinden Bezug nehmen, so wird dies angegeben.

In den siebziger Jahren schien eine allgemeine Übereinstimmung darüber zu herrschen, daß Frauen in der Menopause nicht häufiger unter Depressionen leiden als zu anderen Zeiten [1, 2]. 1980 wurde die psychiatrische Diagnose der Involutionsmelancholie oder -depression für ungültig erklärt und aus der dritten Auflage des Diagnostischen und Statistischen Manuals eliminiert. In den letzten fünf Jahren konnte jedoch ein wachsendes Interesse an den eventuellen psychoaktiven Östrogeneigenschaften verzeichnet werden, und es wurden Postulate aufgestellt: erstens, daß Östrogene als Behandlung der Wahl bei «menopausaler Depression» befürwortet werden sollten und zweitens, daß Östrogene bei nicht depressiven, gesunden Frauen eine zusätzliche stimmungsaufhellende Wirkung haben und das Wohlbefinden steigern könnten.

Diese beiden Postulate oder Hypothesen beziehen sich eindeutig auf verschiedene Gruppen von Frauen Gestützt und scheinen durch verschiedene Interessen zu werden. Hinter dem ersten Interesse steht zweifellos die Absicht, Depressionen zu lindern - diese Beschwerden sind bei Patientinnen von Menopausenkliniken häufig (etwa 50% könnte man als klinische Fälle betrachten [3]). Bei dieser Annahme wird allerdings davon ausgegangen, daß Depressionen häufiger bei Frauen in der Menopause auftreten und daß die menopausalen Depressionen hormonbedingt sind. Die zweite Hypothese, sofern sie durch Daten unterstützt wird, könnte Gründe liefern, die die Frauen ermutigen, eine Hormonsubstitutionstherapie zu beginnen und fortzusetzen. In diesem Falle müßten

* PhD, C.Psychol. AFBPS - Klinischer Psychologe / Seniordozent, Guy's Hospital Medical School, London Bridge, London SE1 9RT.

Östrogene eher als pharmakologischer Wirkstoff zur Stimmungsaufhellung denn als Substitutionstherapie betrachtet werden.

Bevor die Beweise hinsichtlich dieser Postulate diskutiert werden, soll kurz auf die potentiellen Mechanismen der oben genannten Östrogenwirkungen eingegangen werden. Sicherlich liefern Tierversuche und Laboruntersuchungen unterstützende Argumente für die stimulierende Östrogenwirkung auf das zentrale Nervensystem. Es wird angenommen, daß Östrogene die Monoaminoxidase hemmen, was zu einer erhöhten Noradrenalinsynthese führt [4]. Zusätzlich könnten Östrogene einen Einfluß auf die Freisetzung von Tryptophan (Vorstufe des Serotonins) haben. Es wurde eine positive Korrelation zwischen Gesamtplasmaöstrogen und freiem Tryptophan im Plasma bei postmenopausalen Frauen beschrieben [5]. Während es für beide möglichen Mechanismen einige unterstützende Beweise gibt, konnte eine direkte Beziehung zwischen Östrogenspiegel und depressiver Verstimmung nicht allgemein bewiesen werden.

STUDIEN ZU EPIDEMIOLOGIE UND KORRELATION

Leiden Frauen im Klimakterium oder in der Menopause häufiger unter Depressionen oder psychischen Problemen?

Querschnittsstudien bei westlichen Bevölkerungen waren insgesamt ergebnislos; in einigen wurde eine Zunahme der Symptome in der Perimenopause festgestellt, in den meisten Studien konnten aber keine Veränderungen beobachtet werden. Es wurden Anstrengungen zur Beseitigung methodologischer Probleme gemacht, und unter Verwendung prospektiver Designs mit standardisierten Meßmethoden wurden in den achtziger Jahren mehrere Longitudinalstudien an Gruppen der Allgemein bevölkerung in Nordamerika und Europa durchgeführt [6-12]. Zudem laufen zur Zeit zwei Longitudinalstudien in Australien und in Schweden. Innerhalb dieser nicht-klinischen Kollektive wurden nur wenige Veränderungen bezüglich des emotionellen Wohlbefindens oder depressiver Stimmungslage deutlich. Insgesamt konnten beträchtliche individuelle Unterschiede festgestellt werden, die Mehrzahl der Frauen gab allerdings keine Symptomzunahme zum Zeitpunkt der Menopause an. Oldenhave [12] stellte bei perimenopausalen Frauen eine Zunahme psychologischer Symptome fest, die in Zusammenhang mit Berichten über vasomotorische Symptome standen.

Bei denjenigen, die während der Perimenopause an Depressionen litten, waren die Hauptcharakteristika frühere Depressionen, die sozialökonomische Situation, schwierige Lebensereignisse und chronische Krankheiten. Familienstand, Arbeitssituation und Beschäftigungsgrad und soziale Unterstützung schienen ebenfalls das Auftreten einer depressiven Stimmung zu beeinflussen. Hinsichtlich menopausespezifischer Unterschiede leiden Frauen, bei denen eine chirurgische Menopause durchgeführt wurde und solche, die der Menopause gegenüber negativ eingestellt sind, in der Menopause häufiger unter Depressionen. Zudem wurde festgestellt, daß psychosoziale Faktoren einen wesentlich stärkeren Einfluß auf die Veränderung der psychologischen Symptome haben als der Menopausestatus [13].

Epidemiologische Studien unterstützen somit die Hypothese nicht, daß depressive Verstimmung oder andere psychologische Symptome mit der Menopause zunehmen. Transkulturelle Unterschiede beim Erleben der Menopause stellen die Annahme einer wesentlichen biologischen Ursache für psychische Probleme zu diesem Zeitpunkt in Frage. Es besteht zwar die Möglichkeit, daß hormonelle Veränderungen bei einigen Frauen die Stimmung beeinflussen können, die Auswirkungen psychosozialer Faktoren sind für die meisten aber sicher bedeutender.

Ein weiterer wichtiger Punkt ist die Relation zwischen Östrogenspiegel und depressiver Stimmung. Aus den meisten Korrelationsstudien ging keine signifikante Abhängigkeit zwischen depressiver Stimmung und Östrogenspiegeln hervor [14, 15, 17, 18]. Im Rahmen einer ganze Reihe von Untersuchungen mit chirurgisch menopausierten Frauen stellte Sherwin [16] in einer Studie eine positive Korrelation zwischen der Bewertung von Selbstbewußtsein, Hochstimmung und Östrogenspiegel fest. Das galt jedoch nur für Frauen mit hormoneller Behandlung, was eine eventuelle pharmakologische Östrogenwirkung annehmen läßt. Es besteht weiterhin die Möglichkeit, daß durch Östrogenabnahme eine depressive Stimmung verstärkt werden kann: zur Überprüfung dieser Hypothese sind sorgfältig geplante Studien notwendig.

THERAPIESTUDIEN ZUR HORMONSUBSTITUTION

Bei Studien zur Wirkung der Östrogentherapie bei Depressionen oder psychologischer Symptomatik gibt es zahlreiche methodologische Probleme [19]. Die Probandengruppen sind heterogen (einige Studien nehmen depressive Frauen auf, andere schließen Frauen mit emotionalen Problemen aus, einige beziehen nur Frauen mit spontan eingetretener Menopause, andere chirurgisch menopausierte Frauen ein), zudem kommen unterschiedliche Östrogendosen und -typen zur Anwendung. Die Plazebowirkungen sind im allgemeinen vielfältig, und nur in wenigen Studien werden die Auswirkungen der herabgesetzten vasomotorischen Symptome auf das Wohlbefinden untersucht. Es ist auch schwierig, den "blinden" Status aufrechtzuerhalten, da die Östrogene eine solch eindeutige Wirkung auf die vasomotorischen Symptome haben. Einige Studien verwenden standardisierte, andere unstandardisierte Meßmethoden.

Die relevanten Studien werden eingeteilt in solche, die Probandinnen aus Allgemeinkliniken aufnehmen, was mehr Frauen mit depressiven Symptomen einschließt, und solche, die nichtdepressive Probandinnen mit besserer Gesundheit aufnehmen. Es soll an dieser Stelle darauf hingewiesen werden, daß die Therapiestudien keine Informationen zur Ätiologie liefern.

PROBANDENKOLLEKTIVE AUS ALLGEMEIN-KLINIKEN

Klaibers [4] Originalstudie zum Nutzen von hochdosiertem Östrogen bei schwer depressiven, psychiatrischen stationären Patientinnen ist bisher nicht reproduziert worden. Bei menopausalen Probandinnen aus klinischen Programmen wurden unter Verwendung von standardisierten Meßmethoden wie Beck Depression Scale [14, 20], Hamilton rating Scale [21] oder General Health Questionnaire [20] trotz Verbesserungen der vasomotorischen Symptome keine signifikanten Verbesserungen mit Östrogenen im Vergleich zu Plazebo festgestellt. Dennerstein et al. [22] stellten nach Behandlung von chirurgisch menopausierten Frauen eine Verbesserung auf der Hamilton Rating Scale fest. Bei Verwendung vasomotorischer Symptome als Kovarianten war diese Verbesserung geringer, blieb aber dennoch signifikant. Einige Studien stellten Verbesserungen der psychologischen Symptome bei Verwendung von Bewertungsskalen fest [20], was bei anderen nicht der Fall ist [22]. Eine Studie von Montgomery et al. [23] wird häufig als Unterstützung für das Vorliegen eines Nutzens der Östrogentherapie bei menopausalen Frauen zitiert. Die Wirkung der

Östrogenimplantate (50 mg) wurde mit einer Kombination von Östrogen und Testosteron sowie mit einem Plazebo verglichen. Trotz anfänglicher Differenzen zwischen Östrogen und Plazebo zwei Monate nach Applikation des Implantates bei den perimenopausalen Frauen fanden sich insgesamt weder signifikante Unterschiede zwischen peri- oder postmenopausalen Untergruppen und der Plazebogruppe 2 bis 4 Monate nach Applikation des Implantates, noch für die postmenopausalen Frauen nach 2 Monaten.

AUSGEWÄHLTE GESUNDE KOLLEKTIVE

Sherwin [16] verglich innerhalb einer Reihe sorgfältig durchgeführter Studien bei chirurgisch menopausierten Frauen die Behandlungen mit Östrogen plus Androgen und Östrogen allein mit einer nicht behandelten Gruppe (im Durchschnitt 3-4 Jahre nach der Operation). Bei der Bewertung von Selbstbewußtsein und Hochstimmung wurde eine signifikante Zunahme verzeichnet, auf der MACL-Depressionsskala fanden sich allerdings keine Unterschiede. Plazebowirkungen und Verbesserungen aufgrund der Linderung von vasomotorischen Symptomen wurden nicht untersucht. In einer früheren plazebokontrollierten Cross-over-Studie hatten Sherwin und Gelfand jedoch positive Östrogenwirkungen auf die Stimmung festgestellt [24].

Myers et al. [25] verglichen Östrogen mit Östrogen plus Gestagen mit eine Placebogruppe. Vasomotorische Symptome nahmen ab, aber die täglichen Fragebögen zeigten keine Stimmungsveränderungen. In einem Versuch, die verwirrenden Folgen der Verbesserung vasomotorischer Symptome auszuschalten, führten Ditkoff et al. [26] eine randomisierte Doppelblindstudie bei 36 asymptomatischen lateinamerikanischen Frauen nach Hysterektomie durch. Östrogen (0,625), Östrogen (1,25) und Plazebo wurden verglichen. In den zwei behandelten Gruppen wurde eine geringe (2 Skalenpunkte), aber signifikante Abnahme der depressiven Stimmung auf der Beck Depression Scale verzeichnet, hingegen keine Abhängigkeit der Antwort von der Dosis. In dieser Studie lagen jedoch alle Frauen im normalen Bereich der Skala. Sherwin und Gelfand [27] verglichen dieselben Dosen wie Ditkoff et al., allerdings ohne Plazebo und stellten fest, daß die Frauen, die mit 1,25 mg behandelt wurden, signifikant häufiger Hochstimmung, Schlafverbesserung und verbessertes Wohlbefinden angaben als die Frauen mit 0,625 mg. Den Autoren nach lagen die Östrogenspiegel bei einer Dosis von 1,25 mg im supraphysiologischen Bereich. Daraus schlossen sie, daß sich die Verwendung höherer Östrogendosen positiv auf das Wohlbefinden auswirkt. In einer weiteren Studie, in der in erster Linie die kognitiven Funktionen untersucht werden sollten, stellten Phillips und Sherwin [28] beim Vergleich von Verum und Plazebo bei Patientinnen mit Ovarektomie keine Verbesserungen von Angstzuständen oder Depressionen fest.

SCHLUSSFOLGERUNGEN

Insgesamt leiden Frauen in der Menopause nicht häufiger an Depressionen als in anderen Lebensabschnitten Es besteht keine klare Korrelation zwischen Östrogenspiegeln und Angabe von depressiven Symptomen. Psychosoziale Faktoren sind die häufigsten Ursachen für Unzufriedenheit in diesem Lebensabschnitt.

Es gibt keine überzeugenden Beweise dafür, daß die Östrogentherapie die depressive Stimmung bei stationären Patientinnen stärker verbessert als Plazebo. Bei chirurgisch menopausierten Frauen bestehen mehr geringfügige Anzeichen für eine Verbesserung durch eine Behandlung. Es gibt einige nicht sehr überzeugende Hinweise auf eine leichte Verbesserung des Wohlbefindens bei ausgewählten gesunden Probandinnen. Es könnte eine Korrelation zwischen Dosis und Antwort vorliegen. Letztendlich ist die Verwendung der Östrogentherapie zur Behandlung emotioneller Probleme kürzlich in mehreren Literaturübersichten über dieses Thema in Frage gestellt worden [29, 31]. Alternative Behandlungen wie die kognitive Verhaltenstherapie sind verfügbar und haben sich als erfolgreich bei der Therapie von Depressionen erwiesen.

Anmerkung:

Dieser Bericht ist eine überarbeitete Fassung des auf dem Siebten Internationalen Menopausekongreß 1993 in Stockholm/Schweden vorgetragenen Berichtes.

Quellenangaben

[1] WINOKUR G (1973). Depression and the menopause. Am. J. Psychiat., 130, 92-93.

[2] WEISSMAN MM (1979). The myth of involutional melancholia. J. Amer. Med. Assoc., 242, 742-744.

[3] BALLINGER S (1985). Psychosocial stress and symptoms of the menopause: a comparative study of menopause clinic and non-patients. Maturitas, 7, 315-327.

[4] KLAIBER EL, BROVERMAN DM, VOGEL W, KOBAYASHI Y (1979). Estrogen replacement therapy for severe persistent depression in women. Arch. Gen. Psychiat., 36, 550-554.

[5] AYLWARD M (1976). Estrogens, plasma tryptophan levels in premenopausal patients. In Campbell S (ed) The Management of the Menopause and the Postmenopausal Years. (Lancaster: MPT Press).

[6] AVIS N., KAUFERT PA, MCKINLAY SA AND VASS K (1993). The evolution of menopausal symptoms. In Burger HG (ed) The Menopause. (London: Balliere Tindall).

[7] MCKINLAY SM, BRAMBILLA DJ AND POSNER J (1992). The normal menopause transition. Maturitas, 14, 2, 103-116.

[8] KAUFERT PA, GILBERT P and TATE R (1992). The Manitoba project: a re-examination between menopause and depression. Maturitas, 14, 2, 143-156.

[9] HOLTE A (1992). Influences of natural menopause on health complaints: a prospective study of healthy Norwegian women. Maturitas, 14, 2 127-141.

[10] HUNTER MS (1992). The S.E. England longitudinal study of the climacteric and postmenopause. Maturitas, 14, 2, 117-126.

[11] MATTHEWS KA, WING RR and KULLER LH (1990). Influences of natural menopause on psychological characteristics and symptoms of middle-aged healthy women. J. Consult. Clin. Psychol., 58, 345-363.

[12] OLDENHAVE A (1991). Well-being and Sexuality in the Climacteric. (Geneva: International Health Foundation).

[13] HUNTER MS (1993). Predictors of Menopausal symptoms: psychological aspects. In Burger HG (ed) The Menopause (London: Balliere Tindall).

[14] COOPE J (1981). Is oestrogen effective in the treatment of menopausal depression? J. Roy. Coll. Gen. Pract., 31, 134-140.

[15] BALLINGER CB, BROWNING MCK and SMITH AHW (1987). Hormone profiles and psychological symptoms in perimenopausal women. Maturitas, 9, 235-251.

[16] SHERWIN BB (1988). Affective changes with estrogen and androgen replacement therapy in surgically menopausal women. J. Affective Dis., 14, 177-187.

[17] ALDER EM, BANCROFT J and LIVINGSTONE J (1992). Estrodial implants, hormone levels and reported symptoms. Psychosom. Obstet. Gynaecol. 13, 223-235.

[18] OWEN EJ, SIDDLE NC, MCGARRIGLE HT and PUGH MA (1992). 25mg oestrodial implants - the dosage of first choice for subcutaneous oestrogen replacement therapy. Brit. J. Obstet. Gynaecol., 99, 671-675.

[19] KAUFERT PA and GILBERT P (1988). Researching the symptoms of the menopause: an exercise in methodology. Maturitas, 10, 2, 117-131.

[20] CAMPBELL S (1976). Double-blind psychometric studies on the effects of natural oestrogens on postmenopausal women. In Campbell S (ed) Management of the Menopause and the Postmenopausal Years. (Lancaster: MPT Press).

[21] THOMPSON J and OSWALD I (1977). Effect of oestrogen on the sleep, mood and anxiety of menopausal women. Brit. Med. J., 2, 1317-1319.

[22] DENNERSTEIN L, BURROWS GD, HYMAN C and SHARPE K (1979). Hormone therapy and affect, Maturitas, 1, 247-259.

[23] MONTGOMERY JC, APPELBY L, BRINCAT M, VERSI E, TAPP A, FENWICK PBC and STUDD JWW (1987). Effect of oestrogen and testosterone implants on psychological disorders in the climacteric. The Lancet, 7, 297-299.

[24] SHERWIN BB and GELFAND MM (1985). Sex steroids and affect in the surgical menopause: a double-blind cross-over study. Psychoneuroendocrinology, 10, 325-335.

[25] MYERS LS, DIXEN D, MORRISSETTE M, CARMICHAEL M and DAVIDSON JM (1990). Effects of estrogen, androgen, and progestin on sexual psychophysiology and behaviour in postmenopausal women. J. Clin. Endocrin. Metabol., 70, 4, 1124-1131.

[26] DITKOFF EC, CRARY WG, CRISTO M and LOBO RA (1991). Estrogen improves psychological function in asymptomatic postmenopausal women. Obstet. Gynaecol., 78, 6, 991-995.

[27] SHERWIN BB and GELFAND MM (1989). A prospective, one-year study of estrogen and progestin in postmenopausal women: effects on clinical symptoms and lipoprotein lipids. Obstet. Gynaecol., 73, 5, 759-766.

[28] PHILLIPS SM and SHERWIN BB (1992). Effects of oestrogen on memory function in surgically menopausal women. Psychoneuroendocrinology, 17, 485-495.

[29] BALLINGER B (1990). Psychiatric aspects of the menopause. Brit. J. Psychiat., 156, 773-781.

[30] GATH D and ILES S (1990). Depression and the menopause. Brit. Med. J., 300, 1287-1288.

[31] PEARCE J, HAWTON K and BLAKE R (1995). Psychological and sexual symptoms associated with the menopause and the effects of hormone replacement therapy: a review. Brit. J. Psychiat. (in press).

VERÄNDERT SICH DIE PSYCHE IN DER MENOPAUSE?

Bernd SALETU*

EINÜHRUNG

Die Meinung, daß Frauen in der Menopause depressiv, ängstlich und reizbar sind, ist weitverbreitet. In den späten siebziger Jahren dieses Jahrhunderts beschrieben britische Allgemeinpraktiker menopausale Frauen als «neurotisch, depressiv und unfähig mit emotionalen Problemen fertig zu werden» [1]. Trotz mangelnder Beweise wird diese Ansicht im allgemeinen auch heute noch von der Öffentlichkeit geteilt [2, 3]. Schon Winokur [4] schrieb, daß die Anfälligkeit für Depressionen in den drei Jahren nach der Menopause im Vergleich zu anderen Lebensabschnitten nicht erhöht ist, und auch Hagnell [5] und Gath et al. [6] konnten kein vermehrtes Auftreten psychiatrischer Probleme oder eine erhöhte Erkrankungshäufigkeit während des Klimakteriums oder in der Postmenopause zeigen. Mit semistandardisierten Interviews bei 899 Frauen mittleren Alters in Gotheburg stellten Hällström und Samuelsson [7] fest, daß die jährlichen Raten des Auftretens aller psychischen Störungen im Präklimakteriums, in der Prämenopause, der Perimenopause sowie der frühen und späten Postmenopause sehr ähnlich waren. Unter Verwendung eines 21-Punkte umfassenden Fragebogens zu menopausalen Symptomen stellten Greene und Cooke [8] bei der Untersuchung einer gesellschaftlichen Gemeinschaft ein erhöhtes Auftreten psychologischer und somatischer Faktoren während des Klimakteriums fest, aber keine Beziehung zum Menopausestatus. Bei der Auswertung von an 1120 Frauen versendeten Fragebögen beschrieben Bungay et al. [9] eine signifikante Steigerung vasomotorischer Symptome in der Menopause, während sie für Angstzustände und depressive Symptome einen weniger markanten Gipfel direkt vor der Menopause verzeichneten, der alters-, nicht aber menopausestatusabhängig war. Ballinger [10] stellte bei der Auswertung von an 760 Frauen verschickten Fragebögen eine Relation zwischen psychiatrischer Morbidität, Alter und Menopausestatus fest, wobei die psychiatrische Morbidität bereits vor der Menopause begann und spätestens ein Jahr nach der Menopause nicht mehr zu erkennen war. Im Gegensatz

* Dr. med., Professor für Psychiatrie, Psychiatrische Abteilung, Krankenhausschule, Universität Wien, Währinger Gürtel 18-20, A-1090 Wien, Österreich.

dazu nahmen die vasomotorischen Symptome mit der Menopause zu und dauerten bis zu fünf Jahren nach der Menopause an. Bei einer standardisierten psychiatrischen Befragung wurden keine klaren Anzeichen für eine Relation zwischen Symptomen und Menopausestatus erhalten [11]. Hypochondrische Befürchtungen und Insomnie traten verstärkt in der späten Postmenopause auf, aber sowohl epidemiologische als auch Schlaflaborstudien zeigten eine Zunahme von Schlafstörungen bei älteren Personen [12, 13]. In einer Longitudinalstudie in Südostengland stellte Hunter [14] eine Steigerung der Insomnie vom prä- zum postmenopausalen Stadium fest, gleichzeitig mit einer Zunahme der depressiven Stimmung und vasomotorischer Symptome. Die Beurteilung des allgemeinen Gesundheitszustandes und die Beanspruchung medizinischer Dienste blieben jedoch unverändert, und Hunter betonte die Bedeutung von präexistenten Symptomen, vorgefaßten Vorstellungen und sozialen Faktoren für die Erklärung der klimakterischen Symptome. Die Bedeutung der sozialen Faktoren wurde ebenfalls von van Keep und Kellerhals [15] beschrieben und basiert auf einer Befragung von 448 Schweizer Hausfrauen, von denen nur ein Drittel klimakterische Symptome aufwiesen, mit einem Peak bei menopausalen Frauen, gefolgt von einem höheren Score bei prä- und postmenopausalen Frauen niedriger sozialer Schichten, die zusätzlich einen Verlust ihres Selbstwertgefühls und der sexuellen Befriedigung erlitten hatten. Beim Vergleich von Symptommustern prä- und postmenopausaler Frauen auf der Hamilton Rating Scale konnte Weissmann [16] keine Unterschiede bei Symptomen wie Insomnie, Somatisierung und Angstzuständen feststellen, welche zuvor als typisch für die Involutionsdepression angenommen worden waren. Aufgrund dieses Spezifitätsmangels wurde das auf Kraeplin [17] zurückzuführende Konzept für Involutionspsychosen für ungültig erklärt.

Ziel der vorliegenden Untersuchung war ein besseres Verständnis des Einflusses der Menopause beim Auftreten von Stimmungsschwankungen und Angstzuständen. Dazu wurden Ersthospitalisierungen beider Geschlechter über die ganze Lebensdauer verglichen. Ein weiteres Ziel war die Untersuchung der Gehirnfunktion im Verlaufe des Alterungsprozesses bei beiden Geschlechtern durch die Durchführung von EEGs. Letztere Untersuchungen haben eine Veränderung der Vigilanz in Korrelation mit dem Östrogenspiegel menopausaler Frauen gezeigt, die zusammen mit psychosozialen Faktoren an der Pathogenese der menopausalen Depression beteiligt zu sein scheinen.

METHODEN

In den Jahren 1981-1994 wurden in der Psychiatrischen Abteilung der Universität Wien 10476 Erstaufnahmen (6028 Frauen, 4448 Männer) bezüglich der Beziehung zwischen auf ICD 9 basierenden Diagnosen, Geschlecht und Alter (nach Lebensjahren zwischen 20 und 90) untersucht.

In den neurophysiologischen Teil der Untersuchung wurden 204 gesunde («supernormale») Probanden (88 Männer, 116 Frauen) aufgenommen und in sieben Altersgruppen unterteilt (65, 21, 14, 42, 38, 15, und 9 Probanden jeweils im 2. bis 8. Lebensjahrzehnt). Mit Hilfe eines 21-Kanal Nihon Kohden 4321 G Polygraphen wurde ein dreiminütiges EEG zur Vigilanzkontrolle mit anschließender Spektralanalyse, Artefakterkennung und EEG-Mapping durchgeführt. Diese Verfahren werden an anderer Stelle beschrieben [18-21].

129 menopausale Frauen im Alter von 45-60 Jahren, ohne frühere Hormonsubstitutionstherapie, wurden in die Korrelationsstudie zur Untersuchung der Wechselbeziehungen zwischen hormonalen, syndromalen, EEG-Mapping- und

sozialen Faktoren aufgenommen. Auf der Grundlage des Kuppermann-Index (KI) für das Menopausesyndrom und der DSM-III-R Untersuchungskriterien für schwere Depressionen waren drei Gruppen für die statistische Auswertung verfügbar: Gruppe A hatte einen Kuppermann-Index von < 15 und keine Depressionen (N:29); Gruppe B hatte einen Kuppermann-Index von ≥ 15 und keine Depressionen (N:29) und Gruppe C hatte einen Kuppermann-Index von ≥ 15 und erfüllte die Kriterien für schwere Depression (N:60).

Die Bewertung beinhaltete psychopathologische und psychosoziale Variablen (AMDP System), Östradiol (E2), follikelstimulierendes Hormon (FSH), Kuppermann-Index (KI), Hamilton Depressions Score (HAMD), Psychometrie, EEG und ereigniskorrelierte Potentialmessungen (ERP).

ERGEBNISSE

Stimmungsschwankungen und Angstzustände in Abhängigkeit von Alter und Geschlecht

Um den Einfluß der Menopause auf das Auftreten von Stimmungsschwankungen und Angstzuständen zu untersuchen, wurden mit männlichen und weiblichen Erstaufnahmen in die Psychiatrische Abteilung der Universität Wien altersabhängige Studien durchgeführt. Ausgangspunkt war die Vermutung, daß, wenn die Menopause die Bereitschaft für psychische Störungen erhöht, ein zahlenmäßiger Unterschied zwischen weiblichen und männlichen Erstaufnahmen bestehen müßte, da bei Männern im allgemeinen keine Andropause stattfindet [22]. In den Jahren 1981 bis 1994 wurden insgesamt 10476 Patienten, 6028 Frauen und 4448 Männer (basierend auf ICD 9) untersucht. Drei nosologische Gruppen wurden genauer betrachtet: affektive Psychose (ICD 296), neurotische Depression (ICD 300.4) und Angstneurose (ICD 300.0). Die Anzahl der Patienten pro Alters-Jahre wurde vom 20. bis zum 90. Lebensjahr bewertet.

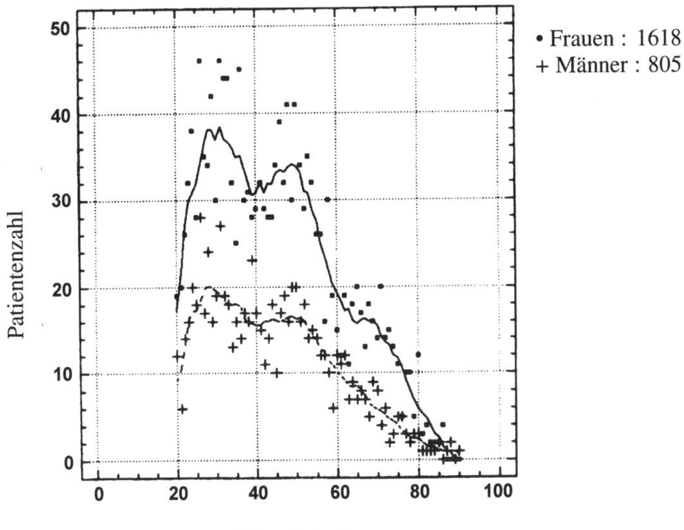

Abb. 1. Erstaufnahmen mit affektiver Psychose (ICD9: 296, N: 2423) in Abhängigkeit vom Alter, Psychiatrische Abteilung der Universität zu Wien, 1981 - 1994 (insgesamt: 10476 Patienten)

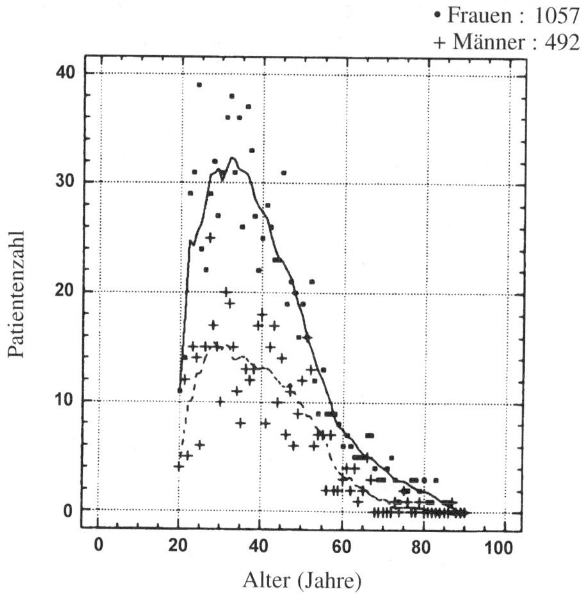

Abb. 2. Erstaufnahmen mit neurotischen Depressionen (ICD 9: 300.4, N: 1549) in Abhängigkeit vom Alter, Psychiatrische Abteilung der Universität zu Wien, 1981 - 1994 (insgesamt: 10476 Patienten).

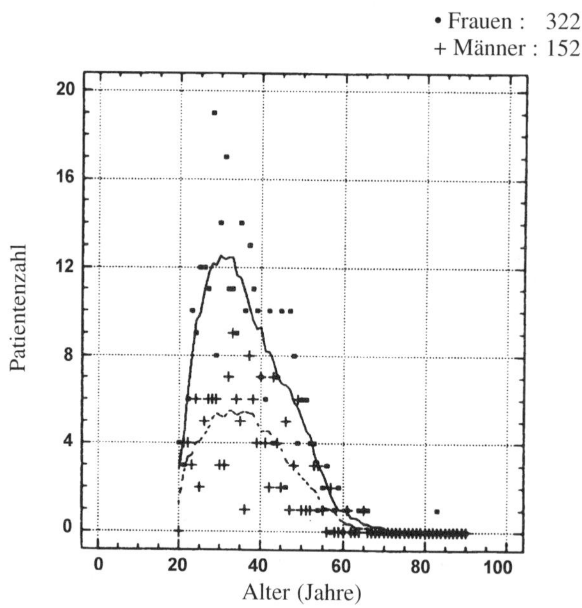

Abb. 3. Erstaufnahmen mit Angstneurosen (ICD 9: 300.0, N: 474) in Abhängigkeit vom Alter, Psychiatrische Abteilung der Universität zu Wien, 1981 - 1994 (insgesamt: 10476 Patienten).

Affektive Psychosen trater bei Frauen (N:1618) zweimal häufiger auf als bei Männern (N:805), aber die Kurven (errechnet und beweglicher Mittelwerter) warer hochgradig unterkoreliert (Abb. 1). Beide Geschlechten hatten ihren Häufigsgipfel der Erstaufnahmen im Alter von 30 Jahren, gefolgt von einem Rückgang bis zum Alter von 40 Jahren. Darauf folgte ein erneuter Austieg mit einem zweiten, kleineren Gipfel um 50 Jahre und danach kom es zu einem steilen Abfall bis zum Alter von 90 Jahren. Somit scheinen gonadale Hormone keine Hauptfaktoren in der Pathogenese affektives Psychosen zu sein, da die altersabhängigen Veränderungen der weiblichen und männlichen Sexualhormone stark verscheiden sind.

Neurotische Depressionen waren die Ursache von 1549 Erstaufnahmen, wobei wiederum Frauen zweimal häufiger Getroffen waren als Männer (Abb. 2). Bei Geider geschlechtern wurde der gipfelwert um das 30 alters jahr erreicht. Danach nahmen die Aufnahmeraten steil ab ohne einem zweiten Gipfel um 50 zu zeigen wie dies bei der affektiven Psychose der Fall war.

Angstneurosen führten nur selten zu einer Ersthospitalisierung (Abb. 3). Bei dieser 474 Patienten war die Ratio Frau zu Mann wiederum 1:2. Bei beiden Geschlechtern wurde der gipfelwert um 30 erreicht, mit einem anschliessenden starken Abfall.

Hirnfunktion in Verhältnis zu Alter und Geschlecht

Die Beziehrung zwischen Alter und Gehirnfunktion wurde mittels Korrelations-Maps erforscht, welche mit 36 spektralanalysierten EEG-Variablen gemessen wurden, die von 19 verschiedenen Regionen der Kopfhaut stammten. Bei 204 supernormalen Individuen konnten Daten erhalten werden, welche in 7 Dekaden gruppiert wurden. Beide geschlechter (116 Frauen, 88 Männer) zeigten mit zunehmendem Alter eine Verlangsamung der dominaten Frequenz, eine Abnahme der delta/theta und eine Zunahme der beta Power (absolut), und eine relative Zunahme der beta Power. Allerdings wurden klare Geschlechtsunterschiede in Bezug auf die relative alpha un delta/theta Aktivität beobachtet und auf die absolute und relative Power der dominanten Frequenz. Frauen zeigten eine hochsignifikante Korrelation zwischen Alter und alpha Aktivität über das gesamte Gehirn und eine positive Korrelation zur delta/theta Power über das gesamte Gehirn und eine positive Korrelation sur delta/theta Power über der Occipital-Region. Ebenso fand sich dort eine hochsignifikante negative Korrelation zwischen dem Alter mit der absoluten und relativen Power in der dominanten Frequenz (Abb. 4). Dies wurde bei Männer nicht beobachtet (Abb. 5).

Diese Geschlechtsunterschiede wurden durch statistische Regressionsanalysen und eine anschliessende ANOVA (Fdecade und sex) bestätigt (Abb. 6). Bei Frauen nahm die delta/theta Power viel mehr zu und die alpha Power viel mehr ab als bei Männern. Die relative beta Power nahme bei beiden Geschlechtern zu und zeigte bei Frauen immer löhere Werte als bei Männern, doch zeigte sich keine signifikante Beziehung Dekade zu Geschlecht. Die relative Power der dominanten Frequenz zeigte hingegen einen Unterschied Dekade/Geschlecht insofern als Frauen eine stäckere Abnahme aufwiesen als Männer ($p<0,007$).

Unsere Beobachtungen sind unter dem gesichtspunkt interessant, daß die Regressionskurven primär durch die Daten von eine grossen Gruppe junger Personen (20-29 Jahre) und von zwei grösseren Gruppen Zwischen 50-54 und 60-69 Jahren bestimmt war. Die Ergebnisse sind auch unter der Erkenntnis interessant, daß bei postmenopausalen Frauen oestrogeninduzierte EEG-Veränderungen den alterungsprozeßbedingten Veränderungen entgegenwirken (siehe unten).

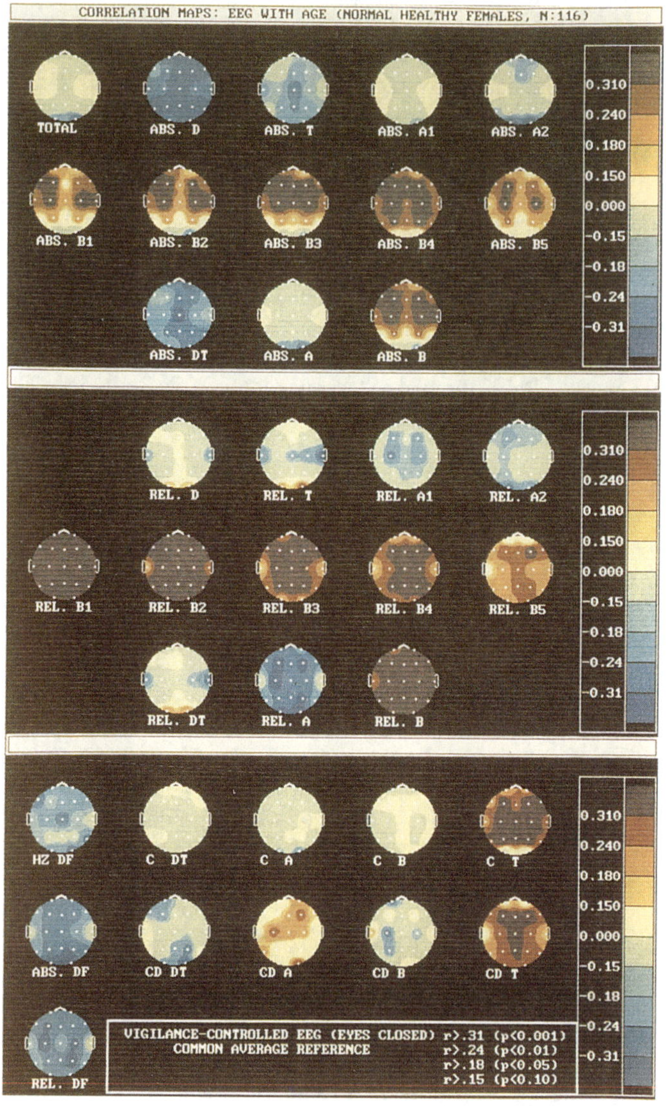

Abb. 4. Gehirn-Maps zur Korrelation zwischen Alter und 36 EEG-Variablen bei normalen, gesunden Frauen (N:116). Jede der 36 Maps zeigt ein topographisches Display des Spearman Rank Korrelations-Koeffizienten zwischen Alter und einer spezifischen EEG-Variablen. Der obere Teil der Abbildung zeigt Korrelations-Maps bezüglich 13 absoluter Power-Variablen, der mittlere Teil bezieht sich auf 12 relative Power-Variablen und der untere Teil betrifft 11 Centroide und dominante Frequenzmeßwerte. Die Acht-Farben-Skala repräsentiert positive (heiße/rote Farben) und negative (kalte/blaue) Korrelations-Koeffizienten. Die Signifikanzniveaus werden in der rechten unteren Ecke angezeigt. Je höher das Alter, desto nieriger die absolute Delta- und Theta-Power, desto höher die Beta-Power, desto langsamer die dominante Frequenz und desto schneller das Gesamtcentroid. Anders als bei Männern nimmt mit zunehmendem Alter die relative Delta/Theta-Aktivität zu, die Alpha-Aktivität und die absolute und relative Power der dominanten Frequenz nehmen ab, was eine Vigilanzabnahme widerspiegelt.

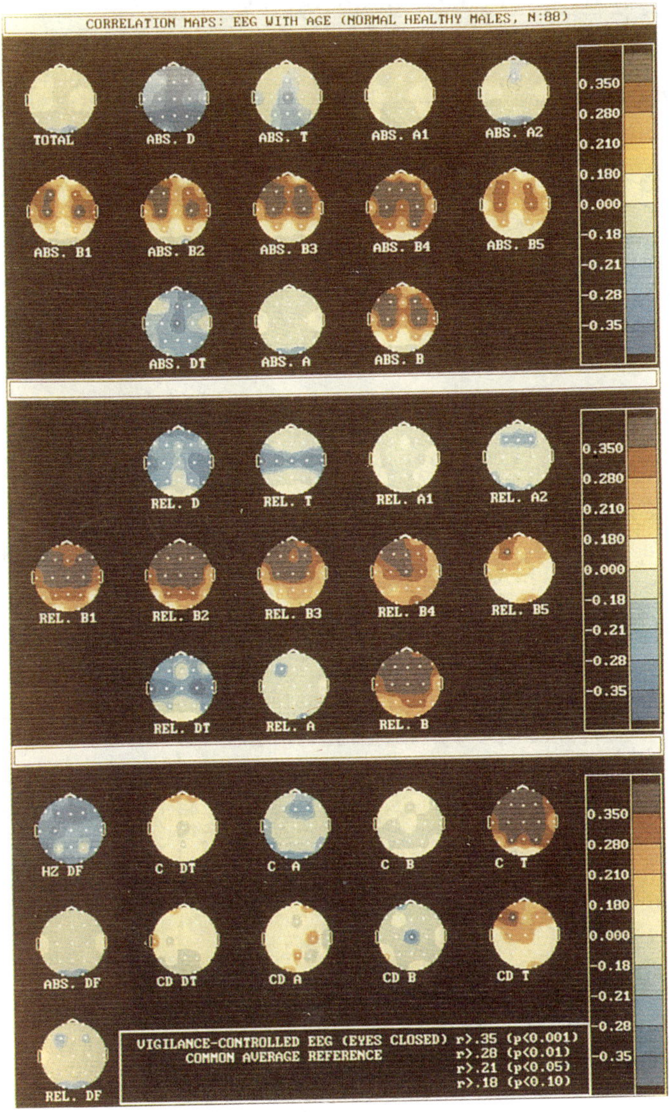

Abb. 5 Gehirn-Maps zur Korrelation zwischen Alter und 36 EEG-Variablen bei normalen, gesunden Männern (N:88). Zur technischen Beschreibung der Maps, siehe Abb. 4. Mit zunehmendem Alter nimmt die Delta-/Theta-Power ab und die Beta-Power zu, die Geschwindigkeit der dominanten Frequenz ab und die sämtlicher Centroide zu; während es, anders als bei Frauen, weder eine Abnahme der Power der Alpha-Frequenzen oder dominanten Frequenzen gibt, noch eine signifikante Zunahme der relativen occipitalen Delta-/Theta-Power.

RELATIVE DELTA-/THETA-POWER BEI NORMALEM ALTERUNGSPROZEß
REGRSSIONSANALYSE (01-AV)

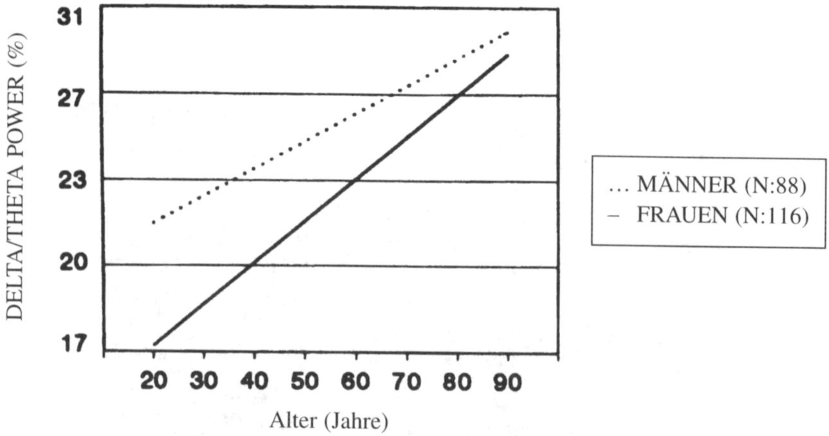

ANOVA: JAHRZEHNTE (7) X GESCHLECHT (2)
$F_{JAHRZEHNT}$: 2,14 (p<0,050); $F_{GESCHLECHT}$: 0,76 (n.s.);
$F_{JAHRZEHNT\ x\ GESCHLECHT}$: 2,35 (p<0,033)

RELATIVE ALPHA-POWER BEI NORMALEM ALTERUNGSPROZEß
REGRESSIONSANALYSE (01-AV)

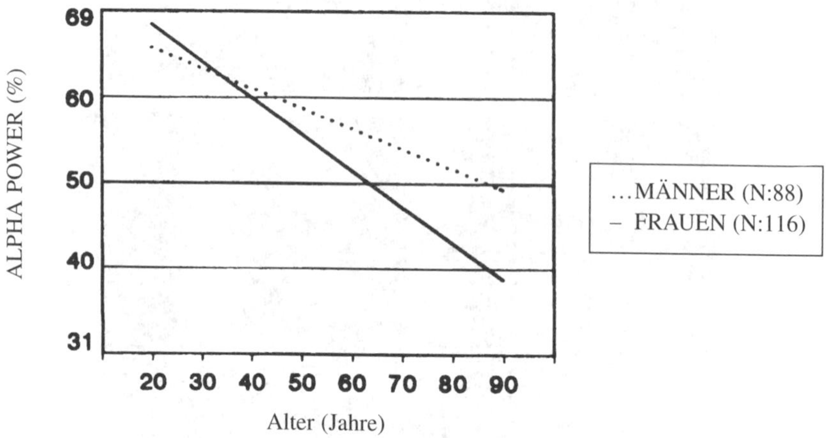

ANOVA: JAHRZEHNTE (7) X GESCHLECHT (2)
$F_{JAHRZEHNT}$: 3,33 (p<0,004); $F_{GESCHLECHT}$: 0,88 (n.s.);
$F_{JAHRZEHNT\ x\ GESCHLECHT}$: 2,58 (p<0,020)

Abb. 6. Regressionsanalysen der relativen Delta-/Theta- sowie der Alpha-Power in Abhängigkeit vom normalen Alterungsprozeß bei Frauen (N:116) und Männern (N:88). Das Alter ist auf der Abszisse, die relative Delta-/Theta-Power auf der oberen Ordinate und die Alpha-Power auf der unteren Ordinate aufgetragen. Die Zunahme der Delta- und Theta-Power sowie die Abnahme der Alpha-Power ist bei Frauen mit zunehmendem Alter signifikant erhöht.

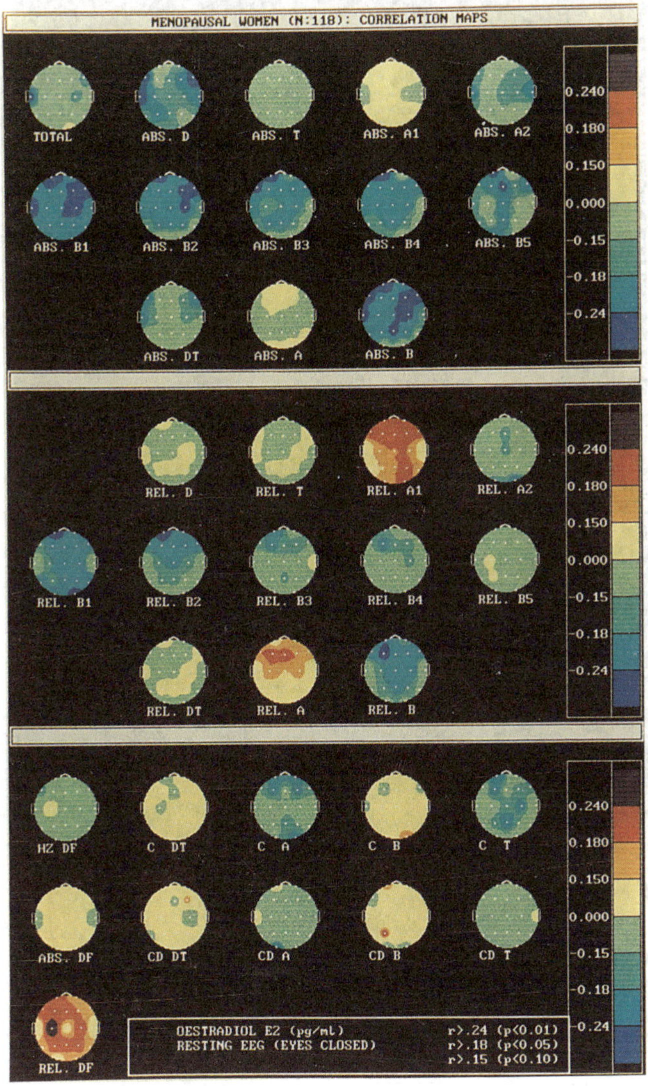

Abb. 7. Gehirn-Maps zur Korrelation zwischen Östradiol (E2) und 36 EEG-Variablen (N:118). Für die technische Beschreibung der Maps, siehe Abb. 4. Je niedriger die Östrogenspiegel, um so höher die absolute Delta- und Theta-Power; und je niedriger die relative Alpha 1 - Power und je schneller das Alpha- und das Gesamtcentroid, um so niedriger die relative Power der dominanten Frequenz. Daraus folgt - je niedriger der Östrogenspiegel, um so geringer die Vigilanz.

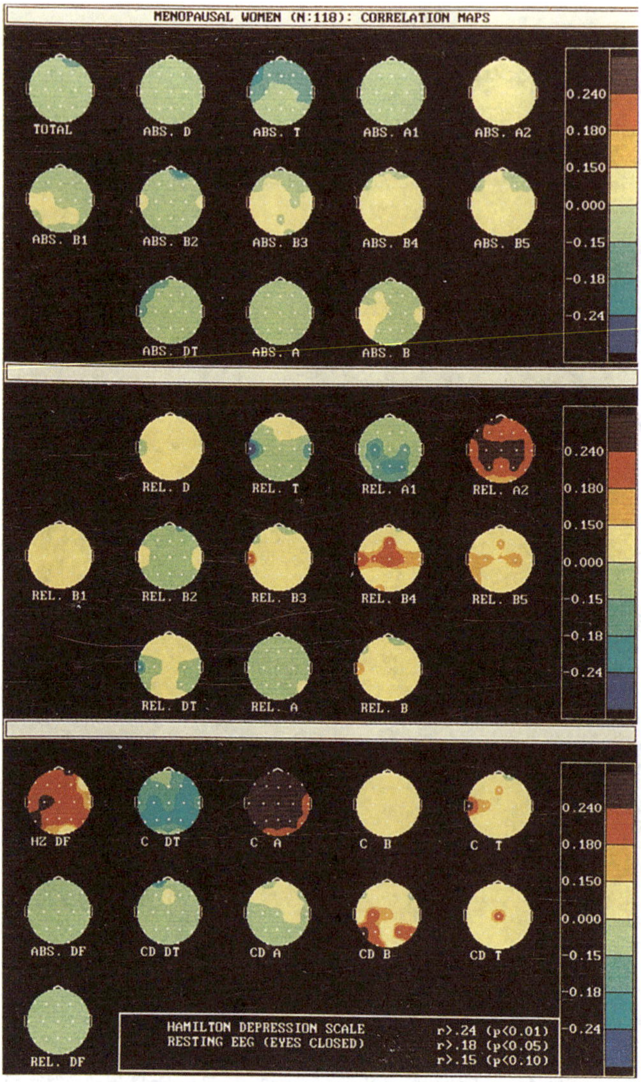

Abb. 8. Gehirn-Maps zur Korrelation zwischen 36 EEG Variablen und dem Score der Hamilton Depressions Skala bei menopausalen Frauen (N:118). Für die technische Beschreibung der Maps und der Farbskala, siehe Abb. 4. Je niedriger die relative Alpha 1-Power, um so höher die Alpha 2-Power; je schneller das Alphacentroid der dominanten Frequenz und je niedriger das Centroid der Delta-/Theta - Aktivität (Kennzeichen für eine gestörte Vigilanz), um so höher der Wert auf der Hamilton Depressions Scale.

Beziehung zwischen Gehirnfunktion und Östrogenen in der Menopause

Korrelations-Maps, basierend auf den Spearman Rank Korrelationen zwischen Östradiol (E2) und 36 EEG - Maßen, zeigten signifikante Beziehungen zwischen Hormon- und Gehirnfunktion (Abb. 7). Je niedriger E2, um so höher das absolute Delta-/Theta- und das Beta-Potential; je niedriger das relative Potential der Alpha-Aktivität und der dominanten Frequenz, um so höher das relative Beta-Potential und um so schneller die Centroide des Alpha- und des Gesamtpower-Spektrums. Diese Korrelationen zeigen, daß eine Verbindung zwischen niedrigen Östradiolspiegeln und niedriger Vigilanz besteht. Zwischen Östradiol und dem menopausalen und depressiven Syndrom, zugeordnet nach dem KI und dem HAMD konnten keine signifikanten Korrelationen festgestellt werden.

Menopausale Depression in Abhängigkeit von Hirnfunktion und psychosozialen Faktoren

Korrelations-Maps zeigten signifikante Relationen zwischen Gehirnfunktionsvariablen und dem Hamilton Depressions Score (Abb. 8). Je niedriger die Alpha 1 -, um so höher die Alpha 2 - und die Beta 4 - Aktivität; je langsamer die Centroide der Delta-/Theta-Aktivität, um so schneller die Centroide der Alpha-Aktivität und um so höher der Hamilton Depressions Score. Die Maps lassen vermuten, daß niedrige Vigilanz mit hohen Depressions Scores korreliert.

Korrelations-Maps zwischen Asymmetrie-Index des Alpha-Powers und Hamelton Depressions Score zeigten lediglich für eine Hirnregion, den Lobus frontalis (Abb. 9) eine signifikante Korrelation. Je stärker die Power-Assymetrie im Lobus frontalis (was auf links-frontale Hypoaktivität und rechts-frontale Hyperaktivität schließen läßt), um so höher der Hamilton Depressions Score.

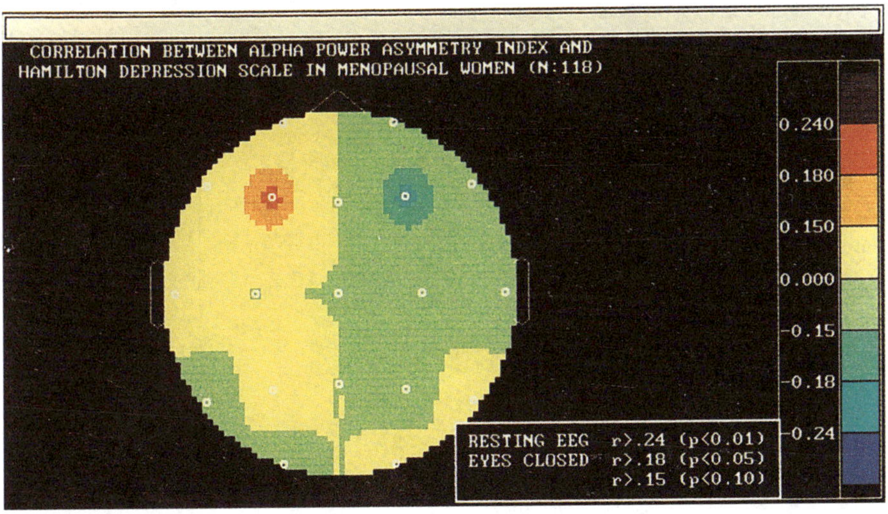

Abb. 9. Gehirn-Maps zur Korrelation zwischen Alpha-Power-Assymetrie-Index und dem Score der Hamilton Depressions Skala bei Frauen in der Menopause (N:118). Für die technische Beschreibung der Maps, siehe Abb. 4. Nur eine Gehirnregion zeigte signifikante Korrelationen - der Lobus frontale. Je höher der Asymmetrie-Index, der über der linken Hemisphäre eine höhere Amplitude als über der rechten Hemisphäre anzeigt oder umgekehrt, um so höher der Hamilton Depressions Score.

Tabelle 1. **Psychosoziale Streßfaktoren mit Wirkung auf das Menopausale Syndrom bei Patientinnen mit Depressionen (N:60), ohne Depressionen (N:29) und normalen Kontrollprobandinnen (N:29) (Die Abbildungen zeigen Prozentzahlen von Untergruppen)**

Streßfaktoren	*GRUPPE A* Kontrollen (N:29)	*GRUPPE B* Menopausales Syndrom ohne Depressionen (N:29)	*GRUPPE C* Menopausales Syndrom mit Depressionen (N:60)
Keine	62 A:B**	0 A:C**	0
Liebe/Sexualität			
Arzt	17	38 A:C**	62 B:C**
Patientin	21	31 A:C**	58 B:C**
Ehe/Partner			
Arzt	24	31 A:C**	67 B:C**
Patientin	21	21 A:C**	65 B:C**
Familie			
Arzt	0	7 A:C**	35 B:C**
Patientin	7	7 A:C**	37 B:C**
Finanzielle Situation			
Arzt	7	10	18
Patientin	14	10	20
Psychologische Beschwerden			
Arzt	7	17 A:C**	80 B:C**
Patientin	7	14 A:C**	73 B:C**
Somatische Beschwerden			
Arzt	7 A:B**	76 A:C**	52 B:C*
Patientin	17 A:B**	76 A:C**	50 B:C*
Beruf			
Arzt	10	14 A:C*	32
Patientin	0 A:B**	14 A:C**	37 B:C*
Soziale Isolation			
Arzt	0	0	8
Patientin	0	0	10
Dauer			
> 1 Jahr	28 A:B**	90 A:C**	92
< 1 Jahr	10	10	8

** $p < 0,05$ Mann Whitney U-Test*
*** $p < 0,01$ für Unterschiede zwischen den Gruppen*

Aus Tabelle I ist ersichtlich, daß psychosoziale Faktoren eine bedeutende Rolle für die Pathogenese der menopausalen Depression spielen. Probleme bezüglich Liebe/Sexualität, Ehe/Partnerschaft, Familie, Arbeitsplatz, psychologische und somatische Beschwerden und soziale Isolierung treten bei Patientinnen mit depressivem menopausalen Syndrom signifikant häufiger auf als bei Patientinnen ohne Depressionen und natürlich häufiger als in der Kontrollgruppe.

DISKUSSION

Unsere epidemiologischen Untersuchungen bezüglich des Auftretens von Stimmungsschwankungen und Angstzuständen in der Prä-, Peri- und Postmenopause bei Erstaufnahmen in die Psychiatrische Abteilung Wien zwischen 1981 und 1994 zeigten, daß affektive Psychosen bei Frauen doppelt so häufig auftraten wie bei Männern, daß aber bei beiden Geschlechtern dasselbe Erstaufnahmealter vorlag. Die Aufnahmequoten waren um die 30 Jahre am höchsten, nahmen um die 40 Jahre leicht ab und stiegen anschließend, um die 50 Jahre wieder an auf einen zweiten, weniger markanten Peak und nahmen daraufhin stark ab. Neurotische Depressionen traten ebenfalls bei Frauen doppelt so häufig auf wie bei Männern, mit einem Peak um die 30 Jahre und einem anschließenden starken Abfall. Geschlechtsabhängigkeitsquoten und Verteilung über den Alterungsprozeß sind bei der depressiven Neurose ähnlich wie bei der Angstneurose, wobei natürlich die Angstneurose wesentlich seltener der Grund für eine erste Krankenhausüberweisung ist als die depressive Neurose. Alters- und Geschlechtscharakteristiken unserer Untersuchungen entsprachen im wesentlichen den Angaben in der Literatur [23-26]. Die Tatsache, daß Männer ohne Andropause und Frauen über den Zeitraum der Menopause eine ähnliche Erstaufnahmequote zeigen, spricht gegen die Ansicht, daß Östrogene eine dominierende Rolle beim Auftreten von psychischen Störungen spielen. Der zweite Peak der affektiven Psychosen um die 50 läßt auf andere Hauptursachen schließen wie psychosozialer Streß, Gesundheitszustand, Neurotransmitterveränderungen, Medikamenteabhängigkeit, Abnahme der Vigilanz, usw.

Interessanterweise stellten wir Geschlechterunterschiede in unseren EEG-Mapping-Untersuchungen bezüglich der Veränderungen der Gehirnfunktion während des Alterungsprozesses fest. Die Abnahme der Alpha-Power sowie die Zunahme der occipitalen Delta/Theta-Power war bei Frauen mit zunehmendem Alter wesentlich signifikanter als bei Männern. Dieses ist von großem Interesse, da neuere Korrelationsstudien mit menopausalen Frauen beim EEG-Mapping eine signifikante Beziehung zwischen Östrogenspiegel und Vigilanz zeigten: je niedriger der Östrogenspiegel, um so höher die Delta- und Theta-Power und um so niedriger die Alpha-Power, was eine Vigilanzabnahme anzeigt [27]. Niedrigere Vigilanz hingegen korrelierte mit einem höheren HAMD Depressions Score. Spätere Behandlung mit transdermal appliziertem Östrogen führte zu Vigilanzverbesserung, was in einer dreimonatigen plazebokontrollierten Doppelblindstudie gezeigt werden konnte [28]. Es muß jedoch betont werden, daß der Korrelationskoeffizient zwischen Östradiol und EEG-Werten eher niedrig war und nur mit ca. 10% zur Varianz beitrug. Dasselbe gilt auch für die Korrelation zwischen EEG Werten und dem Hamilton Depressions Score. Folglich müssen andere Faktoren an der Pathogenese der Depression beteiligt sein.

Einige Forscher haben gezeigt, daß Veränderungen und Streß im Familienleben einer menopausalen Frau eher Depressionen auslösen als hormonale Veränderungen [29,30]. In unserer eigenen Studie stellten wir fest, daß Menopausen-Syndrom-Patientinnen mit Depressionen signifikant häufiger Probleme hatten bezüglich Ehe, Liebe, Sexualität, Familie, Arbeitsplatz, psychischer und körperlicher Probleme und sozialer Isolation als nicht depressive Patientinnen mit einem Menopausen-Syndrom und natürlich als normale Probandinnen. Untersuchungen der Lebensereignisse haben gezeigt, daß bei Lebensveränderungen die individuellen Anpassungsreserven überbeansprucht und daß dadurch verschiedene Krankheiten ausgelöst werden können [31]. Folglich scheint es, daß das Auftreten psychischer Störungen in der Menopause auf eine Interaktion zwischen biologischen Faktoren, psychologischen Reaktionen auf biologische Veränderungen sowie Lebensereignissen zurückzuführen ist. Die Östrogenabnahme kann zur Vigilanzabnahme beitragen. Das wurde schon 1923 von Head [32] als Organisations- und Verfügbarkeitsgrad des menschlichen Anpassungsverhaltens beschrieben, was seinerseits wiederum vom dynamischen Status der neuralen Vernetzung abhängig ist (durch EEG-Mapping bestimmbar). Die verminderte Anpassungsfähigkeit zum Zeitpunkt der Menopause kann ein wichtiger Grund für die Verletzbarkeit bei bestimmten Prädispositionen sein wie vermindertes Selbstbewußtsein, Unzufriedenheit, großer früherer Einsatz für Schwangerschaften, geburt und Kindererziehung, fehlende sexuelle Aktivität, niedrige soziale Klasse, psychische Gesundheitsprobleme in früheren Lebensabschnitten und andere, wie sie von von Sydow und Reimer zusammengetragen worden sind [33].

ANMERKUNGEN

Der Autor bedankt sich bei Dr. N. Brandstätter, Dr. M. Stamenkovic, Dr. L. Linzmayer, Dipl.-Ing. P.Anderer, Doz. H.V. Semlitsch, Prof. Dr. Grünberger, Mag. H. Kalmar, Ms G. Binder, Mag. R. Alexandrowicz und Prof. Dr. H. Katschnig der Psychatrischen Abteilung sowie Dr. M. Metka, Prof. DDr J. Huber, Dr W. Knogler, Dr. B. Hartmann, Dr. G. Heytmanek, Dr. Ch. Kurz und Dr. B. Koll der Abteilung für Gynäkologie und Geburtshilfe der Universität Wien, Österreich für ihre wertvolle Unterstützung bei diesem Projekt.

Quellenangaben

[1] ROBERTS H - The patient patients: women and their doctors. 1985, Pandora Press, London.

[2] Institute for Social and Economic - Research, Winnipeg Area Study, 1983.

[3] AVIS NE, MCKINLAY SM - A longitudinal analysis of women's attitudes towards the menopause: results from the Massachusetts Women's Health Study, Maturitas 1991;13(1):65-79.

[4] WINOKUR G - Amer J Psychiat. Depression in the menopause. 1973;130(1):92-93.

[5] HAGNELL O - Incidence and duration of episodes of mental illness in a total population, In: Hare EH, Wing JK (eds). Psychiatric epidemiology 1970, Oxford Univ. Press, London.

[6] GATH D, OSBORN M, BUNGAY G, et al. - Psychiatric disorder and gynaecological symptoms in middle-aged women; a community survey. Br Med J 1987;294:213-218.

[7] HÄLLSTRÖM T, SAMUELSSON S - Mental health in the climacteric. The longitudinal study of women in Gothenburg. Acta Obs Gynaecol Scand 1985; 64(130):13-18.

[8] GREENE JG, COOKE DJ - Life stress and symptoms at the climacterium. Br J Psychiatry 1980; 136:486-491.

[9] BUNGAY GT, VESSEY MP, MCPHERSON CK - Study of symptoms in middle life with special reference to the menopause. Br Med J 1980;ii:181-183.

[10] BALLINGER CB - Psychiatric morbidity and the menopause; screening of general population sample. Br Med J 1975;9:344-346.

[11] BALLINGER CB - Psychiatric Morbidity and the menopause: clinical features. Br Med J 1976; I:1183-1185.

[12] FOLEY DJ, MONJAN AA, BROWN SL, SIMONSICK EM, WALLACE RB, BLAZER DG - Sleep complaints among elderly persons: an epidemiologic study of three communities. Sleep 1995; 18 (6): 425-432.
[13] SALETU B, ANDERER P, FREY R, KRUPKA M, KLÖSCH G - Zur Neurophysiologie des Schlafes. Some remarks about the neurophysiology of sleep. Psychiatria Danubina 1991;3 (1-2):31-58.
[14] HUNTER M - The South-east England longitudinal study of the climacteric and postmenopause. Maturitas 1992;14:117-126.
[15] KEEP PA, KELLERHALS JM - Acta Obs Gynaecol Scand 1975; Suppl. 51: 17.
[16] WEISSMAN MM - The myth of involutional melancholia. J Amer med Ass 1979; 242: 742-744.
[17] KRAEPELIN E, BARTH JA - Psychiatrie. 5. Auflage. Leipzig:1896.
[18] ANDERER P, SALETU B, KINSPERGER K, SEMLITSCH H - Topographic brain mapping of EEG in neuropsychopharmacology - part I. Methodological aspects. Meth Find Exp Clin Pharmacol 1987;9 (6):371-384.
[19] ANDERER P, SEMLITSCH HV, SALETU B, BARBANOJ MJ - Artifact processing in topographic mapping of electroencephalographic activity in neuropsychopharmacology. Psychiatry Res 1992;45:79-93.
[20] SALETU B, ANDERER P, KINSPERGER K, GRÜNBERGER J - Topographic brain mapping of EEG in neuropsychopharmacology - part II. Clinical applications (Pharmaco EEG imaging). Meth Find Exp Clin Pharmacol 1987;9(6):385-408.
[21] DUFFY FH, BARTELS PH, BURCHFIELD JL - Significance probability mapping: An aid in the topographic analysis of brain electrical activity. Electroencephalogr Clin Neurophysiol 1981; 51:455-462.
[22] NIESCHLAG E, MICHEL E - Reproductive function in grandfathers. In: Mastroianni L, Paulsen CA (eds). Aging, reproduction and the climacteric. Plenum Press, New York: 1986;pp 59.
[23] SMITH AL, WEISSMAN MM - The epidemiology of depressive disorders: national and international perspectives. In: Feighner JP, Boyer WF (eds). Diagnosis of depression. John Wiley & Sons, Chichester, New York, Brisbane, Toronto, Singapore: 1991;pp17-30.
[24] TÖLLE R - Psychiatrie. Springer-Verlag, Berlin, Heidelberg, New York, London, Paris, Tokyo, Hong Kong, Barcelona: 1991.
[25] ANGST J - Current issues in the classification and epidemiology of mood disorders. In: Mendlewicz J, Brunello N, Langer SZ, Racagni G (eds). New pharmacological approaches to the therapy of depressive disorders. Karger, Basel, Freiburg, Paris, London, New York, New Delhi, Bangkok, Singapore, Tokyo: 1993;pp 1-7.
[26] DSM-IV. Diagnostic and statistical manual of mental disorders. Fourth Edition. American Psychiatric Association. American Psychiatric Association, Washington, DC: 1994.
[27] SALETU B, BRANDSTÄTTER N, METKA M, et al. - Hormonal, syndromal and EEG mapping studies in menopausal syndrome patients with and without depression as compared with controls. Maturitas 1995, in press.
[28] SALETU B, BRANDSTÄTTER N, METKA M, et al. - Double-blind, placebo-controlled, hormonal, syndromal and EEG mapping studies with transdermal estradiol therapy in menopausal depression. Psychopharmacology 1995;122(3).
[29] KAUFERT PA, GILBERT P, TATE R - The Manitoba Project: a re-examination of the link between menopause and depression. Maturitas 1992;14:143-155.
[30] HUNTER MS - Emotional well-being, sexual behaviour and hormone replacement therapy. Maturitas 1990;12:299-314.
[31] KATSCHNIG H - Life events and psychiatric disorders - controversial issues. Cambridge University Press, Cambridge: 1986.
[32] HEAD H - The conception of nervous and mental energy. II. Vigilance: a physiological state of the nervous system. Br J Psychol 1923;14:125-147.
[33] VON SYDOW K, REIMER C - Psychosomatik der Menopause: Literaturüberblick 1988-1992. Psychother Psychosom med Psychol 1995;45:225-236.

KNOCHEN UND GELENKE

DIE NEUE DEFINITION DER OSTEOPOROSE: AUSWIRKUNGEN AUF DIAGNOSE UND BEHANDLUNG

Pierre-D DELMAS*

EINFÜHRUNG

Die Osteoporose ist eine der häufigsten den Alterungsprozeß begleitenden Erkrankungen. Aufgrund ihrer hohen Kosten wird diese Krankheit als eines der wichtigsten Gesundheitsprobleme eingestuft. Bei weißen Frauen liegt das Lebenszeitrisiko einer Schenkelhalsfraktur bei 19%, einer Wirbelkörperfraktur bei 15,6% und einer distalen Vorderarmfraktur bei 16%. Das Lebenszeitrisiko einer Schenkelhals-, Wirbelkörper- oder Unterarmfraktur liegt bei über 50jährigen Frauen bei etwa 40% [1]. Eine niedrige Knochenmasse ist bei weitem der wichtigste Risikofaktor für osteoporoseassoziierte Frakturen, obwohl andere Faktoren wie das Alter per se, familiäre und persönliche frühere Frakturen, einige krankheitsspezifische strukturelle Parameter mit Beeinflussung der Frakturanfälligkeit der Knochenarchitektur, Hüftachsenlänge und einige knochenunabhängige Faktoren wie eine im Alter erhöhte Sturzneigung ebenfalls berücksichtigt werden müssen. Aus praktischer Sicht ist die Osteoporose eine Krankheit, bei der ein Zuwenig an Knochenmasse besteht, und in deren Folge es zu Frakturen kommen kann, so wie der Schlaganfall eine Komplikation des hohen Blutdrucks sein kann. Die altersbedingte Abnahme der Knochendichte ist ein universaler Prozeß, der bei Frauen stärker ausgeprägt ist als bei Männern, und der die Spongiosa (trabekulärer Knochen) stärker betrifft als die Substancia Corticalis (Kompakta). Bei Frauen besteht Unklarheit über das Alter, zu dem die sogenannt peak bone mass, die maximale Knochenmasse erreicht wird und wo die Abnahme beginnt, sowie über das Ausmaß der prämenopausalen Abnahme der Knochendichte an den einzelnen Skelettregionen. Postmenopausal erfolgt eine verstärkte periphere und axiale Abnahme der Knochendichte, der durch die Hormonsubstitutionstherapie vorgebeugt werden kann. Ein Screening zur Bestimmung des Osteoporoserisikos ist daher zum Zeitpunkt der Menopause besonders effizient. Derzeitig gibt es keine Methode zur

---

* Dr. med., Dr. phil., Professor für Medizin, Claude Bernard Universität zu Lyon. Leiter der INSERM Forschungseinheit 403, Lyon - Frankreich.

Vorhersage der Knochenmasse zum Zeitpunkt der Menopause. In einigen Fällen kann der Kliniker Risikofaktoren feststellen wie z. B. eine Kortikosteroid-Langzeittherapie, leichtes Östrogen- und/oder Gestagendefizit in der Prämenopause oder länger andauernde Immobilisierung, was zu einer signifikanten Abnahme der Knochenmasse in der Prämenopause führt. In den meisten Fällen wird die Knochenmasse zum Zeitpunkt der Menopause jedoch durch die Höhe der peak bone mass, die zwei Jahrzehnte zuvor erreicht wurde, vorbestimmt -- und diese wiederum ist in der Hauptsache von genetischen Faktoren abhängig. Die in epidemiologischen Studien festgestellten allgemeinen Risikofaktoren (z.B. niedriges Körpergewicht, geringe Kalziumzufuhr, Rauchen, Alkoholkonsum, Bewegungsmangel) können daher bei der Bestimmung der individuellen Knochenmasse nur eine geringe Rolle spielen - und folglich auch bei deren Voraussage. Die Methoden zur Bestimmung der Knochenmasse (Tabelle I) sind in den letzten Jahren bedeutend verbessert worden [2]. Weiter unten wird genauer auf die einzelnen Techniken eingegangen, und ihr klinischer Nutzen sowie ihre Interpretation werden diskutiert. In Tabelle II sind die technischen Charakteristiken der am häufigsten verwendeten Methoden zur Bestimmung der Knochenmasse aufgeführt. Keine dieser Methoden entspricht den in Tabelle III geforderten «Idealkriterien», aber DXA hat sich in den letzten Jahren als attraktivste Technik herausgestellt. Wenn ein generelles Screening der Bevölkerung angestrebt werden soll, so ist ein kostengünstiges und zeitsparendes Verfahren dringend erforderlich.

TABELLE I. **Methoden zur Bestimmung der Knochenmasse**

Am häufigsten verwendete Techniken	*Techniken in der Entwicklung*	*Andere Techniken*
Dual-Photonen-X-ray Absorptiometrie (DXA)	Ultraschallabschwächung und Ultraschallgeschwindigkeit (BUA und SOS)	Dual-Photonen-Absorptiometrie (DPA)
Quantitative Computertomographie (QCT)	Röntgendensitometrie	Neutronenaktivierungsanalyse
Single-Photonen-Absorptiometrie (SPA) und X-ray Absorptiometrie (SXA)	NMR-Spektroskopie	Röntgendiagnostik Photonenstreuungsmessungen (Compton-Scattering)

TABELLE II. **Vergleich der am häufigsten verwendeten Techniken zur Bestimmung der Knochenmasse**

Technik	*Meßort*	*Reproduzierbarkeit (Präzision) (Abweichung %)*	*Absolute Meßgenauigkeit Accuracy (Abweichung %)*	*Untersuchungsdauer (min)*	*Strahlen-exposition (mRem)*	*Kosten (US$)*
SPA und SXA	Proximal/ distal Radius Kalkaneus	0,5-2	3-5	10-15	5-10	30-60
DPA	WS, Femur, Ganzkörper	2-4	4-10 ?	20-40	5	150
DXA	WS, Femur, Ganzkörper, Radius	0,5-2	3-10 ?	1-15	1-30	75
QCT	WS, Radius	2,5 1-2	5-20 5	10-20 10	100-1000 5-10	100-200

TABELLE III. **Anforderungen an die Idealtechnik zur Bestimmung der Knochenmasse und/oder-dichte**

- zuverlässig, kurze Meßzeiten, kostengünstig
- geringe Strahlenbelastung
- geringe Abweichungsrate der absoluten Meßgenauigkeit (Accuracy; Screening)
- geringe Abweichungsrate der reproduktiven Meßgenauigkeit (Reproduzierbarkeit; Langzeit)
- Frakturvorhersage
- multiple Meßorte + Trennung von trabekulärem/kortikalem Knochen für die klinische Bewertung neuer Medikamente

TECHNIKEN ZUR BESTIMMUNG DER KNOCHENMASSE

Single-Photonen-Absorptiometrie (SPA) und Single-Energie-X-ray-Absorptiometrie (SXA)

SPA benutzt ein kollimiertes Strahlenbündel aus Niedrigenergie-Photonen von einer Isotopenquelle, gewöhnlich 125Jod, um den Knochenmineralgehalt in peripheren Regionen wie Radius oder Kalkaneus zu bestimmen. An diesen beiden Stellen ist die Dicke der umgebenden Weichteile gering und kontrollierbar. Der Knochenmineralgehalt wird in Gramm Mineral pro Zentimeter Knochen ausgedrückt (BMC) oder, wenn er auf den Knochendurchmesser bezogen wird, in Gramm pro Quadratzentimeter (Knochenmineraldichte - BMD). SPA sieht die Bestimmung des integralen Knochenmineralgehalts vor. Je nachdem an welcher Stelle der Scanner angesetzt wird, sind Kortikalis und Spongiosa aber auch getrennt meßbar. Der proximale (mittlere) Radius besteht zu 90% aus kortikalem Knochen, während der distale und der ultradistale Radius zu 35-65% aus spongiösem Knochen bestehen. Der Kalkaneus besteht in der Hauptsache aus spongiösem Knochen. SPA hat den Vorteil einer niedrigen Strahlenbelastung und ist relativ kostengünstig. Die Abweichungsrate der absoluten Meßgenauigkeit = "Accuracy" (das Ausmaß der Abweichung des gemessenen vom tatsächlichen BMC wird durch Veraschen bestimmt) ist gering, etwa 2-5%, und ist hauptsächlich durch die Dickeunterschiede der die Knochen umgebenden Weichteile bedingt. Die Abweichungsrate der reproduktiven Meßgenauigkeit (d.h. der Betrag, um den die Werte bei wiederholten Messungen voneinander abweichen, also die Reproduzierbarkeit) ist in vivo gering, 1-2% je nach Gerät, und im allgemeinen für den ultradistalen Radius höher als für den distalen und den proximalen. Die technischen Eigenschaften der SPA-Technik wurden kürzlich durch Ersetzen der radioaktiven Quelle durch eine Röntgenröhre (SXA) verbessert. Durch diese Änderung sollte eine weitere Verbreitung dieser Technik erreicht werden [3, 4]. Die Bestimmung der Knochenmasse am Unterarm korrelierte signifikant mit Bestimmungen an der Wirbelsäule, am Schenkelhals und am Gesamtskelett. Die Korrelationskoeffizienten sind jedoch relativ niedrig, sie liegen in einer Größenordnung von 0,5 bis 0,7. Dadurch wird deutlich, daß durch die Bestimmung der Knochenmasse an einer bestimmten Skelettstelle eines Patienten nicht zuverlässig auf die Knochenmasse an einer anderen Stelle geschlossen werden kann. Diese Beobachtung, die teilweise durch die Abweichungsrate der absoluten Meßgenauigkeit der angewendeten Technik bedingt ist, hat eine Kontroverse darüber ausgelöst, an welcher Skelettstelle die Messung durchgeführt werden sollte. Aktuelles Ziel ist eine Bestimmung des Frakturrisikos. Prospektive Studien, die die Eignung verschiedener Techniken zur Vorhersage von osteoporosebedingten Frakturen untersuchen, sind seit kurzem verfügbar. Dieses Thema wird weiter unten diskutiert.

Dual-Photonen Absorptiometrie (DPA)

DPA verwendet eine 153-Godaliniumquelle, die Photonen mit zwei unterschiedlichen Energieniveaus produziert, wodurch die tatsächliche Dicke der Weichteile bei der Bestimmung der Lendenwirbelsäule, des proximalen Femurs oder des gesamten Skeletts berücksichtigt werden kann. An der Lendenwirbelsäule schließt der anteroposteriore Strahl, mit Ausnahme der transversalen Fortsätze sowohl den Wirbelkörper als auch den hinteren Bogen ein. Der BMC-Wert wird für die projizierte Wirbelkörperoberfläche korrigiert und als BMD in Gramm pro Quadratzentimeter ausgedrückt. Beim Vorliegen von Aortenverkalkung und noch häufiger bei degenerativer Wirbelosteoarthritis (Osteophyten und hypertrophierte Facetten) kann der ermittelte BMD-Wert zu hoch liegen. Laterale DPA-Messungen ermöglichen eine spezifischere Bestimmung der spongiösen Substanz des Wirbelkörpers, die bei der Osteoporose der Wirbelsäule besonders stark betroffen ist. Folglich ist bei der modifizierten Technik die Sensitivität bezüglich der Detektion von Knochenverlust in der frühen Postmenopause erhöht. Diese Technik hat allerdings auch technische Nachteile, so daß ihr klinischer Nutzen noch immer nicht geklärt ist [5]. Die DPA-Technik wird aufgrund verschiedener technischer Begrenzungen in letzter Zeit von der DXA abgelöst.

Dual-Photonen-X-ray-Absoprtiometrie (DXA)

Bei der Weiterentwicklung der DPA-Technologie war das Ersetzen der 153 Gd-Quelle durch eine Röntgenröhre, die einen höheren Photonenfluß auf zwei Energieniveaus bereitstellt, eine bedeutende Verbesserung. Die Bündelkollimation ist dichter und hat eine bessere Bildauflösung. Daraus ergeben sich kürzere Meßzeiten und eine geringere Strahlenbelastung. Die Abweichung der reproduktiven Meßgenauigkeit ist geringer und verschiedene Skelettbereiche können zuverlässig bestimmt werden, so der proximale Oberschenkelknochen (Hals, trochantäre und intertrochantäre Regionen und Ward-Dreieck). Die Abweichung der absoluten Meßgenauigkeit ist jedoch an der Wirbelsäule (6-10%) und am Oberschenkelhals (5-10%) noch immer höher als am Unterarm (2-5%). Zusätzlich zu Wirbelsäulen-, Oberschenkelhals- und Unterarmuntersuchung ermöglicht die DXA eine relativ rasche (10-20 Minuten) und präzise (1% Fehler) Bestimmung des Ganzkörper-Knochenmineralgehaltes sowie der Zusammensetzung der fettarmen und fettreichen Weichteile. Die DXA stellt zweifellos den bedeutendsten Durchbruch im Bereich der Technologien zur Bestimmung der Knochenmasse in den letzten 10 Jahren dar. Ein DXA-Gerät der neuen Generation mit Hochenergie-Röntgenröhre, multiplem Detektor und Rotationsarm ist seit einiger Zeit verfügbar. Die Geräte der neuen Generation sind zwar teurer, zeichnen sich aber durch kürzere Meßzeiten, eine höhere Bildauflösung und durch die Möglichkeit einer morphometrischen Auswertung der Deformationen von Lenden- und Thoraxwirbeln aus. Die Bewertung der morphometrischen Bestimmungen wird gegenwärtig in verschiedenen Forschungszentren durchgeführt.

Quantitative Computertomographie (QCT)

Die QCT ist eine Erweiterung der computertomographischen, bildgebende Technik zur quantitativen Bestimmung der Absorption ionisierender Strahlung durch verkalkte Gewebe [6]. Die Meßwerte werden zur Berechnung von Knochenmineraläquivalenten mit einem Standardreferenzmaterial, Dikaliumhydrogenorthophosphat (K2HPO) verglichen, und die Ergebnisse werden in Milligramm K2HPO pro Kubikzentimeter Knochenvolumen ausgedrückt, was eine tatsächliche dreidimensionale Dichte widerspiegelt, die aussagekräftiger ist als die durch DXA bestimmte zweidimensionale Dichte. Die QCT-Technik wurde zuerst an der Lendenwirbelsäule angewendet, wo sie getrennte Messungen von Kortikalis und Spongiosa ermöglicht. Kürzlich wurde diese Methode am distalen Radius angewendet. Dort sind absolute und reproduktive Meßgenauigkeit bei der Bestimmung von spongiöser und kortikaler Dicke besonders hoch, zudem besteht der Vorteil einer geringeren Strahlenbelastung. Eine breite Verwendung von QCT ist aus Kostengründen begrenzt.

Ultraschallmessungen

Messungen der Ultraschallgeschwindigkeit und Breitbandabschwächung sind neue, relativ kostengünstige, strahlungsfreie Methoden zur Bestimmung der Knochenmasse, die auch Informationen über die Knochenqualität liefern können. Diese Technik wurde an der Patella, an der Ferse und kürzlich auch an Tibia und Phalanx angewendet. Die Ultraschallgeschwindigkeit ("speed of sound - SOS") gibt Aufschluß über Knochendichte und -elastizität, die ihrerseits von verschiedenen architektonischen und biomechanischen Eigenschaften des Knochens abhängig sind. Die Ergebnisse von Ultraschall-Breitbandabschwächung (BUA), am Kalkaneus stehen in Relation zur Knochendichtebestimmung durch die DPA-Technik an WS und Oberschenkelhals. Außerdem kann diese Methode Angaben über die Knochenstruktur liefern. Steifheit ist ein weiterer Parameter, der aus BUA und SOS abgeleitet werden kann. Die reproduktive Meßgenauigkeit dieser Messungen ist relativ groß. Verschiedene Studien haben signifikante Korrelationen zwischen Ultraschall- und BMD Messungen gezeigt und eine recht große Diskrimination zwischen normalen Probanden und Osteoporose-Patienten. Eine Studie [7], in der bei einer Gruppe von Frauen SXA und BUA am Kalkaneus durchgeführt wurden, zeigte einen Korrelationskoeffizienten von 0,72, was heißt, daß 50% der Schwankungen nicht zu erklären sind; das kann mit der Knochenqualität oder mit Osteoporose-Status-unabhängigen Faktoren zusammenhängen. Außerdem müssen einige methodologische Aspekte der Technik wie der Positionierungsfehler erwähnt werden. Eine prospektive Kohortenstudie hat gezeigt, daß Ultraschallmessungen an der Ferse Schenkelhalsfrakturen mit einem relativen Risiko vorhersagen können, das mit dem bei DXA-Messungen vergleichbar ist [8]. Dabei handelt es sich um eine interessante Feststellung, die durch weitere laufende prospektive Studien bestätigt werden muß. Bis diese Daten verfügbar sein werden, sollte die Ultraschalltechnik als Forschungsinstument bei wissenschaflichen Untersuchungen zur der Osteoporose angesehen werden.

Röntgenabsorptiometrie

Die Röntgenabsorptiometrie ist eine ältere Technik, die in letzter Zeit durch die Verwendung einer hochauflösenden Videokamera zur Digitalisierung des X-Strahlen-Films auf die Phalanx und einen Aluminiumreferenzkeil an Interesse gewonnen hat. Querschnittsstudien haben gezeigt, daß die Knochenmineraldichte des Phalanx durch diese Technik ebenso gut bestimmt werden kann wie durch die DXA-Technik [9, 10]. Da die absolute Meßgenauigkeit von der Zentralanzeige abhängt, scheinen die Gesamtkosten jedoch nicht niedriger als die der DXA-Technik zu sein, und es ist unklar, ob diese Technik in der Zukunft eine breite Verwendung finden wird oder nicht.

KLINISCHER NUTZEN DER OSTEODENSITOMETRIE

Trotz dieser bedeutenden Fortschritte im Bereich der Knochenmassenbestimmung, wird der optimale Nutzen der Osteodensitometrie nicht immer richtig verstanden. Wir stellen die folgende Fragen zur Diskussion: wie sollen die Daten ausgedrückt werden? Bei wem sollen BMD-Messungen durchgeführt werden? Welche Techniken sollten angewendet werden und an welcher Stelle sollte gemessen werden?

Wie sollten die Daten ausgedrückt werden?

Die BMD eines individuellen Patienten kann auf verschiedene Weisen ausgedrückt werden. Da die Normalwerte mit dem Alter abnehmen, ist es vorteilhaft, die Daten in Form eines Z-Scores auszudrücken.

Der Z-Score stellt den Unterschied zwischen dem aktuellen und dem alterskorrigierten theoretischen mittleren Normalwert dar: er wird als Faktor der Standardabweichung ausgedrückt, was eine Integration sowohl der BMD-Varianz der Normalbevölkerung als auch der altersbedingten BMD-Abnahme ermöglicht. Alternativ können die Daten auch als T-Score ausgedrückt werden. Der T-Score ist der Unterschied zwischen der aktuellen Knochenmasse und der mittleren theoretischen peak bone mass und läßt sich ebenfalls als Faktor der Standardabweichung ausdrücken. Der T-Score ist altersunabhängig. Ein BMD-Wert kann auch mit der Frakturschwelle verglichen werden, die in etwa dem oberen Grenzwert bei Osteoporosepatienten mit Frakturen entspricht. Verschiedene Methoden, unter anderem die ROC-Analysen wurden zur Verbesserung der Unterscheidung zwischen normalen Probanden und Probanden mit Osteoporose vorgeschlagen, aber es gibt eindeutig eine starke Überschneidung zwischen den beiden Gruppen. Das bedeutet nicht, daß es sich bei der Bestimmung der Knochenmasse um eine wenig sensitive Technik handelt, denn ihr Ziel ist nicht die Diagnose von Frakturen (die mit Röntgen-Strahlen durchgefühlt wird) sondern die Risikodiagnose für spätere Frakturen. Die Frakturschwelle sollte von daher nicht als Risikogefälle angesehen werden, das mit Abnahme der Knochendichte zunimmt. Vom praktischen Standpunkt aus gesehen kann BMD zur Zeit der Menopause entweder als Z-Score oder als T-Score ausgedrückt werden, da der Knochenverlust in der Prämenopause bei als normal eingestuften Personen im allgemeinen begrenzt ist und je nach anatomischer Region im Bereich von 5-10% liegt. Wenn BMD-Messungen bei älteren Frauen durchgeführt werden, ist der Alterseinfluß sehr stark ausgeprägt und Z- und T-Scores liefern unterschiedliche Ergebnisse, wobei die Ergebnisse des T-Scores zuverlässiger erscheinen als die des Z-Scores.

Kürzlich wurde ein Expertenbericht der WHO veröffentlicht (Zusammenfassung in Ref. II), in dem die Frage nach der Bewertung des Frakturrisikos und seiner Verwendung für das Screening der postmenopausalen Osteoporose aufgeworfen wurde. Um eine einfache Definition der Osteoporose zu erhalten, die den besten Kompromiß zwischen Sensitivität und Spezifizität liefert, wurde die Osteoporose als Reduktion der Knochenmasse (oder -dichte) um mehr als 2,5 Standardabweichungen unter der maximalen Knochenmasse definiert, d.h. einem T-Score von £-2,5; niedrige Knochenmasse (oder Osteopenie) wird definiert durch einen T-Score zwischen -1 und -2,5 SD. Dabei besteht eindeutig ein Risikogefälle, d.h. je niedriger die Knochenmasse, desto höher das Frakturrisiko - die vereinfachte Darstellung der WHO hat allerdings den Vorteil, eine operationelle Definition der Osteoporose zu liefern, die von praktischen Ärzten verwendet werden kann. Diese Definition, die nicht mit der therapeutischen Schwelle verwechselt werden sollte, wird voraussichtlich breiten Anklang finden [12].

Bei wem sollten BMD-Messungen durchgeführt werden?

Die National Osteoporosis Foundation der Vereinigten Staaten hat Empfehlungen zum klinischen Einsatz der Bestimmung der Knochenmasse abgegeben [13]. Vier Hauptindikationen werden aufgeführt:

1. Frauen mit Östrogendefizit: Diagnose einer signifikant erniedrigten Knochenmasse zur Entscheidung für oder gegen eine Hormonsubstitutionstherapie.
2. Patientinnen mit Wirbelkörperanomalien oder radiologischer Osteopenie: Diagnose einer vertebralen Osteoporose zur Entscheidung über den weiteren Abklärungsgang und eine allfällige Therapie.
3. Patientinnen, die eine Langzeit-Glukokortekoid-Therapie erhalten: Diagnose einer niedrigen Knochenmasse zur Therapieeinstellung und -anpassung.
4. Patientinnen mit primärem asymptomatischen Hyperparathyreoidismus: Diagnose einer niedrigen Knochenmasse zur Identifizierung von Patientinnen mit erhöhtem Risiko für schwerwiegende Skeletterkrankungen, bei denen eventuell ein chirurgischer Eingriff vorgenommen werden muß.

Es gibt weitere potentielle Indikationen, wie repetitive BMD-Messungen zur Bewertung der Wirksamkeit von Osteoporose- und Osteomalaziebehandlungen und Messungen bei Patienten mit gastrointestinaler Malabsorption oder chronischem Nierenversagen. Diese Indikationen müssen allerdings noch durch weitere prospektive Studien bestätigt werden.

Die wichtigste Indikation ist natürlich die Ermittlung der Notwendigkeit einer Östrogensubstitutionstherpie zum Zeitpunkt der Menopause. Ein generelles Screening aller menopausalen Frauen ist derzeitig aus Kostengründen zwar nicht zu empfehlen, aber die Knochenmassenbestimmung sollte auf individueller Basis durchgeführt werden, besonders wenn die Entscheidung für oder gegen die Verordnung einer Hormonsubstitutionstherapie von der Bewertung des Osteoporoserisikos abhängt.

Welche Technik sollte verwendet werden und an welcher Stelle sollte gemessen werden?

In den letzten Jahren war die DXA-Technik aufgrund zahlreicher obengenannter Gründe und Vorteile, wie gute Reproduzierbarkeit, minimale Strahlenbelastung, kurze Meßdauer und der Möglichkeit, praktisch alle Skelettregionen zu messen, die erfolgreichste Technik, die bisher entwickelt wurde. Am wichtigsten ist jedoch die Frage, ob das Risiko eines bestimmten Frakturtyps (z.B. vertebrale Osteoporose) durch die Bestimmung der Knochenmasse an der Frakturstelle besser vorhergesagt werden kann als durch Messungen an einer anderen Stelle (z.B. DXA der Wirbelkörper im Gegensatz zu SXA des Unterarms). Querschnittsstudien haben gezeigt, daß Bestimmungen der Knochenmasse, die an verschiedenen anatomischen Stellen durchgeführt wurden, signifikant miteinander korrelierten, allerdings mit einem niedrigen Korrelationskoeffizienten (um 0,6), was darauf hinweist, daß von Messungen an einer Stelle nicht auf die Knochenmasse an einer anderen Stelle desselben Individuums geschlossen werden kann. Außerdem zeigen Querschnittsstudien, daß die Unterscheidung zwischen Patientinnen mit Osteoporose und gleichaltrigen Kontrollprobandinnen signifikant verbessert wird, wenn die Knochenmasse an der Frakturstelle bestimmt wird. Ein solches Muster wurde für die vertebrale Osteoporose, die Colles' Fraktur und die Schenkelhalsfraktur gezeigt. Wegen einer potentiellen Bias bei der Patientenauswahl muß die Effizienz jeder einzelnen Technik für die Frakturvorhersage auf prospektive Weise durch Korrelation der Knochenmassenbestimmung zu Beginn (Ausgangsmessung) mit dem späteren Frakturrisiko in einer gegebenen Kohorte getestet werden. Einige prospektive Langzeitstudien haben gezeigt, daß Frauen, bei denen entweder am Unterarm, an der Ferse, am Wirbelkörper oder am proximalen Femur eine niedrige Knochenmasse gemessen wurde, ein erhöhtes Risiko für Wirbel-, Hüft- und Unterarmfrakturen zeigten [14-27]. In den meisten Studien stieg mit Abnahme der Knochendichte um eine Standardabweichung das Frakturrisiko insgesamt um das 1,5 bis 3fache [14], aber die Risikovorhersage schien durch die Messung der Knochenmasse an der späteren Frakturstelle nicht verbessert zu sein. In diesen prospektiven Studien war die Anzahl der notierten Brüche jedoch gering und unzureichend für die Analyse der potentiellen Überlegenheit einer Stelle gegenüber einer anderen bei der Risikovorhersage für eine bestimmte Fraktur. In einer Studie wurde in einer großen Kohorte von 8134 über 65jährigen Frauen Knochenmassenbestimmungen an unterschiedlichen Stellen vorgenommen, und während der zwei Jahre dauernden Follow-up-Periode wurden 65 Hüftfrakturen notiert [26].

Welche Schlüsse können daraus für die Praxis geschlossen werden? Knochenmassenbestimmung durch DXA oder SXA, unabhängig vom Meßort, ist in jedem Fall besser als keine Messung und für die Vorhersage des Frakturrisikos geeignet, da die Osteoporose eine systemische Erkrankung mit niedriger Knochenmasse des ganzen Skeletts ist. Bei Frauen über 65 Jahren sollte die LWS aufgrund der hohen Prävalenz von Osteoarthtritis nicht die Stelle der Wahl sein. Der Kosten/Effektivitäts-Nutzen von Messungen an zwei Stellen gegenüber einem einzelnen Meßort ist zweifelhaft. Alternativen zur DXA sind unter der Voraussetzung willkommen, daß sie als geeignet bewertet wurden und signifikant kostengünstiger sind als die gegenwärtig verfügbaren Techniken.

SCHLUSSFOLGERUNG

Die Methoden zur Knochenmassenbestimmung sind in den letzten zehn Jahren gewaltig verbessert worden. Knochenmineralmessungen sind für die Bewertung des Frakturrisikos notwendig. Es liegen zur Zeit keine Beweise für die Überlegenheit eines alternativen Ansatzes vor. Gegenwärtig werden die Entscheidungen individuell für jeden Patienten getroffen. In naher Zukunft werden uns die Ergebnisse von zur Zeit laufenden prospektiven Langzeitstudien Informationen dazu liefern, ob Knochenmassenbestimmungen an einer bestimmten anatomischen Stelle die zur Empfehlung als Screening-Test für alle menopausalen Frauen notwendigen Kriterien der Zuverlässigkeit und eines günstigen Kosten/Nutzen-Verhältnisses erfüllen. Das Interventionsniveau wird natürlich vom Schweregrad der Osteopenie abhängen, aber ebenfalls vom Alter, der Anzahl von Frakturen in der Vergangenheit, zusätzlichen Risikofaktoren und dem Nutzen/Risiko Verhältnis der vorgeschlagenen Therapie. Bei mittleren BMD-Werten (weder hoch noch niedrig) ist wahrscheinlich der spätere Knochenverlust wichtig für die Risikoeinschätzung, da einige Frauen einen sehr raschen Knochenverlust erleiden (fast losers) während er bei anderen gemäßigt verläuft (slow losers) [28]. Die Verlustrate kann durch eine zweite BMD-Messung zwei bis drei Jahre nach der ersten bestimmt werden, oder sie kann gleichzeitig mit der ersten Messung durch die Bestimmung spezifischer biochemischer Marker des Knochenumsatzes im Serum und/oder Urin bewertet werden. Durch Kombination der Messung von Knochenmasse und Knochenumsatz wird wahrscheinlich die Erfassung des Osteoporoserisikos verbessert, insbesondere bei Frauen zum Zeitpunkt der Menopause.

Quellenangaben

[1] Melton L.J., Chrischilles E.A., Copper C. Lane A.W., Riggs B.L. - How many women have osteoporosis ? J. Bone Miner Res 1992;7:1005-1010.

[2] Mazess R.B. and Wahner H.W. - 1988. Nuclear medicine and densitometry. In: Osteoporosis, Etiology, Diagnosis and Management. B.L. Riggs and L.J. Melton (Eds) p 251-297, Raven Press, New York.

[3] Kelly T.L., Crane G. Baran D.T. - Single W-ray absorptiometry of the forearm, precision, correlation, and reference data. Calcif Tissue Int. 1994;54:212-218.

[4] Rey P., Sornay Rendu E., Garnero P. Vey Marty B., Delmas P.D. - Measurement of forearm bone mineral density by X-ray absorptiometry: comparison with other skeletal sites. Rev Rhum (Engl. Ed) 1994;61:548-554.

[5] Uebelhart D., Duboeuf F., Meunier P.J., Delmas P.D. - Lateral dual photon absorptiometry: a new technique to measure the bone mineral density at the lumbar spine. J. Bone Miner Res 1990;5:525-531.

[6] Genant H.K., Ettinger B. Harris S.T., Black J.E., Steiger P. - Quantitative Computed Tomography in Assessment of Osteoporosis. In Osteoporosis: Etiology, Diagnosis and Management. B.L. Riggs and L.J. Melton (Eds) 1988; p 221-250, Raven Press, New York.

[7] Gluer C.C., Vahlenseck m. Faulkner K.G., Engelke K., Black D., Genant H.K. - Site-matched calcaneal measurements of Broadband ultrasound attenuation and single X-ray absorptiometry: Do they measure different skeletal properties? J. Bone Miner Res 1992;7:1071-1079.

[8] Porter R., Miller C. Graniger D. Palmer S. - Prediction of hip fracture in elderly w<omen: a prospective study. BMJ 1990;301:638-641.

[9] Cosman F., Herrington B., Himmelsteing S. Lindsay R. - Radiographic absorptiometry: a simple method for determination of bone mass. Osteoporosis Int. 1991;2:34-38.

[10] Kleerekoper M., Nelson D.A., Flynn M.J., Pawluszka A.S., Jacobsen G., Peterson E.L. - Comparison of radiographic absorptiometry with dual energy X-ray absorptiometry and quantitative computed tomography in normal older white and black women. J. Bone Miner Res. 1994;9:1745-1749.

[11] Kanis J.A. and the WHO Study Group - Assessment of fracture risk and its application to screening for postmenopausal osteoporosis: synopsis of a WHO report. Osteoporosis Int. 1994;4:368-381.

[12] Kanis J.A., Melton L.J. III, Christiansen C., Johnston C.C., Khaltaev N. - The diagnosis of osteoporosis. J. Bone Miner Res 1994;9:1137-1141.

[13] Johnston C.C., Melton L.J., Lindsay R., Eddy D.M. - Clinical indications for bone mass measurements. J. Bone Miner. Res. 1989;4S2:1-29.

[14] Smith D.M., Khairi M.R.A., Johnston C.C. - The loss of bone mineral with aging and its relationship to risk fracture. J. Clin Invest 1975;56:311-318.

[15] Wasnich R.D., Ross P.D., Davis J.W., Vogel J.M. - Prediction of postmenopausal fracture risk with use of bone mineral measurements. Am J Obstet Gynecol 1985;153:745-751.

[16] Hui S.L., Slemenda C.W., Johnston C.C. - Baseline measurement of bone mass predicts fracture in white women. Ann Intern Med 1989;111:355-361.

[17] Ross P.D., Wasnich R.D., Heilbrunn L.K., Vogel J.M. - Definition of a spine fracture threshold based upon prospective fracture risk. Bone, 1987;8:271-278.

[18] Gardsell P., Johnell O., Nilsson B.E. - Predicting fractures in women by using forearm bone densitometry. Calcif Tissue Int 1989;44:235-242.

[19] Hui S.L., Slemenda C.W., Johnston CC. - Age and bone mass as predictors of fracture in a prospective study. J Clin Invest 1991;81:1804-1809.

[20] Cummings S.R., Black D.M., Nevitt M.C., Browner W.S., Cauley J.A., Genant H.K., et al. and the Study of Osteoporotic Fractures Research Group - Appendicular bone density and age predict hip fracture in women. JAMA 1990;263:665-668.

[21] Wasnich R.D., Ross P.D., Davis J.W., Vogel J.M. - A comparison of single- and multi-site BMC measurements for assessment of spine fracture probability. J. Nucl. Med 1989;30:1166-1171.

[22] Nordin B.E.C., Need A.G., Chatterton B.E., Horowitz M. Cleghorn D.B. - Bone density screening for osteoporosis. Lancet, 1990;3365:1327-1328.

[23] Gardsell P., Johnell O., Nilsson B.E. - The predictive value of bone loss for fragility fractures in women: a longitudinal study over 15 years. Calcif Tissue Int 1991;43:90-94.

[24] Gleghord D.B., Polley K.J., Bellon M.J., Chatterton J., Baghust P.A., Nordin B.E.C. - Fracture rates as a function of forearm mineral density in normal postmenopausal women: retrospective and prospective data. Calcif Tissue Int. 1991;49:161-163.

[25] Black D.J., Cummings S.R., Melton L.J. III - Appendicular bone mineral and a woman's lifetime risk of hip fracture. J Bone Miner Res 1992;7:639-646.

[26] CUMMINGS S.R., BLACK D.M., NEVITT M.C., BROWNER W., CAULEY J., ENSRUD K. et al., and the Study of Osteoporotic Fractures Research Group - Bone density and hip fractures in older women: a prospective study. Lancet, 1992;341:72-75.

[27] MELTON L.J., ATKINSON E.J., O'FALLON W.M., WAHNER H.W., RIGGS B.L. - Long-term fracture prediction by bone mineral assessed at different skeletal sites. J Bone Miner Res. 1993;8:1227-1233.

[28] HANSEN M., OVERGAARD K., RIIS B., CHRISTIANSEN C. - Role of peak bone mass and bone loss in postmenopausal osteoporosis: 12-year study. BMJ 1991;303:961-964.

WAS IST DAS OPTIMALE DIAGNOSTISCHE VORGEHEN BEI OSTEOPOROSE

Claus CHRISTIANSEN*

BESTIMMUNG DER KNOCHENMASSE

Die zwei Hauptrisikofaktoren für die Entwicklung einer Osteoporose (zukünftiges Risiko) bei Personen mittleren Alters ist die Knochenmasse, die bei der Skelettreife erreicht wird (peak bone mass), und die spätere Rate und Dauer des Knochenverlustes (Knochenverlust x Zeit). Im Durchschnitt ist die peak bone mass bei Frauen 30% niedriger als bei Männern, und Frauen sind außerdem postmenopausal einem beschleunigten Knochenverlust unterworfen.

Es gibt stichhaltige Beweise dafür, daß die reduzierte Knochenmasse Knochenstärke und Frakturenrisiko wesentlich beeinflußt. Andere Faktoren wie Knochengeometrie, Knochenqualität, und Traumaexposition sind ebenfalls wichtig. Es ist jedoch schwierig, diese Faktoren quantitativ zu bestimmen.

Wegen der Entwicklung und der Zulassung von Therapien zur Prophylaxe und Behandlung von Osteoporose nimmt der Bedarf an zuverlässigen Methoden zur Bestimmung der Knochenmasse rasch zu. Die wichtigsten Qualitätsparameter für die Methoden zur Knochenmassenbestimmung sind absolute **Messgenavigkeit (Accuracy)** und **Reproduzierbarkeit**. Die "Accuracy" ist entscheidend für die **Diagnose**, d.h. zum Identifizieren von Patienten mit einer unter dem Normwert liegenden Knochenmasse. Reproduzierbarkeit wird verlangt, wenn Knochenmassenbestimmungen bei einem Patienten wiederholt durchgeführt werden sollen, wie es bei der Therapiekontrolle und der Beobachtung des spontanen Knochenverlustes über einen bestimmten Zeitraum der Fall ist.

Die Knochenmasse kann am Gesamtskelett oder lokal in peripheren Bereichen wie Unterarm, Schenkelhals und Wirbelsäule bestimmt werden. Die Situation wird kompliziert durch Regionen mit unterschiedlichem Verhältnis von trabekulärem zu kortikalem Knochen, die unterschiedliche Knochenverlustquotienten aufweisen. Weiterhin kann die Knochenmasse an einer bestimmten Stelle (z.B. WS oder Schenkelhals) nicht aus der Messung an einer anderen Stelle (z.B. Radius) abgleitet werden, auch wenn eine deutliche Korrelation zwischen den einzelnen Regionen besteht.

---

* Dr. med., Zentrum für klinische Forschung und Grundlagenforschung, Ballerup Byvej 22, DK-2750 Ballerup, Dänemark.

Dennoch haben kürzlich durchgeführte prospektive Studien gezeigt, daß durch Knochenmassenbestimmungen (unabhängig von der verwendeten Technik und den gemessenen Regionen) diejenigen Personen identifiziert werden können, bei denen das höchste Frakturrisiko besteht und diejenigen, die am dringendsten einer Therapie bedürfen.

PERIPHERE MESSUNGEN (UNTERARM, FERSE)

Single- oder Dualenergie (Photon oder X-Strahlen)-Absorptiometrie wurde über mehrere Jahre für die Bestimmung der Knochenmasse am **Unterarm** (und an der Ferse) verwendet. Aufgrund des hohen Quotienten Knochen/Weichteile und wegen der regelmäßigen Konfiguration des Knochens im Unterarm hat diese relativ einfach anzuwendende Methode eine Treffsicherheit von 2% und eine Reproduzierbarkeit von 1%.

Die radiale Knochenmasse nahe beim Handgelenk ist überwiegend kortikal, abgesehen von der ultradistalen Region, die etwa zu 50% aus kortikalem und zu 50% aus trabekulärem Knochenanteil bestehen. Es wurde gezeigt, daß der kortikale Bereich relativ stark mit dem Gesamtkörperkalzium korreliert. Allerdings ist die Korrelation zwischen dem kortikalen Bereich und der vertebralen Knochenmasse mit etwa 50% kortikalem und 50% trabekulärem Knochen etwas niedriger. Die Korrelation zwischen der Knochenmasse am ultradistalen Unterarm und an der WS ist zwar etwas höher, aber es scheint einen gewissen Grad an intraskelettaler Variabilität der Knochenmasse zu geben.

Die Knochenmasse am Unterarm kann für die Bestimmung des östrogenabhängigen postmenopausalen Knochenverlustes und die Kontrolle der Wirkung von Östrogentherapien und anderen Behandlungen herangezogen werden. Die Knochenmasse am Unterarm scheint Patienten mit Frakturen von normalen Kontrollprobanden in gleichem Maße zu unterscheiden wie z.B. die vertebrale Knochenmasse. Epidemiologische Studien haben zudem gezeigt, daß Bestimmungen am Unterarmknochen osteoporotische Frakturen an jeder anderen Stelle vorhersagen können.

AXIALE MESSUNGEN (WIRBELKÖRPER, SCHENKELHALS)

Der trabekuläre Knochen der **Wirbelsäule** scheint sich kurz nach der Menopause schneller abzubauen als der periphere Knochen, und da bei vielen Frauen, die unter Osteoporose leiden, Frakturen der Wirbelkörper auftreten, wurde der Bewertung des vertebralen Knochens ein hoher klinischer Wert beigemessen. Wegen des niedrigen Quotienten Knochen/Weichteile, der variierenden Dicke und Zusammensetzung der Weichteile und der unregelmäßigen Konfiguration der Wirbelkörper ist die Bewertung der Knochenmasse der Wirbelsäule von Natur aus äußerst schwierig. Mit der Dual-Energie-X-ray-Absorptiometrie (DEXA) wird jedoch eine Abweichungsrate der reproduktiven Meßgenauigkeit von nur 1 bis 2% erreicht, wodurch das Gerät für wiederholte Messungen bei einem Patienten geeignet ist. Die Abweichungsrate der absoluten Meßgenauigkeit des spinalen DEXA liegt immer noch bei über 10%.

Wiederholte Messungen der spinalen Knochenmasse können dann für die Therapiekontrolle oder die Beobachtung des spontanen Knochenverlustes eingesetzt werden, wenn die Reproduzierbarkeit 1 bis 2% beträgt. Eine Einzelmessung kann sowohl das spätere als auch das gegenwärtige Risiko abschätzen.

Die DEXA-Geräte sind heutzutage soweit entwickelt, daß die Knochenmasse des Schenkelhalses mit guten Reproduzierbarkeits- und Treffsicherheitswerten bestimmt werden kann. Die klinische Bedeutung der Schenkelhalsmessung braucht nicht näher erläutert zu werden.

DEXA kann für die Messung der **Ganzkörperknochenmasse** verwendet werden. Diese Bestimmungen sind für wissenschaftliche Zwecke von hohem Interesse, aber sind nur in einer Untergruppe von Patienten mit Erkrankungen des Kalziumstoffwechsels gerechtfertigt.

Quantitative Single- und Dualenergie-Computertomographie (QCT und DQCT) sind die einzigen Methoden, mit denen der trabekuläre Knochenanteil der vertebralen Spongiosa oder anderer Stellen allein bestimmt werden kann. Im Gegensatz dazu werden bei der DPA- und DEXA-Technik, kompakter und trabekulärer Knochen integriert und zusammen bestimmt. QCT hat einen geringen Reproduzierbarkeitsfehler (2-5%), während die absolute Meßgenauigkeit in einem Bereich von 10% liegt. DQCT basiert auf den gleichen Prinzipien wie DPA und DEXA, indem der Unterschied in der Abschwächung durch Weichteil und Knochen bei niedriger Photonenenergie höher ist als bei hoher Enenergie. DQCT verfügt über eine höhere absolute Meßgenauigkeit als QCT; die reproduktive Meßgenauigkeit liegt hingegen bei etwa 10%. Die relativ hohe Strahlenbelastung bei QCT und DQCT schränkt eine wiederholte Durchführung von Messungen stark ein. Es ist nicht geklärt, ob die Messung der gesamten vertebralen Knochenmasse oder des trabekulären Kerns allein die beste Einschätzung des Fakturrisikos liefert.

ULTRASCHALL

Auf Ultraschall basierende Geräte zur Bestimmung der Knochenmasse in der Patella und in der Ferse befinden sich noch immer in der Entwicklung. Immer mehr Daten geben aber Hinweise darauf, daß diese Methode nach ihrer Optimierung sehr nützlich für die Diagnose einer Osteoporose sein wird.

POSTMENOPAUSALER KNOCHENVERLUST

Das Verständnis der Pathophysiologie des postmenopausalen Knochenverlustes hat sich in den letzten zehn Jahren signifikant verbessert.

Wenn die Östrogenproduktion abnimmt, steigt der Knochenumsatz rasch an (siehe Abbildung). Die Dauer des Knochen-Umbau-Zyklus ist vermindert, und die Anzahl der Stellen, an denen ein Umbau stattfindet, ist vermehrt. Zudem kommt es zu einer Dysbalance zwischen Abbau und Neubildung, wobei der Abbau gegenüber der Neubildung erhöht ist. Das Ergebnis ist der gut dokumentierte postmenopausale Knochenverlust. Studien haben gezeigt, daß die postmenopausale Quote des Knochenverlustes von einer Frau zur anderen signifikant variiert, was zum Konzept des "fast bone losers" geführt hat. Da die Höhe der peak bone mass sowie Geschwindigkeit und Dauer des postmenopausalen Knochenverlustes die Wahrscheinlichkeit zur Entwicklung einer Osteoporose bestimmen, wird durch die Messung der Verlustrate die Gültigkeit der Frakturvorhersage erhöht.

BIOCHEMISCHE MARKER

Knochenresorption und -neubildung können direkt durch Knochenbiopsien mit Hilfe einer histomorphometrischen Untersuchung bestimmt werden. Dabei handelt es sich um ein invasives Verfahren mit begrenzter Reproduzierbarkeit und Treffsicherheit, das auf keinen Fall als Routineverfahren verwendet werden kann. Der Knochenstoffwechsel kann im Serum und/oder Urin indirekt durch die Messung der Konzentration und der Änderungen der Konzentration verschiedener Parameter bestimmt werden, die den Knochenmetabolismus widerspiegeln. Bei den Markern handelt es sich im Prinzip entweder um Enzyme, die am Knochenumbau beteiligt sind oder um Knochenmatrixkomponenten, die während der Neubildung oder der Resorption in den Blutkreislauf freigesetzt werden. Eine hohe Markerkonzentration ist ein Zeichen für einen entsprechend hohen Knochenumsatz.

GEGEWÄRTIG VERFÜGBARE BIOCHEMISCHE MARKER

Die Konzentration der **alkalischen Phosphatase** im Serum wurde als Marker des Knochenanbaus verwendet und die Ausscheidung von Kalzium und Hydroxyprolin im Urin als Marker des Knochenabbaus. Obwohl diese Parameter für den Knochenstoffwechsel nicht spezifisch sind, haben sie doch eine große Bedeutung für die Erforschung des Kalziummetabolismus und für die Klinik. Seit kurzem ist es möglich, das knochenpezifische Isoenzym der alkalischen Phosphatase auf relativ einfache Weise zu bestimmen.

Osteocalcin ist ein kleines, nicht-kollagenhaltiges Protein, das hauptsächlich in den Osteoblasten gebildet und später in die organische Knochenmatrix inkorporiert wird. Ein Teil des neu synthetisierten Osteocalcins wird in den Blutkreislauf freigesetzt, wo es durch Radio-Immunoassay bestimmt werden kann. Osteocalcin ist spezifisch für den Knochen, und seine Serumkonzentrationen geben Hinweise auf die Knochenneubildung.

Die sogenannten Telopeptide vom Typ I-Kollagen waren ein wichtiger Durchbruch für die Bestimmung des Knochenabbaus. Die Telopeptide können entweder am C-terminalen oder am N-terminalen Ende des Kollagenmoleküls lokalisiert sein und werden beim Kollagenabbau in den Blutkreislauf freigesetzt.

Das unten abgebildete Diagramm zeigt einen Marker für den Knochenabbau bei prä- und postmenopausalen Frauen. Der Marker ist ein C-terminales Telopeptid (CrossLapsTM). Man kann erkennen, daß die Konzentration dieses Markers bei einem Großteil der postmenopausalen Frauen signifikant höher liegt als bei prämenopausalen Frauen.

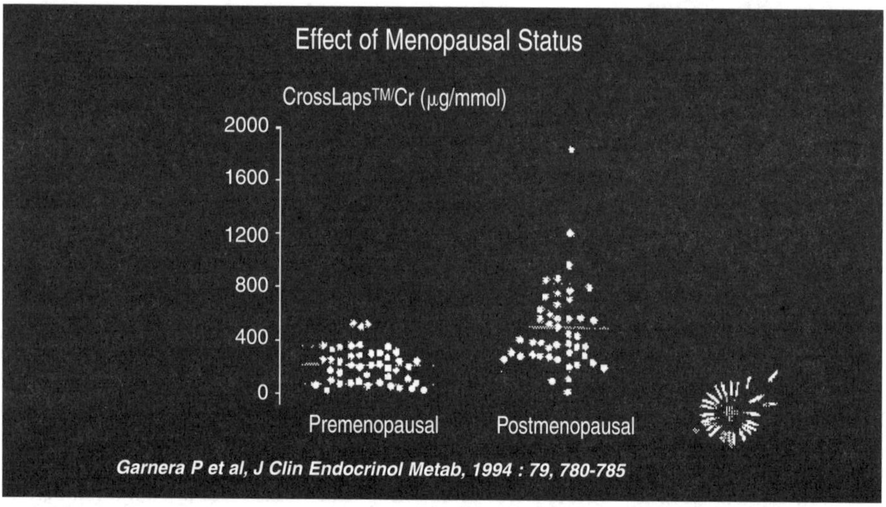

ANWENDUNG DER HRT IN DER PRÄVENTION UND BEHANDLUNG DER OSTEOPOROSE

Bente JUEL RIIS*

EINFÜHRUNG

Östrogene können als Substanzen definiert werden, die in der Lage sind, vaginale Verhornungen oder uterotrophe Wirkungen bei Ratten oder Mäusen nach Ovarektomie auszulösen [1].

Östrogene lassen sich in vier Hauptgruppen unterteilen:

1. Synthetische Östrogenanaloge ohne Steroidgerüst, häufig Stilböstrol-Derivate.
2. Synthetische Östrogenanaloge mit Steroidgerüst.
3. Nicht-humane, aus Stutenurin gewonnene Östrogene (konjugierte Östrogene).
4. Humane Östrogene oder Substanzen, die im Körper in humane Östrogene umgewandelt werden.

Die Potenz der einzelnen Östrogene ist sehr unterschiedlich. Die zahlreichen biologischen Prüfungen zur Bestimmung der Potenz ergeben jedoch nicht immer dasselbe Wirkungsverhältnis. Daraus läßt sich schließen, daß Östrogene, abgesehen von den Unterschieden in der Potenz, auch qualitative Unterschiede aufweisen [1, 2]. So haben Studien gezeigt, daß nicht-synthetische Östrogene weniger metabolische Nebenwirkungen zeigen als synthetische Östrogene [3].

Synthetische Östrogene ohne Steroidgerüst sind heutzutage obsolet. Synthetische Östrogene mit Steroidgerüst, z.B. Aethinylöstradiol, sind noch immer die für orale Kontrazeptiva am häufigsten verwendeten Östrogene.

In den Vereinigten Staaten werden zur postmenopausalen Therapie am häufigsten konjugierte equine Östrogene verwendet, während in Europa traditionsgemäß beim Menschen vorkommende Östrogene, z.B. 17β-Östradiol oder Östradiolvalerat eingesetzt werden.

Die als Gestagene bezeichneten Substanzen haben sehr unterschiedliche zusätzlichen Eigenschaften. Mindestens eine Wirkung aber haben alle gemeinsam - und zwar die Fähigkeit, die sekretorische Transformation eines durch Östrogene proliferierten Endometriums auszulösen [4]. Zusätzlich können Gestagene über östrogene, anti-

---

* Dr. med., Zentrum für klinische Forschung und Grundlagenforschung, Ballerup Byvej 222, DK-2750 Ballerup, Dänemark.

östrogene, androgene, anti-androgene, antigonadotrope, glukokortikoidartige und ACTH-stimulierende Aktivitäten verfügen.

Die Gestagene lassen sich in drei Gruppen einteilen:

1. 19-Norethisteron-Derivate, mit relativ hoher androgener Aktivität.
2. 17-Hydroxyprogesteron-Derivate mit schwacher androgener Wirkung.
3. Natürliches humanes Progesteron, das in mikronisierter Form für die orale Therapie verfügbar ist.

WIRKUNGEN AUF DEN KNOCHENUMBAU

Durch die intestinale Resorption, die hauptsächlich durch den aktiven Vitamin D-Metaboliten 1,25(OH)2D reguliert wird, gelangt Kalzium in den Extra- und Intrazellulärraum. Weiterhin wird Kalzium aus dem Knochen in den Extrazellulärraum (Knochenresorption) und umgekehrt (Knochenneubildung) transportiert [5, 6].

Die Abnahme der Östrogenproduktion führt bei Frauen zu einer drastischen Änderung des Kalziumstoffwechsels. Hauptmerkmal dafür ist ein erhöhter Knochenumbau, der sich durch hohe Serumkonzentrationen verschiedener biochemischer Marker der Knochenresorption und -bildung äußert. Dieser verstärkte Knochenumbau erfolgt bis zum Lebensende und läßt sich auch bei Frauen mit symptomatischer postmenopausaler Osteoporose feststellen [7].

Jeder Zustand mit Östrogenmangel - natürliche oder chirurgische Menopause, Inhibitoren der Östrogenbildung- oder -wirkung (LH-RH-Antagonisten, Antiöstrogene), übermäßige körperliche Anstrengung oder andere, eine Anovulation auslösende Bedingungen - führt zu Knochenverlust. Östrogenentzug beeinflußt in erster Linie die Knochenresorption, was sich durch eine rasche Zunahme der für die Knochenresorption charakteristischen biochemischen Werte äußert [8]. Infolge der Kuppelung von Knochenresorption und -formation, zeigt die Knochenformation einen sekundären Anstieg, der sich durch einen verzögerten Anstieg der biochemischen Marker der Knochenformation äußert [8].

Knochenverlust ist in jedem Falle das Ergebnis einer Dysbalance zwischen Knochenresorption und -formation, wobei im Fall des postmenopausalen Knochenverlustes die Knochenresorption stärker erhöht ist als die Knochenformation. Unter postmenopausaler Östrogentherapie werden sowohl Abbau als auch Neubildung rasch wieder normalisiert und so das Knochengleichgewicht wieder hergestellt [9, 10].

Da die Gestagene sehr unterschiedliche Eigenschaften haben, muß die Wirkung der einzelnen Gestagene und des Progesterons auf den Knochen- und Kalziummetabolismus einzeln untersucht werden. Es wurden nur wenige Studien über die unterschiedliche Wirkung der einzelnen Gestagene auf den postmenopausalen Kalziummetabolismus publiziert. Offenbar haben jedoch Gestronolhexanoat und Norethisteron eine präventive Wirkung auf den Knochenverlust [11, 12], während Medroxyprogesteron diese Wirkung nicht hat.

Es wurden zahlreiche Studien mit einer kombinierten Hormontherapie durchgeführt [13-19]. Am wichtigsten ist dabei die Tatsache, daß Gestagene die Östrogenwirkung auf den Kalziummetabolismus nicht beeinträchtigen.

WIRKUNGEN AUF DIE KNOCHEN

Heute steht fest, daß die Hormonsubstitutionstherapie mit reinem Östrogen oder mit Östrogen und Gestagen eine präventive Wirkung auf die postmenopausale Osteoporose haben kann [13-19].

Dem durch Östrogendefizit bedingten Knochenverlust kann unabhängig vom Lebensalter und vom Menopausealter durch eine Östrogen- oder eine Östrogen/Gestagen-Therapie vorgebeugt werden [16-19].

HRT BEI FRAUEN IN DER FRÜHEN POSTMENOPAUSE

Zahlreiche Studien haben gezeigt, daß orale Östrogen- und Östrogen/Gestagentherapien bei Frauen in der frühen Postmenopause den Knochenverlust zum Stillstand bringen. Das gilt sowohl für synthetische als auch für nicht-synthetische Östrogene. Es muß aber daran erinnert werden, daß nicht-synthetische Östrogene in der postmenopausalen Therapie bevorzugt werden sollten. Die Östrogenwirkung auf die Knochen ist dosisabhängig [20], so daß bei einer nicht ausreichenden Östrogenkonzentration im Serum der Knochenverlust nicht vollständig zum Stillstand gebracht wird. Für orales Östrogen und Östrogen/Gestagen haben Therapiestudien gezeigt, daß die optimalen Dosierungen zur Prävention des Knochenverlustes in der frühen Postmenopause für konjugierte Östrogene 0,625 mg und für 17β-Östradiol 1 bis 2 mg betragen [21-22]. Bei transdermalem Östrogen scheint eine tägliche Dosis von 50 µg den Knochenverlust von Wirbelsäule und Schenkelhals zu reduzieren [23], während eine tägliche perkutane Applikation von 2 g östrogenhaltiger Creme ausreichend zu sein scheint [15]. Die Informationen über die notwendige Dosis bei subkutan appliziertem Östrogen sind unzureichend. Es ist unklar, ob supraphysiologische Östradiol-Blutspiegel die Wirkung auf die Knochenmasse verstärken und/oder sich nachteilig auf das Nutzen/Risiko-Verhältnis auswirken.

Die erforderliche Therapiedauer ist nicht geklärt, aber sie scheint mindestens fünf Jahre, vielleicht aber auch zehn Jahre oder lebenslang zu betragen. In der Praxis wünschen die Patientinnen, die ihre Behandlung über 1 Jahr durchführen, in der Regel eine Fortsetzung der Therapie. Bei Patientinnen, die die Behandlung nach einer Fraktur beginnen, ist möglicherweise eine Therapie bis zum Lebensende erforderlich. Alle Patientinnen müssen regelmäßige kontrolliert werden.

Der postmenopausale Knochenverlust ist ein generalisiertes Phänomen, das alle Skeletteile betrifft, d.h.. sowohl Regionen mit überwiegend trabekulärem Knochen (z.B. Wirbelsäule) als auch Regionen mit überwiegend kortikalem Knochen (z.B. Unterarm und Schenkelhals) [24, 25]. Entsprechend hat die postmenopausale Östrogentherapie eine vorbeugende Wirkung auf alle Skelettregionen. Studien zum Gesamtkörperknochenmineral haben gezeigt, daß die Östrogentherapie eine dem Knochenverlust vorbeugende Wirkung auf Kopf, Thorax, Arme, Becken und Beine hat. Andere Studien, in denen die Knochenmasse an WS, Schenkelhals und Unterarm direkt untersucht wurde, zeigten, daß die HRT den Knochenverlust in allen Skelettbereichen definitiv zum Stillstand bringt [24, 25].

HRT IM SPÄTEREN LEBEN

Erhöhter Knochenumbau scheint in der frühen Postmenopause besonders stark ausgeprägt zu sein. Mit zunehmendem Abstand von der Menopause besteht eine Tendenz zur Verringerung des Knochenumsatzes und dadurch auch zur Abnahme der Knochenverlustrate. Der größte Nutzen der HRT wird daher erzielt, wenn die Therapie kurz nach der Menopause begonnen wird. Es wurde diskutiert, ob HRT überhaupt eine Wirkung bei älteren postmenopausalen Frauen hat. Die Literatur enthält jedoch klare Beweise dafür, daß HRT in allen Stadien der Postmenopause eine präventive Wirkung auf den Knochenverlust hat [17-19, 26].

In einer Studie mit 64jährigen, postmenopausalen Frauen [19], wurde die kortikale und die trabekuläre Knochenmasse des Unterarms und der Wirbelsäule bestimmt. Nach zweijähriger Behandlungsdauer zeigte die substituierte Gruppe eine um 7-10% höhere kortikale Knochenmasse als die Kontrollgruppe. Zwischen den beiden Gruppen betrug der Unterschied der trabekulären Knochenmasse 16%. Riggs et al. stellten kürzlich fest, daß unter einjähriger Behandlung mit einem Östradiol-Pflaster die Frakturhäufigkeit signifikant vermindert wird [26].

DIE WIRKUNGEN VON HRT AUF FRAKTUREN

Wenn die HRT abgebrochen wird, nimmt der Knochenverlust wieder zu. Es wurde gezeigt, daß der Knochenverlust nach Abbruch der HRT im Vergleich zum mittleren postmenopausalen Knochenverlust verstärkt ist [27]. Nach anderen Autoren entspricht er jedoch dem durchschnittlichen Knochenverlust [13]. Aus verschiedenen epidemiologischen Studien geht hervor, daß HRT eine Schutzwirkung auf Frakturen hat [28, 29]. Es ist jedoch selbstverständlich, daß die Behandlung über mehrere Jahre durchgeführt werden muß, um wirkungsvoll zu sein.

Es ist schwierig, eine gültige minimale Behandlungsdauer zu empfehlen, aber unter der Voraussetzung, daß Östrogene sofort nach der Menopause eingesetzt werden, könnten 5-10 Jahre notwendig sein, bevor die vor Knochenbrüchen schützende Wirkung beobachtet werden kann.

Eine kürzlich durchgeführte Studie über eine zwölfmonatige Hormonsubstitutionstherapie bei Frauen mit symptomatischer Osteoporose hat gezeigt, daß die Frakturhäufigkeit während der Therapie signifikant reduziert war [26].

HRT UND KALZIUM

Die Rolle, welche die Kalziumzufuhr bei der Entwicklung einer niedrigen Knochenmasse und/oder für die Frakturanfälligkeit spielt, wird noch immer diskutiert.

In weiten Teilen der westlichen Welt liegt die tägliche Kalziumzufuhr bei etwa 500 mg. Eine Querschnittsstudie bezüglich des Kalziummetabolismus hat gezeigt, daß der tägliche Kalziumbedarf für prämenopausale Frauen bei 1000 mg und für postmenopausale Frauen bei 1500 mg liegt [30]. Außerdem ging aus der Studie hervor, daß eine ausreichend hohe Kalziumzufuhr die negative Kalziumbilanz umkehren kann und somit den Knochenverlust stoppt. Longitudinale Studien zeigten jedoch widersprüchliche Ergebnisse [31, 32].

Nebenwirkungen der Östrogentherapie sind dosisabhängig. Deshalb ist es äußerst wichtig, die zur Vorbeugung von Knochenverlust und Osteoporose erforderliche Dosis zu reduzieren. Eine kürzlich durchgeführte Studie läßt vermuten, daß die tägliche Östrogendosis um 50% vermindert werden kann, wenn sie mit einer täglichen zusätzlichen Gabe von 1000 mg Kalzium kombiniert wird [33]. Da es sich bei der Studie nicht um eine plazebokontrollierte Doppelblindstudie handelte, muß sie durch weitere Studien bestätigt werden, bevor endgültige Schlüsse gezogen werden können.

PATIENTENÜBERWACHUNG

Wenn Sexualsteroide in erster Linie zur Osteoporoseprävention eingesetzt werden, ist es sinnvoll, die Knochenmasse oder -dichte zu bestimmen, um das Krankheitsrisiko abzuschätzen. Folglich ist dies einer Cholesterin- oder Blutdruckbestimmung vergleichbar. Für die Knochendichte gilt, je niedriger der Wert, desto höher das Frakturrisiko. Alle Meßmethoden und Skelettregionen scheinen einen Hinweis über das gesamte Frakturrisiko geben zu können. Wie zu erwarten war, gibt es eine gewisse Spezifität für die einzelnen Regionen, so geben Schenkelhalsmessungen einen genaueren Hinweis über das Risiko einer Schenkelhalsfraktur als Messungen an anderen Skelettregionen. Der Unterschied ist jedoch nicht besonders groß, und in der Praxis liegt die Bedeutung in der Entscheidung für oder gegen eine Messung an sich. Mit zunehmender Verfügbarkeit biochemischer Indikatoren des Knochenumbaus, wurden biochemische Tests als Indikatoren für die Umbaurate und somit als Marker für einen erhöhten Knochenverlust vorgeschlagen.

Außer einer vollständigen Anamnese könnten weitere sinnvolle Voruntersuchungen eine Mammographie miteinschließen. Beim Auftreten von postmenopausalen Blutungen vor Behandlungsbeginn ist die Abklärung des Endometriumstatus notwendig.

Patientinnen mit natürlicher Menopause erhalten normalerweise Östrogene zum Schutz des Endometriums in Kombination mit einem Gestagen. Frauen, bei denen eine Hysterektomie durchgeführt worden ist, sollten kein Gestagen erhalten. In einem Zeitraum von 5 bis 10 Jahren nach der Menopause werden Gestagene im allgemeinen zyklisch zusammen mit einer kontinuierlichen Östrogengabe verabreicht. Bei unkontrollierten oder wiedereinsetzenden Blutungen ist eine Abklärung erforderlich. Ältere Patientinnen und solche, die das Wiedereinsetzen von Vaginalblutungen nicht wünschen, können versuchen, Blutungen durch eine kontinierliche Kombinationstherapie mit Östrogen und Gestagen zu vermeiden. Diese Therapie wird in den ersten Behandlungsmonaten häufig von variablen und unerwartet auftretenden Blutungen begleitet. Normalerweise klingen diese nach etwa sechs Monaten ab, und gewöhnlich tritt daraufhin Amenorrhoe ein.

Wenn die Behandlung in erster Linie zur Osteoporoseprävention verordnet wird, kann nach einjähriger Behandlung eine Knochenmassenbestimmung durchgeführt werden, um den Therapienutzen zu bestimmen, wodurch die Compliance verbessert werden kann. Jährliche Mammographie wird vor allem in den USA gefordert, obwohl deren Aussagekraft bei einer Östrogenwirkungen auf das Mammagewebe nicht bekannt ist. Der Blutdruck sollte spätestens einmal nach dreimonatiger Behandlung gemessen werden, um sicherzustellen, daß keine der selten auftretenden Überempfindlichkeitsreaktionen auf die Therapie vorliegt.

Quellenangaben

[1] Hammond CB, Maxson WS - Current status of estrogen therapy for the menopause. Fertile Steril 1982;37:5-25.

[2] Mashchak CA, Lobo RA, Dozono-Takono R, Eggena P, Nakomura RM, Brenner PF, Mishell Dr - Comparison of pharmacodynamic properties of various estrogen formulations. Am J Obstet Gynecol 1982;144:511-518.

[3] Hammond CB, Maxson WS - Estrogen replacement therapy. Clin Obstet Gynecol 1986;29:407-430.

[4] Neumann F - The physiological action of progesterone and the pharmacological effects of progestogen. A short review. Postgraduate Med 1978;54:11-24.

[5] Nordin BBC - Calcium. J Food Nutrition 1986;42:67-82.

[6] Parfitt AM - Quantum concept of bone remodeling and turnover: Implications for the pathogenesis of osteoporosis. Calcif Tissue Int 1979;28:1-5.

[7] Riggs BL, Mann KG - Assessment of bone turnover in osteoporosis using biochemical marker. In: Osteoporosis 1987. Christiansen et al. (eds.) Proceedings of the International Symposium on Osteoporosis, Aalborg 1987. Osteopress Aps 1987;2:672-676.

[8] Christiansen C, Rødbro P, Tjellesen L - Serum alkaline phosphatase during hormone treatment in early postmenopausal women. Acta Med Scand 1984;216:11-17.

[9] Christiansen C, Christensen MS, McNair P, Hagen C, Stocklund K-E, Transbøl I - Prevention of early postmenopausal bone loss. Controlled 2-year study in 315 normal females. Eur J Clin Invest 1980;10:273-279.

[10] Riis BJ, Thomsen K, Strøm V, Christiansen C - The effect of percutaneous estradiol and natural progesterone on postmenopausal bone loss. Am J Obstet Gynecol 1987;156:61-65.

[11] Lindsay R, Hart DM, Purdie D, Ferguson MM, Clark AS, Kraszewski A - Comparative effects of estrogen and a progestogen on bone loss in postmenopausal women. Clin Sci 1978;54:193-195.

[12] Abdalla HI, Hart DM, Lindsay R, Leggate I, Hooke A - Prevention of bone mineral loss in postmenopausal women by norethisterone. Obstet Gynecol 1985;66:789-792.

[13] Christiansen C, Christensen MS, Transbøl I - Bone mass in postmenopausal women after withdrawal of estrogen/gestagen replacement therapy. Lancet 1981;i:459-461.

[14] Riis BJ, Jensen J, Christiansen C - Cyproteroneacetate, an alternative gestagen in postmenopausal oestrogen/gestagen therapy? Clin Endocrinol 1987;26:327-334.

[15] Riis BJ, Thomsen K, Strøm V, Christiansen C - The effect of percutaneous estradiol and natural progesterone on bone loss. Am J Obstet Gynecol 1987;156:61-65.

[16] Lindsay R, Aitken JM, Andersen JB, Hart DMM, MacDonald EB, Clarke AC - Long-term prevention of postmenopausal osteoporosis by oestrogen. Lancet 1976;i:1038-1040.

[17] Jensen GF, Christiansen C, Transbøl I - Treatment of postmenopausal osteoporosis. A controlled therapeutic trial comparing oestrogen/gestagen, 1,25 dihydroxyvitamin D3 and calcium. Clin Endocrinol 1982;16:515-524.

[18] Quigley MET, Martin PL, Burnier AM, Brooks P - Estrogen therapy arrests bone loss in elderly women. Am J Obstet Gynecol 1987;156:1516-1523.

[19] Christiansen C, Riis BJ - 17ß-Estradiol and continuous Norethisterone: A unique treatment of established osteoporosis in Elderly Women. J Clin Endocrinol. Metab 1990;71:836-841.

[20] Horsman A, Jones M, Francis R, Nordin BBC - The effect of estrogen dose on postmenopausal bone loss. N Engl J Med 1983;309:1405-1407.

[21] Christensen MS, Hagen C, Christiansen C, Transbøl I - Dose-response evaluation of cyclic estrogen/gestagen in postmenopausal women. Placebo-controlled trial of its gynecologic and metabolic actions. Am, J Obstet Gynecol 1982;144:873-879.

[22] Lindsay R, Hart CM, Clark DM - The minimum effective dose of estrogen for prevention of postmenopausal bone loss. Obstet Gynecol 1983;63:759-763.

[23] Gotfredsen A, Nilas L, Riis BJ, Thomsen K, Christiansen C - Bone changes occurring spontaneously and caused by oestrogen in early postmenopausal women; A local or generalized phenomenon? Br Med J 1986; 292:1098-1100.

[24] Riis BJ, Christiansen C - Measurement or spinal or peripheral bone mass to estimate early postmenopausal bone loss? Am J Med 1988;84:646-653.

[25] Ribot C, Tremollierés F, Pouillés JM - Cydic Estraderm TTS 50 plus oral progestogen in the prevention of postmenopausal bone loss over 24 months. In: Ostoporosis 1990. Christiansen et al. (eds). Proceeding of the International Symposium of Osteoporosis 1990;2:1979 - 1984.

[26] Lufkin EG, Hodgson SF, Kotowicz MA, O'Fallon WM, Wahner HW, Riggs BL - The use of transdermal estrogen treatment in osteoporosis. In: Osteoporosis 1990. Proceeding of the Third International Symposium on Osteoporosis, Copenhagen, Denmark 14-20 October 1990. Eds: Christiansen C, Overgård K. Osteopress 1990;3:1995-1998.

[27] Lindsay R, Hart DM, MacLean A, Clark AC, Kraszewski A, Garnwood J - Bone response to termination of estrogen treatment. Lancet 1978;i:1321-1327.

[28] Weiss NS, Ure CL, Ballard JH, Williams AR, Dalin JR - Decreased risk of fractures of the hip and lower forearm with postmenopausal use of estrogen. Engl E J Med 1980;303:1195-1198.

[29] Kiel DP, Felson DT, Andersen JJ, Wilson PWF, Moskowitz MA - Hip fracture and the use of estrogens in postmenopausal women. The Framingham study. N Engl J Med 1987;317:1169-1174.

[30] Heaney RP, Recker RR, Saville PD - Menopausal changes in calcium balance performance. J Lab Clin Med 1978;92:953-963.

[31] Nilas L, Christiansen C, Rødbro P - Calcium supplementation and postmenopausal bone loss. Br Med J 1984;289:1103-1106.

[32] Riis BJ, Thomsen K, Christiansen C - Does calcium supplementation prevent postmenopausal bone loss; A double-blind controlled clinical study. N Engl J Med 1987;316:173-177.

[33] Ettinger B, Genant HK, Cann CE - Postmenopausal bone loss is prevented by treatment with low-dosage estrogen with calcium. Ann Int Med 1987;104:40-44.

[34] Riis BJ, Nilas L, Christiansen C - Does calcium potentiate the effect of estrogen therapy on postmenopausal bone loss? Bone and Mineral 1987;2:1-5.

ALTERNATIVEN ZUR HORMONSUBSTITUTIONSTHERAPIE IN DER PRÄVENTION UND BEHANDLUNG DER OSTEOPOROSE

Carlo GENNARI*, Donato AGNUSDEI*

EINFÜHRUNG

Die Osteoporose ist eine systemische Skeletterkrankung, die durch eine niedrige Knochenmasse und eine Verschlechterung der Mikroarchitektur des Knochengewebes verursacht ist. Daraus resultieren eine erhöhte Knochenbrüchigkeit und eine gesteigerte Frakturanfälligkeit. Diese Krankheitsdefinition beinhaltet einen Verlust der Knochenmasse und eine Verschlechterung der Knochenqualität. Wenn diese beiden Prozesse ein kritisches Maß übersteigen, können Frakturen spontan auftreten oder durch nur geringe Traumen ausgelöst werden. Dieses Syndrom kann das Ergebnis einer verminderten Knochenformation, einer erhöhten Knochenresorption, oder einer Kombination beider Phänomene sein. Die Medikamente zur Behandlung der Osteoporose können in zwei Hauptkategorien unterteilt werden: in Knochenresorptionshemmer, die folglich den Knochenumsatz reduzieren und in Stimulatoren der Knochenneubildung, die eine anabole Wirkung ausüben. Antiresorptive Wirkstoffe wie Kalzium, Östrogene, Calcitonin und Bisphosphonate sind in der Osteoporoseprävention besonders wirkungsvoll. Stimulatoren der Knochenbildung wie Natriumfluorid, Parathormon und anabol wirksame Steroide haben bei bestehender Osteoporose, wenn die Knochenmasse bereits herabgesetzt ist und die Wirkung eines antiresorptiven Medikamentes eventuell nicht ausreicht, eine potentielle therapeutische Bedeutung.

ÖSTROGENSUBSTITUTIONSTHERAPIE

Die Östrogensubstitutionstherapie (ERT) ist die wichtigste medikamentöse Therapie zur Prävention und Behandlung der Osteoporose bei erwachsenen Frauen mit einem Östrogendefizit [1]. In den USA wurden von der FDA nur Östrogen und

* Institut für Innere Medizin, Universität zu Siena, Nuovo Policlinico "Le Scotte", 53100 - SIENA - ITALIEN.

Calcitonin zur Prävention und Behandlung der Osteoporose zugelassen. Seit Jahren ist bekannt, daß eine Langzeit-ERT den postmenopausalen Knochenverlust hemmt [2]. Die Therapie ist wirkungsvoll, wenn sie direkt nach der Menopause oder einige Jahre später begonnen wird [3]. Weiterhin haben prospektive und retrospektive Studien gezeigt, daß Langzeit-ERT die Anzahl von Wirbelfrakturen vermindert [4, 6]. Aus Fallkontrollstudien ging übereinstimmend ebenfalls eine signifikante Reduktion des Risikos für Schenkelhals- und Vorderarm-Frakturen bei Frauen mit postmenopausaler Osteoporose hervor [7, 12]. Die optimale Behandlungsdauer zur Reduzierung des Frakturrisikos konnte nicht bestimmt werden; in den meisten Studien, in denen ein reduziertes Risiko für Schenkelhalsfrakturen nachgewiesen wurde, lag die Behandlungsdauer bei fünf Jahren oder mehr. Aus diesen Studien ging außerdem hervor, daß es nach dem Absetzen der Östrogentherapie der Knochenverlust rasch wieder einsetzt. Für einen langfristigen Erhalt der Knochenmasse sollte die Östrogenbehandlung nach der Menopause mindestens sieben Jahre lang durchgeführt werden. Wenn Östrogene zur Osteoporoseprävention eingesetzt werden, handelt es sich um eine Langzeittherapie, bei der es darauf ankommt, die Dosis so gering wie möglich zu halten. Aufgrund des unter Östrogensubstitution erhöhten Risikos der Entstehung eines Endometriumkarzinoms [13], sollten alle Frauen mit intaktem Uterus über 10-12 Tage pro Zyklus ein Gestagen erhalten. Die kombinierte Östrogen/Gestagen-Therapie setzt das Risiko für die Entstehung eines Endometriumkarzinoms herab [14], doch könnte der kardiovaskuläre Nutzen, der in Verbindung mit der menopausalen Östrogengabe genannt wird, ebenfalls vermindert sein [15, 16]. Man nimmt an, daß nicht mehr als 10-15% der Frauen, die aus einer ERT Nutzen ziehen könnten, derzeit eine solche Therapie erhalten [17]. Nicht weniger als 25% der ERT-Verschreibungen werden niemals wirklich eingelöst [18]. Patientinnen können durch unangenehme Nebenwirkungen wie periodische Blutungen, unangenehme Stimmungsschwankungen oder Mastodynie, Angst vor Uterus- oder Brustkrebs, Angst vor Venenthrombose, wegen der Notwendigkeit des Follow-up (Beckenuntersuchung und Endometriumbiopsie) und wegen der Angst vor einer Entstehung von Bluthochdruck entmutigt werden. Kürzlich wurden neue Methoden der Östrogenapplikation entwickelt. Dazu gehören die perkutane Applikation (Gel), die transdermale Applikation (Pflaster), subkutane Implantate und der vaginale Applikationsweg. Alle Applikationsarten eignen sich im Prinzip für die Prävention des Knochenverlustes, unter der Voraussetzung, daß eine ausreichende Plasmaöstrogenkonzentration erreicht wird. Es gibt Hinweise auf ein geringfügig erhöhtes Brustkrebsrisiko bei Frauen, die eine Langzeit-ERT erhalten [19]. Für die Bestimmung des Risiko/Nutzen-Verhältnisses einer Kombinationstherapie und verschiedener Östrogenpräparate, einschließlich des transdermal und subkutan applizierten Östradiols, sind jedoch weitere Daten erforderlich.

CALCITONIN (CT)

Derzeitig könnte mit Calcitonin eine wirksame Alternative zur ERT bei der Prävention des postmenopausalen Knochenverlustes vorliegen. Verschiedene klinische Studien liefern substantielles Beweismaterial für die Annahme, daß Calcitonin bei Frauen in der frühen Postmenopause eine präventive Wirkung auf den Knochenverlust der Wirbelsäule hat. Die reproduzierbaren Daten, die eine positive Wirkung auf den kortikalen Knochen zeigen, sind jedoch unzureichend [20, 24] und schwächen somit die Wirksamkeit dieses Medikamentes zur Prävention des postmenopausalen Knochenverlustes etwas ab. Da zur Prävention Langzeitbehandlungen erforderlich sind, scheint Calcitonin in Injektionsform für diese Indikation wenig geeignet zu sein. In einigen Fällen lösen CT-Injektionen unerwünschte Reaktionen aus wie Nausea, Erbrechen, Flushes und Vertigo. Das intranasale Präparat ist sehr vielversprechend, obwohl es immer noch Kontroversen über die zur Prävention des postmenopausalen Knochenverlustes notwendige Dosis und das therapeutische Anwendungsschema gibt. Die Östrogensubstitutionstherapie bleibt bei dieser Indikation eindeutig die Therapie der Wahl, da sie sowohl eine präventive Wirkung auf den trabekulären als auch auf den kortikalen Knochen hat, klimakterische Symptome bessert, relativ kostengünstig ist und vor allem, weil sie das Risiko der kardiovaskulären Mortalität verringert. Calcitonin als Nasalspray kann als Östrogenalternative verwendet werden, wenn Östrogene kontraindiziert sind oder wenn Frauen aus persönlichen Gründen eine Hormontherapie ablehnen [25]. Bei diesen Patientinnen kann Calcitonin den vertebralen Knochenverlust herabsetzen oder verhindern und die durch die Östrogenabnahme bedingten hohen Knochenumsatzraten verringern. Kontrollierte Langzeitstudien zur Wirksamkeit von nasal appliziertem Lachs-CT zur Prävention des postmenopausalen Knochenverlustes zeigten, daß 50 IE bis 100 IE/Tag ausreichend sind, um den lumbalen Knochenverlust zum Stillstand zu bringen [22, 26].

Auch bei einigen Patientinnen, bei denen z.B. aufgrund einer Ovarektomie ein sogar noch höherer Knochenumbau stattfindet als bei Frauen mit natürlicher Menopause, stellt Lachs-CT eine hochwirksame prophylaktische Therapie des Knochenverlustes dar, obwohl die metabolische Situation für eine gleich wirksame Prävention höhere Dosen erfordert (200 I.E./Tag) [23]. In einer anderen Studie war eine Dosis von 200 IE an jedem zweiten Tag dazu geeignet, den axialen Knochenverlust frühmenopausaler Patientinnen mit high turnover-Osteoporose zu stoppen [27].

Zur Zeit umfaßt ein empfehlenswertes Behandlungsprogramm für Patientinnen mit Involutionsosteoporose Kalzium, körperliche Betätigung und einen der zwei von der FDA zugelassenen Wirkstoffe, Östrogen oder Calcitonin.

KALZIUM- UND VITAMIN-D-SUPPLEMENTATION

Bei jeder Verschreibung eines antiresorptiven Wirkstoffes zur Prävention und Behandlung der Osteoporose sollte eine adäquate Kalziumzufuhr entweder aus diätetischer Quelle oder als oraler Zusatz garantiert werden. Heutzutage ist hinreichend bekannt, daß eine kalziumreiche Ernährung in den Jahren von Wachstum und Entwicklung bis zum dreißigsten Lebensjahr besonders wichtig ist [28]. Danach ist sie notwendig zum Ausgleich des endogenen Kalziumverlustes und zur Vermeidung einer Knochenmassenverminderung mit dem Ziele der Erhaltung der Kalzium- Homöostase im Plasma. Die Kalziumzufuhr sollte während der Kindheit höher sein als üblicherweise empfohlen wird. Kurz nach der Menopause ist die kalziumreiche Ernährung nur von geringer Bedeutung für die Knochengesundheit. Dem ausgeprägten, östrogenabhängigen Knochenverlust, der nach der Menopause stattfindet, kann nur durch Östrogensubstitution effizient vorgebeugt werden. Aber ungefähr fünf oder sechs Jahre später steigt der Bedarf einer kalziumreichen Ernährung erneut an und beeinflußt von nun an die Rate des altersabhängigen Knochenverlustes bis zum Tod [29]. Eine vor kurzem veröffentlichte Studie veranschaulicht sowohl die Wirkungslosigkeit eines Kalziumsupplements in den ersten fünf Jahren nach der Menopause als auch dessen Nutzen zu späterer Zeit [30]. Die Substanzen Kalziumcarbonat oder Kalziumcitratmalat, die Frauen direkt nach der Menopause fünf Jahre lang vor dem Schlafengehen erhielten, zeigten keine präventive Wirkung auf den Knochenverlust. Wenn diese Substanzen hingegen mindestens fünf Jahre nach der Menopause verabreicht wurden, konnte ein Erhalt oder eine geringfügige Zunahme der Knochenmasse von Wirbelsäule, Schenkelhals und Radius festgestellt werden. In einer anderen Studie, die bei gesunden postmenopausalen Frauen durchgeführt wurde, verzögerte die Kalziumsupplementation (Carbonat oder Laktat-Glukonat, 1g/Tag) den Verlust von Rumpf- und Gliedmaßenknochen signifikant [31]. Eine kürzlich durchgeführte Studie zeigte schließlich sowohl eine Abnahme des Knochenverlustes als auch eine signifikante Reduktion der Frakturhäufigkeit bei älteren Frauen, die täglich 1200 mg Kalzium und 20 µg Vitamin D3 (800 I.E.) erhalten hatten [32]. Diese Studien sowie zahlreiche weitere Berichte unterstützen die Rolle einer kalziumreichen Ernährung zum Erhalt der Knochenmasse bei älteren Frauen. Kalziumzugaben sollten, über den Tag verteilt, zu den Mahlzeiten eingenommen werden. Alle Behandlungs- oder Präventionsstrategien zur Osteoporose sollten eine Kalziumgabe vorsehen. Signifikante Nebenwirkungen wurden in keiner Studie beobachtet.

NEUERE ALTERNATIVEN: BISPHOSPHONATE

Neuere Osteoporosebehandlungen schließen die Anwendungen von Bisphosphonaten, Calcitriol, Ipriflavon, Natriumfluorid, anabol wirksamen Fragmenten des Parathormons und Wachstumsfaktoren ein.

Bisphosphonate sind stabile, aktive Analoge des Pyrophosphates, das durch Inhibierung der Knochenresorption wirkt. Etidronat (Etidronsäure) ist der Prototyp dieser Wikstoffklasse. In zwei kürzlich durchgeführten kontrollierten Studien erhielten Osteoporosepatienten zwei Wochen lang 400 mg/Tag orales Etidronat und anschließend ein reines Kalziumsupplement über elf Wochen. Nach zwei Jahren wurde eine 4-5%ige Zunahme der spinalen Knochendichte, sowie eine Prävention vertebraler Frakturen beobachtet [33, 34].

Neuere Bisphosphonate sind in einigen Ländern jetzt für die klinische Anwendung verfügbar und in anderen Ländern stehen sie zur Zeit in intensiver klinischer Prüfung. In einer kleinen, nicht-kontrollierten Studie mit Clodronat (Clodronsäure) wurde beobachtet, daß die Knochenmineraldichte nach vierjähriger Behandlung wieder zu einer Rückkehr zum Ausgangswert tendierte [35]. Offene Studien mit kontinuierlicher Gabe von Pamidronat führten zu anderen Ergebnissen: der vertebrale Knochenmineralgehalt stieg während mindestens vier aufeinanderfolgender Jahre kontinuierlich um jährlich 3% an. Diese Beobachtungen müssen noch durch laufende kontrollierte Untersuchungen bestätigt werden.

Quellenangaben

[1] Recker R, Saville P, Heaney R - The effects of estrogens and calcium carbonate on bone loss in postmenopausal women. Ann. Int. Med. 87:649-655, 1977.

[2] Lindsay R, Aitken JM, Anderson JB et al. - Long-term prevention of postmenopausal osteoporosis by estrogen. Lancet i:1038-1041, 1976.

[3] Ettinger B, Genant HK, Cann CE - Postmenopausal bone loss is prevented by low-dosage estrogen with calcium. Ann. Int. Med. 106:40-45, 1987.

[4] Ettinger B, Genant HK, Cann CE - Long-term estrogen therapy prevents bone loss and fracture. Ann. Int. Med. 102:319-324, 1985.

[5] Lindsay R, Hart DM, Forrest C, Baird C - Prevention of spinal osteoporosis in oophorectomized women. Lancet ii:1151-1153, 1980.

[6] Riggs BL, Seeman E, Hodgson SF, Taves DR, O'Fallon WM - Effect of the fluoride-calcium regimen on the vertebral fracture occurence in postmenopausal osteoporosis. N. Engl. J. Med. 306:446-450, 1982.

[7] HUTCHINSON A, POLANSKY SM, FEINSTEIN AR - Postmenopausal estrogens protect against fractures of the hip and distal radius: a case-control study. Lancet ii:705-709, 1979.

[8] JOHNSON RE, SPECHT EE - The risk of hip fracture in postmenopausal women with and without estrogen drug exposure. Am. J. Publ. Health 71:138-144, 1981.

[9] KIEL DP, FELSON DT, ANDERSON JJ, WILSON PWF, MOSKOWITZ MA - Hip fracture and the use of estrogens in postmenopausal women: the Framingham study. N. Engl. J. Med.317:1169-1174, 1987.

[10] KRIEGER N, KELSEY JL, HOLFORD TR, O'CONNOR T - An epidemiological study of hip fracture in postmenopausal women. Am. J. Epidemiol. 116:141-148, 1982.

[11] PAGANINI HILL A, ROSS RK, GERKINS VR, HENDERSON BE, ARTHUR M, et al. - Menopausal estrogen therapy and hip fractures. Ann. Int. Med. 95:28-31, 1981.

[12] WEISS NS, URE CL, BALLARD JH, WILLIAMS AR, DALING JR - Decreased risk of fractures of the hip and lower forearm with postmenopausal use of estrogens. N. Engl. J. Med. 303:1195-1198, 1980.

[13] SMITH DC, PRENTICE R, THOMSON D, HERMAN W - Association of exogenous estrogens and endometrial carcinoma. N. Engl. J. Med. 293:1164-1167, 1975.

[14] PERSON IR, ADAMI HO, EKLUND G, JOHANSSON EBD, LINDBERG BS, et al. - The risk of endometrial neoplasia and treatment with estrogens and estrogen-progestogen combinations. Acta Obst. Gynaecol. Scand. 65:211-217, 1986.

[15] HENDERSON BE, ROSS RK, LOBO RA, PIKE MC, MACK TM - Re-evaluating the role of progestogen therapy after the menopause. Fertility and Sterility 49(suppl):9-15, 1988.

[16] ROSS RK, PAGANINI HILL A, MACK TM, ARTHUR M, HENDERSON BE - Menopausal estrogen therapy and protection from death from ischemic heart disease. Lancet i:858-860, 1981.

[17] Editorial - More than hot flushes. Lancet 338:917-918, 1991.

[18] RAVNIKAR V - Compliance with hormone therapy. Am. J. Obst. Gynaecol. 156:1332-1334, 1987.

[19] KEY TJA, PIKE MC - The role of estrogens and progestogens in the epidemiology and prevention of breast cancer. Europ. J. Cancer (Clin Oncol) 24:29-43, 1988.

[20] THAMSBORG G, STORM TL, SYKULSKI R, BRINCH E, NIELSEN HK, and SORENSEN OH - Effect of different doses of nasal salmon calcitonin on bone mass, Calcif. Tissue Int. 48, 302-307, 1991.

[21] OVERGAARD K - Effect of intranasal salmon calcitonin therapy on bone mass and bone turnover in early postmenopausal women : A dose-response study, Calcif. Tissue Int. 55, 82-86, 1994.

[22] OVERGAARD K, RIIS BJ, CHRISTIANSEN C, HANSEN MA, and AARKSOG D - Effect of salcatonin given intranasally on early postmenopausal bone loss, Br. Med. J. 299, 477-479, 1989.

[23] MAZZUOLI G, TABOLLI S, BIGI F, VALTORTA C, MINISOLA S, DIACINTI D, SCARNECCHIA L, BIANCHI G, PIOLINI M, AND DELL'ACQUA S - Effects of salmon calcitonin on the bone loss induced by ovariectomy, Calcif. Tissue Int. 47, 209-214, 1990.

[24] FIORETTI P, GAMBACCIANI M, TAPONECO F, MELIS GB, CAPELLI N, AND SPINETTI A - Effects of continuous and cyclic nasal calcitonin administration in ovariectomized women, Maturitas 15, 225-232, 1992.

[25] OVERGAARD K - Nasal salmon calcitonin in osteoporosis (Editorial), Calcif. Tissue Int. 55, 79-81, 1994.

[26] REGINSTER JY - Effect of calcitonin on bone mass and fracture rates. Am. J. Med. S1:19-22, 1991.

[27] GENNARI C, AGNUSDEI D, MONTAGNANI M, GONNELLI S, CIVITELLI R - An effective regimen of intranasal salmon calcitonin in early postmenopausal bone loss. Calcif. Tissue Int. 50:381-383, 1992.

[28] RECKER R - Current therapy for osteoporosis. J. Clin. Endocrinol. Metab. 76:14-16, 1993.

[29] HEANEY RP - Calcium and osteoporosis, a critical review of the recent literature. Life Sciences Research Office, Federation of American Societies for Experimental Biology, July 1991.

[30] DAWSON-HUGHES B, DALLAL GE, KRALL EA, SADOWSKI L, SAHYOUN N et al. - A controlled trial of the effect of calcium supplementation on bone density in postmenopausal women. N. Engl. J. Med. 323:878-883, 1990.

[31] REID IR, AMES RW, EVANS MC, GAMBLE GD, SHARPE SJ - Effect of calcium supplementation on bone loss in postmenopausal women. N. Engl. J. Med. 328:460-464, 1993.

[32] CHAPUY MC, ARLOT ME, DUBOEUF F, BRUN J, CROUZET B et al. - Vitamin D3 and calcium to prevent hip fractures in elderly women. N. Engl. J. Med. 327:1637-1642, 1992.

[33] STORM T, THAMSBORG G, STEINICHE T, GENANT HK, SORENSEN OH - Effect of intermittent cyclical etidronate therapy on bone mass and fracture rate in women with postmenopausal osteoporosis. N. Engl. J. Med. 322:1265-1271, 1990.

[34] WATTS NB, HARRIS ST, GENANT HK, WASNICH RD, MILLER PD et al. - Intermittent cyclical etidronate treatment of postmenopausal osteoporosis. N. Engl. J. Med. 323:73-79, 1990.

[35] MONTAGNANI M, AGNUSDEI D, CEPOLLARO C, ZACCHEI F, CIVITELLI R et al. - Increase in bone mineral density and duration of antiresorptive treatment in established osteoporosis. Bone and Mineral 17(Suppl 1):S23, 1992.

OSTEOPOROSEPRÄVENTION IM HÖHEREN LEBENSALTER

Johann D RINGE*

Während das klinische Bild der manifesten, postmenopausalen Osteoporose hauptsächlich durch Wirbelkörperfrakturen und die daraus resultierende Wirbelsäulendeformierung bestimmt wird, ist die Morbidität der älteren Osteoporosepatienten durch extravertebrale und/oder vertebrale Frakturen bedingt.

Tabelle I zeigt verschiedene klinische Manifestationen der senilen Osteoporose mit den entsprechenden Beschwerde-, Schmerz- und Invaliditätsgraden.

Tabelle I. **Klinische Manifestationen der Osteoporose im höheren Lebensalter**

1.	Nur Oberschenkelhalsfraktur (unilateral, bilateral)
2.	Oberschenkelhalsfraktur zusammen mit anderen extravertebralen Frakturen (Humerus, Pelvis, Rippen, usw.)
3.	Vertebrale Frakturen a) Progression im Alter (aktive Erkrankung) b) alte Frakturen, keine Progression
4.	Verschiedene Kombinationen aus 1, 2 und 3.

Wenn man die Osteoporosedefinition [1] umkehrt, müßten eine hohe Knochenmasse und eine "normale" Knochengewebsarchitektur ein niedriges Frakturrisiko garantieren. Das heißt, daß zur Prävention der klinischen Osteoporosemanifestation im späteren Leben folgende zwei Ziele angestrebt werden müssen [2]:

1. Erreichen einer hohen peak bone mass
2. Vermeiden eines starken Knochenverlustes nach der Skelettreife

Lebenslange Vermeidung von Risikofaktoren (z.B. kalziumarme Ernährung, wenig körperliche Aktivität, Kortikoide, Alkohol, Rauchen, usw.) und eine postmenopausale Langzeit-Hormonsubstitutionstherapie werden als geeignete Maßnahmen angesehen, die Knochenmasse innerhalb der genetisch determinierten Grenzen so hoch wie möglich zu erhalten. Dadurch werden die Risiken für alle Frakturtypen im späteren Leben herabgesetzt (Tabelle II).

* Dr. med, Klinik 4, Klinikum Leverkusen, Akadem. Lehrkrankenhaus der Universität zu Köln, D - 51375 Leverkusen, Deutschland.

Tabelle II. **Prävention vertebraler Frakturen im fortgeschrittenen Alter**

1. ERREICHEN EINER HOHEN PEAK BONE MASS
   - hohe Kalziumzufuhr während der Kindheit und der Adoleszenz
   - Regelmäßige körperliche Aktivität
   - Vermeiden von Risikofaktoren für eine negative Kalzium- und Knochenbilanz
2. ERHALTUNG DER KNOCHENMASSE NACH DER AUSREIFUNG DES SKELETTS
   - Kalziumreiche Ernährung und/oder Kalziumsupplemente (insgesamt 1000 bis 1500 mg/Tag)
   - Tägliche Gymnastik, Jogging, Gehen
   - Regelmäßige Sonnenlichtexposition
   - Vermeiden von Risikofaktoren für den Knochenverlust
   - Postmenopausale Frauen: HRT
   - bei Kontraindikation für HRT:
     • Kalzium plus Vitamin-D
     • Tibolon, Raloxifen, andere?
   - Frauen und Männer mit Osteopenie
     • Kalzium plus Vitamin-D
     • Calcitonin Nasalspray
     • niedrig dosierte Fluoride
     • Bisphosphonate, D-Metaboliten?
3. ERHALTUNG DER KNOCHENMASSE IM HOHEN ALTER
   - Auswahl aus 2. angepaßt an die individuelle Situation

Hauptthema dieser Darstellung ist nicht die lebenslange Osteoporoseprävention, sondern die Frage, was bei älteren Personen mit oder ohne vorbestehende Osteoporose getan werden kann, um Frakturen, Schmerzen und Invalidität zu vermeiden [3].

Bei der Diskussion dieses Themas konzentrieren wir uns in der Hauptsache auf den Oberschenkelhalsbruch [4, 5]. Durch Beeinflussung der Hauptrisikofaktoren für diesen Frakturtyps wird die Wahrscheinlichkeit für andere Frakturen ebenfalls herabgesetzt. Die verschiedenen Möglichkeiten zur Osteoporoseprävention im späteren Leben stehen in enger Korrelation zu den spezifischen Pathogenesemechanismen des Knochenverlustes im fortgeschrittenen Alter und anderen Faktoren, die am Frakturereignis beteiligt sind.

KNOCHENVERLUST IM ALTER

Das Alter per se ist der wichtigste Risikofaktor für Osteoporose [6]. Bedingt durch den obligatorischen Knochenverlust während des kontinuierlichen Knochenumbaus, ist fortgeschrittenes Alter gleichbedeutend mit erhöhtem Frakturrisiko. Es gibt jedoch verschiedene komplex-interagierende pathogene Mechanismen, die zu einem zusätzlichen Knochenverlust im Alter führen. Beteiligte Faktoren sind z.B. verminderte Gonaden- und Nierenfunktion und Involution von Gehirn und Muskeln mit verminderter körperlicher Aktivität.

Ein anderer altersspezifischer Mechanismus ist die Entwicklung des sekundären Hyperparathyreoidismus bei einem beträchtlichen Prozentsatz älterer Personen [7, 8].

Niedrige Kalziumzufuhr und verminderte intestinale Kalziumresorption einerseits, unzureichende Vitamin-D-Zufuhr und/oder herabgesetzte Synthese in der Haut andererseits haben eine Abnahme des Parathormons, sowie einen unterhalb der Norm liegenden oder leicht vermindertem 1,25-Dihroxycholecalciferol-Spiegel im Serum zur Folge (Abb. 1).

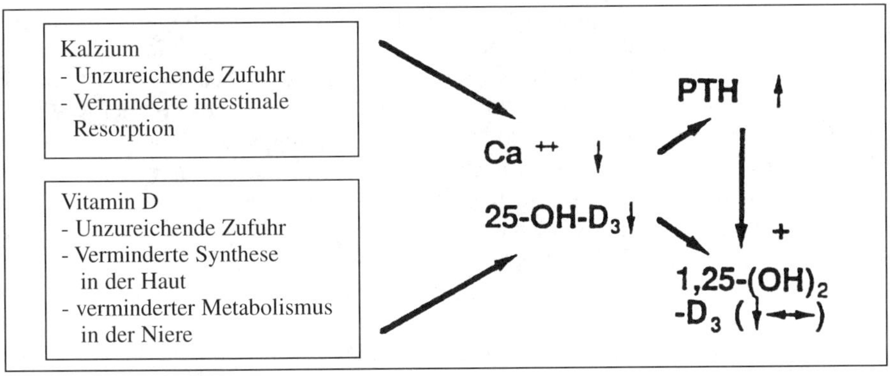

Abb. 1. Sekundärer Hyperparathyreoidismus im Alter.

Die Folge ist eine erhöhte Knochenresorption (besonders des kortikalen Knochens), um das Serumkalzium auf einem unter der Norm liegenden Wert zu halten.

Eine einfache Kalzium- und Vitamin-D-Supplementation könnte diesen senilen sekundären Hyperparathyreoidismus korrigieren [9].

IM FORTGESCHRITTENEN ALTER AN FRAKTUREN BETEILIGTE FAKTOREN

Während Oberschenkelhalsfrakturen in einigen Fällen spontan atraumatisch auftreten können ("Patient spürt Schmerz und fällt danach um") [10], wird im allgemeinen die Oberschenkelhalsfraktur durch eine Kombination von Knochenbrüchigkeit und Traumen ausgelöst. Die erhöhte Inzidenz von Stürzen im Alter ist ein wesentlicher Risikofaktor für Oberschenkelhalsfrakturen und Frakturen an anderen Skelett teilen. Im Durchschnitt stürzen 45% der 85jährigen Frauen einmal im Jahr. Zahlreiche potentielle Risikofaktoren des Fallens im Alter konnten identifiziert werden [11]. Sie lassen sich in drei Hauptgruppen unterteilen:

1. **Medizinische Faktoren**: z.B. kardiovaskuläre und neurologische Erkrankungen, Katarakt, Demenz.
2. **Umweltfaktoren**: z.B. zuviele Möbel in der Wohnung, Teppichfalten, glatte Böden, Dunkelheit.
3. **Medikamente**: z.B. Hypnotika, Sedativa, Anxiolytika, Antihypertensiva, Diuretika.

Durch die Identifizierung und Vermeidung derartiger Risikofaktoren könnte die Inzidenz von Oberschenkelhalsfrakturen [11] und Frakturen an anderen Skelettstellen reduziert werden.

PRÄVENTION DES KNOCHENVERLUSTES IM FORTGESCHRITTENEN ALTER

Bezüglich Sonnenlichtexposition, Ernährungsgewohnheiten und Anreicherung der Nahrungsmittel mit Kalzium- und Vitamin-D-Zusätzen gibt es zwischen den einzelnen Bevölkerungsgruppen beträchtliche Unterschiede.

Aus einer Studie, in der die durchschnittlichen Serumspiegel von 25-(OH)-D3 bei stationären älteren Patienten aus zahlreichen Studien über ein Jahr zusammengetragen und bezüglich der geographischen Regionen ausgewertet wurden, ging hervor, daß ältere Personen in Mitteleuropa signifikant niedrigere Vitamin-D-Spiegel haben als entsprechende Bevölkerungsgruppen in Nordamerika oder Skandinavien [12].

Die Wirkung von Vitamin-D-Supplementen, mit oder ohne Kalzium, auf die Frakturrate wurde in verschiedenen Studien untersucht. In Finnland führten jährliche Injektionen von 150 000 bis 300 000 I.E. Vitamin-D zu einer signifikanten Abnahme der Frakturrate bei ambulant behandelten Patienten und in einer Serie eines Gemeindealtersheims im Vergleich zu Kontrollen [13].

Die bisher umfangreichste Studie zur Prävention von osteoporosebedingten, extravertebralen Frakturen im Alter wurde in Frankreich durchgeführt.

3270 gesunde Altersheimbewohnerinnen (mittleres Alter 84 ± 6 Jahre) wurden randomisiert in zwei Gruppen unterteilt:

Gruppe 1 erhielt pro Tag 1200 mg Kalzium plus 800 I.E. Vitamin-D3, Gruppe 2 hingegen ein Plazebo [14].

Der initial diagnostizierte Vitamin-D-Mangel mit sekundärem Hyperparathyreoidismus wurde unter dieser Therapie innert 6 Monaten beseitigt. Nach 18 Monaten lag der Rückgang für PTH bei 44% und der Anstieg der 25-Hydroxy-Vitamin -D-Serumkonzentration bei 162%, jeweils bezogen auf die Ausgangswerte der zwei Untergruppen.

Nach 18 Monaten stieg die Femurknochendichte unter Substitution um 2,7%, während unter Plazebo eine Abnahme um 4,6% zu verzeichnen war.

Das entscheidende Resultat waren aber die Auswirkungen dieser Behandlung auf nicht-vertebrale Frakturen (Abb. 2). Innerhalb von 18 Monaten kam es in der Plazebogruppe zu 37 Oberschenkelhals- und 97 anderen extravertebralen Frakturen, während es in der Calcium-Vit. D-Gruppe nur 21 bzw. 66 Frakturen waren.

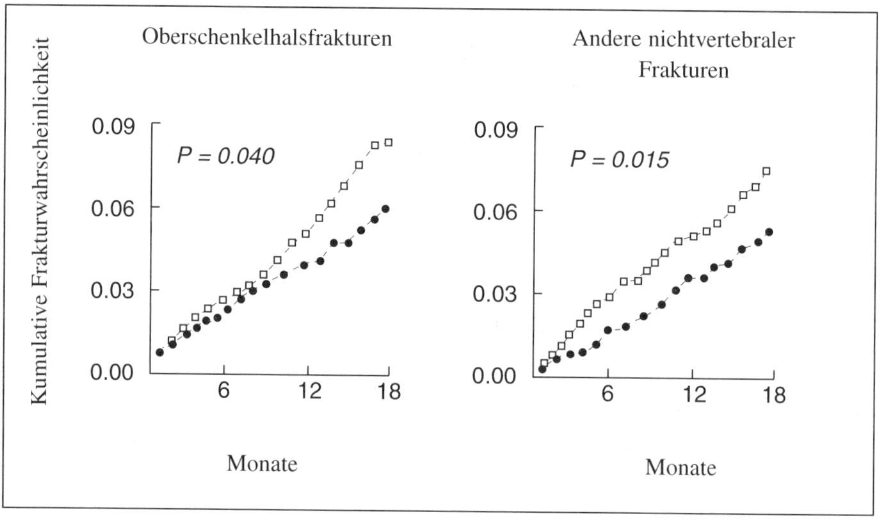

Abb. 2. Kumulative Wahrscheinlichkeit von Oberschenkelhals- bzw. anderen nichtvertebralen Frakturen in der Plazebogruppe (□-----□) und in der mit Vitamin-D3 und Kalzium behandelten Gruppe (●-----●). Geschätzt mit Hilfe der Life-Table-Methode und basierend auf der Zeitdauer bis zur Erstfraktur [14].

Diese Befunde waren auch in der abschließenden Auswertung nach 36monatiger Behandlung noch nachweisbar [15].

Eine ähnliche Doppelblindstudie in den Niederlanden an 2578 älteren Probanden (Durchschnittsalter 80 ± 6 Jahre): 1916 Frauen, 662 Männer) bewies eine signifikante Zunahme der Knochenmineraldichte am Oberschenkelhals, aber keine signifikante

Abnahme der Inzidenz von Oberschenkelhalsfrakturen. Das kann durch die im Vergleich zur oben zitierten französischen Studie niedrigere Vitamin-D-Ergänzung von nur 400 I.E. und durch die fehlende Kalziumsupplementation bedingt sein.

Die durchschnittliche Kalziumaufnahme mit der Nahrung lag bei dieser niederländischen Bevölkerungsgruppe bei über 1000 mg/Tag [16].

FRAKTURPRÄVENTION IM ALTER

Abb. 3 gibt einen Überblick über die komplexen Mechanismen, die zu einer Osteoporose-bedingten Fraktur führen.

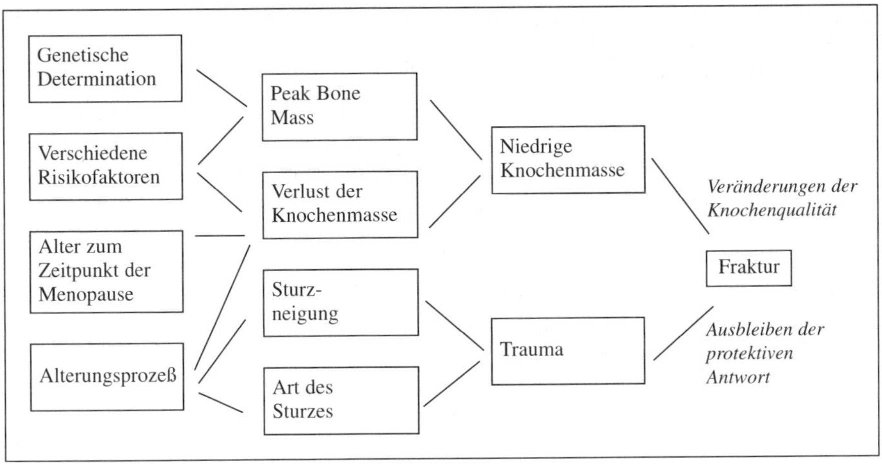

Abb. 3. Mechanismen, die zu osteoporotischen Frakturen führen.

Eine hohe peak bone mass und ein geringer Knochenverlust während der Knochenumbauphasen nach Abschluß der Reifung sind wichtige Voraussetzungen für ein geringes Frakturrisiko im späteren Leben.

Wenn man die Empfehlungen aus Tabelle II zusammenfaßt, wird es augenfällig, daß eine positive Kalziumbilanz und die Hemmung einer erhöhten Knochenresorption die wichtigsten Präventivmaßnahmen sind.

Eine positive Kalziumbilanz wird durch adäquate Kalziumzufuhr mit entsprechender Ernährung während des ganzen Lebens oder mit Calcium-Supplementation erreicht. Auch Thiazide können durch die Reduktion des renalen Kalziumverlustes zu einer positiven Kalziumbilanz beitragen. Epidemiologische Angaben zeigen ein vermindertes Risiko für Oberschenkelhalsfrakturen nach Langzeitbehandlung mit Thiazid-Diuretika [17, 18].

Es gibt jedoch keine prospektiven Studien, die eine Reduktion der Frakturinzidenz zum Thema haben, und mit Thiaziden durchgeführt wurden. Die Rolle des Vitamin D für die Integrität des Skeletts wurde in der Vergangenheit unterschätzt. Heutzutage gibt es hinreichende Beweise dafür, daß Kalzium im späteren Leben mit kleinen Dosen von Vitamin D kombiniert werden sollte [17, 16].

Die Hormonsubstitutionstherapie ist "die Behandlung der ersten Wahl", um einen raschen Knochenverlust in der Peri- und Postmenopause zu vermeiden [19]. Neuere Ergebnisse einer retrospektiven Analyse beweisen den Schutz vor Frakturen unter einer Langzeit-Östrogenbehandlung [20]. Die präventive Wirkung nimmt jedoch im Alter von über 70 Jahren ab, wenn die Dauer der Hormonbehandlung weniger als sieben Jahren betrug [21, 22].

Unter Berücksichtigung der Kontraindikationen für die Hormonsubstitution und der bei dieser Behandlung immer noch unzureichenden weltweiten Compliance sind weitere Studien mit alternativen Medikamenten (Tabelle II) notwendig.

Da ein gewisser mechanischer Einfluß besonders für die extravertebralen Frakturen im Alter eine wichtige Rolle spielt, könnte eine individuelle Fall-Risiko-Analyse und entsprechende Beratung und Behandlungen wichtig für die Verminderung der klinischen Osteoporosemanifestation im Alter sein. Eine Interventionsstudie bei multiplen Risikofaktoren führte zu einer signifikanten Reduktion des Fallrisikos bei älteren Personen der untersuchten Bevölkerungsgruppe [23]. Folglich kann eine Veränderung der Risikofaktoren für Stürze teilweise an der Herabsetzung der Frakturinzidenz mitbeteiligt sein. In einer dänischen Studie wurde gezeigt, daß bei älteren Personen, die spezielle Hüftprotektoren trugen, die Inzidenz von Frakturen des proximalen Femurs im Vergleich zur Kontrollgruppe um 56% verringert wurde [22].

Insgesamt sind die positive Wirkung von Kalzium- und Vitamin-D-Supplementen, von regelmäßiger körperlicher Aktivität und Gymnastik, von einer Reduktion der Risikofaktoren für Stürze und von einer Hüftprotektion auf die Knochenqualität und stabilität wichtige zusätzliche Mittel zur Reduzierung der klinischen Osteoporose im fortgeschrittenen Alter.

Quellenangaben

[1] Consensus Development Conference - Diagnosis, Prophylaxis and Treatment of Osteoporosis. Amer. J. Med. 94, 646-650, (1993).

[2] Ringe JD - OSTEOPOROSE. Postmenopausale Osteoporose, Senile Osteoporose, Sekundäre Osteoporose, Osteoporose des Mannes. Georg Thieme Verlag, Stuttgard. New York, 1995.

[3] Ringe JD - Altersosteoporose - Prophylaxe und Therapie. Z. Gerontol. 26, 34-38, (1993).

[4] Cooper, Campion G, Melton LJ - Hip fractures in the elderly: a world-wide projection. Osteoporosis Int. 2, 285-289, (1992).

[5] Kanis JA - The incidence of hip fracture in Europe. Osteoporosis Int. Suppl. 1,S. 10-15, (1993).

[6] Hui SL, Slemenda CW, Johnston jr, CC - Age and bone mass as predictors of fracture in a prospective study. J. Clin. Invest. 81, 1804-1809, (1988).

[7] Bouillon RA, Auwerx JH, Lissens WD, Pelemans WK - Vitamin D status in the elderly: seasonal substrate deficiency causes 1,25-dihydroxycholecalciferol deficiency. Am. J. Clin. Nutr. 45, 755 (1987).

[8] Chapuy MC, Chapuy P, Meunier PJ - Calcium and vitamin D supplements: effects on calcium metabolism in elderly people. Am. J. Clin. Nutr. 46, 324 (1987).

[9] Teucher ThA, Ringe JD - Extravertebrale Manifestation der Osteoporose. Inzidenz, Pathogenese und Prävention des Oberschenkelhalsfraktur im höheren Lebensalter. Münch. med. Wschr. 137, 35-40, (1995).

[10] Cotton DWK, Whitehead CL, Vyas S, Cooper C, Patterson EA - Are hip fractures caused by falling and breaking or breaking and falling? Photoelastic stress analysis. Forensic Science Intern. 65, 105-112, (1994).

[11] Cummings SR, Nevitt MC, Browner WS, Stone K, Fox KM, Ensrud KE, Cauley J, Black D, Vogt TM - Risk factors for hip fracture in white women. N. Engl. J. Med. 332, 767-773. (1995).

[12] McKenna MJ - Differences in vitamin D status between countries in young adults and the elderly. Amer. J. Med. 93, 69-77, (1992).

[13] Heikinheimo RJ, Inkovaara JA, Harju EJ, Haavisto MV, Kaarela RH - Annual injection of vitamin D and fractures of aged bones. Calcif. Tissue Int. 51, 105-110, (1992).

[14] Chapuy MC, Arlot ME, Duboeuf F, Brun J, Crouzet B, Arnaud S, Delmas PD, Meunier PJ - Vitamin D3 and calcium to prevent hip fractures in elderly women. N. Engl. J. Med. 327, 1637-1643, (1992).

[15] Chapuy MC, Arlot ME, Delmas PD, Meunier PJ - Effect of calcium and cholecalciferol treatment for three years on hip fractures in elderly women. Brit. Med. J. 308, 1081-1082, (1994).

[16] Lips Graafmans WC, Ooms ME, Bezemer PD, Bouter LM - The effect of vitamin D supplementation on the incidence of hip fractures in elderly people. J. Bone Min. Res. 9, Suppl. 1, No. 112, S. 148, (1994).

[17] Ray WA, Griffin MR, Downey W, Melton III LJ - Long-term use of thiazide diuretics and risk of hip fracture. Lancet i, 687-690, (1989).

[18] Felson DT, Sloutskis D, Anderson JJ, Anthony JM, Kiel DP - Thiazide diuretics and the risk of hip fracture. Results from the Framingham study. J. Amer. Med. Ass. 265, 370-373, (1991).

[19] Lindsay R - Prevention and treatment of osteoporosis. Lancet 341, 801-805, (1993).

[20] Maxim P, Ettinger B, Spitalny GM - Fracture protection provided by long-term estrogen treatment. Osteoporosis Int. 5, 23-29, (1995).

[21] Ettinger B, Grady D - The waning effect of postmenopausal estrogen therapy on osteoporosis. N. Engl. J. Med. 329, 1192-1193, (1993).

[22] Felson DT, Zhang Y, Hannan MT, Kiel DP, Wilson PWF, Anderson JJ. - The effect of postmenopausal estrogen therapy on bone density in elderly women. N. Engl. J. Med. 329, 1141-1146, (1993).

[23] Tinetti ME, Speechley M, Ginter SF - Risk factors for falls among elderly persons living in the community. N. Engl. J. Med. 319, 1701-1707, (1988).

[24] Lauritzen JB, Askegaard V - Protection against hip fracture by energy absorption. Dan. med. Bull. 39, 91, (1992).

RHEUMATOIDE ARTHRITIS UND ANDERE KOLLAGENOSEN IN ABHÄNGIGKEIT VON GONADENHORMONEN

Gerard M HALL*, Tim D SPECTOR**

Alle Ärzte, die Autoimmunkrankheiten behandeln, stellen fest, daß überwiegend Frauen in ihre Praxen kommen. Auch in der Rheumatologie treten zahlreiche Bindegewebserkrankungen einschließlich der rheumatoiden Arthritis (RA) und des systemischen Lupus erythematodes (SLE) wesentlich häufiger bei Frauen auf. Zahlreiche Forscher befassen sich intensiv mit den Zusammenhängen zwischen Sexualhormonen und inflammatorischen und immunologischen Reaktionen bei rheumatischen Erkrankungen, insbesondere bei RA, um unser Verständnis der Krankheitsmechanismen zu verbessern und das Potential einer hormonalen Manipulation als therapeutisches Mittel zu untersuchen.

RHEUMATOIDE ARTHRITIS

Epidemiologie

Epidemiologische Studien deuten darauf hin, daß RA nicht nur in einem Verhältnis von drei zu eins häufiger bei Frauen auftritt, sondern daß auch der Verlauf schwerer ist und in vielen Fällen zu Invalidität führt. Im frühen 19. Jahrhundert beschrieb Haygarth die "nodosities of the joints", die in Verbindung mit der Menopause auftreten, und 1928 richtete Weil die Aufmerksamkeit auf das unvermeidliche Auftreten von Arthritis nach weiblicher Kastration. Das Alter zu Krankheitsbeginn scheint bei Frauen nach der Gauß-Verteilung zu verlaufen, mit einem Peak zwischen 45 und 55 und einer relativen Abnahme in späteren Jahren [1], was vermuten läßt, daß die Menopause eine wichtige Rolle in der ätiologischen Pathogenese dieser Erkrankung spielen könnte. Bei bis zu einem Drittel der Frauen treten die rheumatischen Symptome zum ersten Mal in der Zeit von zwei Jahren vor und nach der Menopause auf. Schwangerschaft und exogen zugeführte Östrogene

* MB, BS, MRCP - Abteilung für Rheumatologie, St. Thomas' Hospital, London, UK.
** Dr. med. MRCP - Abteilung für Rheumatologie, St. Thomas' Hospital, London, UK.

scheinen ebenfalls einen Einfluß auf die RA zu haben. Bei mehr als 75% aller schwangeren Frauen mit RA kommt es zu einer Remission während der Schwangerschaft [2] und post partum zu einem Schub. In den meisten Studien wurde bei Nulliparae eine zwei- bis dreifach erhöhte Wahrscheinlichkeit für eine Erkrankung an RA festgestellt [3]. Die Wirkung der oralen Kontrazeptiva wird kontrovers diskutiert, sie scheint jedoch eine günstige Wirkung auf den Schweregrad des Krankheitsverlaufes zu haben und die Krankheitsinzidenz herabzusetzen [3]. Diese Studien deuten zwar an, daß ein Einfluß von Sexualhormonen auf die RA besteht, sie lassen jedoch nicht erkennen, ob diese Beobachtungen durch individuelle Hormone oder komplexere interhormonelle Beziehungen vermittelt werden oder ob anderen genetischen Faktoren mehr Gewicht zukommt. Studien über die biologischen Wirkungen der Sexualhormone haben einen detaillierteren Einblick in die potentiellen Mechanismen erlaubt, die sich hinter den klinischen Beobachtungen verbergen.

Tiermodelle

Holmdahls elegante Studien über die Kollagen-Typ II- induzierte Arthritis bei Mäusen liefern nützliche Tierdaten über die Wirkung der Östrogene. Es wurde festgestellt, daß Kastration bei weiblichen Mäusen zu einem Arthritisschub führt, der unter Östrogensubstitution reversibel ist [4]. Im gleichen Modell wurde außerdem festgestellt, daß Östrogene eine präventive Wirkung auf postpartale Schübe haben. Obwohl eine Progesteronbehandlung keine direkte Wirkung zeigte, schien es eine synergistische Wirkung von Progesteron und Östrogen zu geben.

Da Silva und seine Arbeitsgruppe berichteten ebenfalls über wichtige Beobachtungen zum Einfluß der Sexualhormone auf den Knorpelabbau. Sie studierten ein Tiermodell zum inflammationsinduzierten Knorpelabbau und stellten fest, daß dieser durch Ovarektomie begünstigt wurde. Dies war sowohl unter Östrogen- als auch unter Androgentherapie reversibel, Östrogene haben zudem eine inhibierende Wirkung auf IL-1 [5]. Diese Tierversuche unterstützen die Annahme einer protektiven Wirkung der dominierenden weiblichen Sexualhormone bei vorliegender Arthritis.

Östrogenrezeptoren

Daß Sexualhormone eine Rolle bei Gelenkserkrankungen spielen könnten, wird auch durch Cutulos Identifizierung von Androgenrezeptoren auf makrophagenartigen Synoviozyten der normalen sowie der rheumatoiden Synovialmembran und der erst kürzlich entdeckten Östrogenbindungsstellen auf den Synoviozyten und den T-Lymphozyten bei Rheumapatienten und Kontrollprobanden unterstützt [6].

Immunsystem

Es wird allgemein angenommen, daß die RA eine T-Zellen abhängige Störung ist und daß Sexualhormone aufgrund ihrer generellen Suppressorwirkung auf die zellvermittelte Immunität einen bedeutenden Einfluß auf den Immunmechanismus haben, obwohl jeder Klasse eine eigene individuelle Wirkung zuzukommen scheint. Östrogene unterdrücken die Antigen-induzierte Stimulierung der T-Zellen und verringern deren Suppressoraktivität, während Progesteron die Suppressoraktivität der T-Zellen steigert, jedoch die Mitogen-induzierte Lymphozytenproliferation hemmt [7].

Es wurde außerdem festgestellt, daß Östradiol die Makrophagenproliferation stark erhöht, ebenso wie deren Fähigkeit, Antigene zu phagozytieren.

Die Wirkung der Sexualhormone auf die Cytokinproduktion mag mit Recht sehr bedeutend für die RA sein. Östrogene steigern die IL-1-Produktion der peripheren Monozyten bei physiologischen Konzentrationen, aber sie scheinen die Sekretion bei pharmakologischen Konzentrationen zu hemmen. Pacifi zeigte, daß die IL-1-Monozytensekretion nach der Menopause zunimmt und daß diese Wirkung unter Östrogensubstitution reversibel ist [8].

VERSUCHE BEIM MENSCHEN MIT HORMONSUBSTITUTIONSTHERAPIE

Hall (1938) [9] und Cohen (1940) [10] führten Versuche mit intramuskulärem Östradiol zur Korrektur der Östrogeninsuffizienz bei Frauen mit menopausaler RA durch. Obwohl sie die Endresultate nicht angegeben haben, beschrieben sie bei ihrer patientinnen Besserungen in bis zu 50%. Gilbert führte die erste kontrollierte Studie einer kombinierten Hormonsubstitutionstherapie bei RA durch (1964) [11]. 13 Frauen und 4 Männer wurden mit Enovid, einer Kombination aus Norethynodrel und kleinen Mengen des Östrogens Mestranol behandelt. Vier Patienten zeigten eine positive Antwort, und bei fünf konnte die Kortikosteroiddosis um die Hälfte verringert werden. Eine breitere Studie mit demselben Präparat bei 44 Patienten führte zu signifikanten Verbesserungen bei 18 Probanden, weitere 11 hatten die Behandlung aufgrund von Nebenwirkungen abgebrochen [12].

1987 wurden in einer Cross-over-Studie mit Ethinylöstradiol bei 10 prä- und postmenopausalen Frauen signifikante Verbesserungen des Hämoglobins, der Thrombozytose und der Zeit beim Gehen einer 30-Meter-Strecke festgestellt [13]. In einer anderen Studie mit einem hochdosierten kombinierten Kontrazeptivum bei 10 prämenopausalen Frauen konnten hingegen keine positiven Wirkungen gezeigt werden [14].

Unsere Arbeitsgruppe führte eine sechsmonatige kontrollierte Studie mit transdermalem Östradiol bei 200 Patientinnen mit RA durch [15]. Es gab keine statistisch signifikante Gesamtverbesserung der Patientinnen die eine HRT erhielten, aber wir stellten fest, daß bei den Patientinnen unter HRT keine genügend hohen Serumöstradiolspiegel vorlagen. Bei Patientinnen mit Östradiolspiegeln von mehr als 100 pmol/l, wie sie eigentlich in der substituierten Gruppe erwartet worden waren, kam es, im Vergleich zu Kontrollen, zu signifikanten Verbesserungen des Artikularindex und der visuellen analogen Schmerzskala. Tägliche Eigenbewertungen bezüglich Schmerz und morgendlicher Steifigkeit ließen vermuten, daß sich die RA-Symptome in der Gestagenphase der Behandlung im Vergleich zur Östrogenphase verschlechterten. Dasselbe HRT-Präparat wurde von MacDonald et al. in einer kontrollierten Doppelblindstudie mit 62 Patientinnen verwendet [16]. Nach 48 Wochen lagen signifikante Verbesserungen des Artikularindexes und des Nottingham Health Care Profiles (Bewertung des Wohlbefindens) vor. Van den Brink et al. hingegen verwendeten orales Östradiol in einer kontrollierten Doppelblindstudie bei 40 postmenopausalen Frauen mit aktiver RA und stellten keine Verbesserungen von Krankheitsparametern fest [17].

Die beiden Studien mit transdermaler Östrogensubstitution liefern schwache Beweise für eine positive Wirkung von Östrogenen bei RA, wobei sich beide Studien auf eine deutliche subjektive Verbesserung sowie eine geringe Reduzierung des

Artikularindexes stützen. Die Studie mit oralem Östradiol bestätigte diese Ergebnisse jedoch nicht.

Weitere Studien mit Oestrogenen müssen durchgeführt werden, um bessere Informationen über die Wirkung der Östrogene auf die RA-Aktivität zu erhalten. Eine Studie mit subkutanen Implantaten hätte den Vorteil einer optimalen Compliance und hoher Serumöstrogenspiegel. Außerdem sollte ein sorgfältiges Monitoring des Androgen- und Östrogenmetabolismus erfolgen.

Es gibt kaum noch Studien mit einer Gabe von Progesteron. In den 1960 mit Enovid durchgeführten Studien wurde eine hauptsächlich gestagenhaltige HRT verwendet. Sie führten zu den oben erwähnten unterschiedlichen Ergebnissen. Zuvor wurde in einem Bericht über hochdosierte Progesterongabe bei RA-Patientinnen in einer nicht-kontrollierten Studie bei mehr als einem Drittel der Patientinnen eine substantielle Verbesserung festgestellt [18].

In einer interessanten Studie mit intra-artikulärem Progesteron bei 12 Patientinnen mit schwerer rheumatoider Kniesynovitis wurde festgestellt, daß bei der Mehrzahl der Patienten eine andauernde anti-inflammatorische Wirkung induziert werden konnte [19].

Zusammenfassend kann gesagt werden, daß die derzeitigen klinischen Versuche zur Manipulation von Sexualhormonen bei RA die vielversprechenden Tier- und in-vivo-Studien im allgemeinen nicht bestätigt haben. Es wurden jedoch nur wenige und häufig nicht-kontrollierte Studien durchgeführt. Daher benötigen wir weitere Studien mit sorgfältig ausgewählten Patientengruppen und geeigneten Hormonpräparaten.

SYSTEMISCHER LUPUS ERYTHEMATODES (SLE)

Die Inzidenz von SLE ist bei Frauen etwa neunmal so hoch wie bei Männern. Mest beginnt diese Krankheit im Menstruationsalter. Zahlreiche Patientinnen berichteten von einer prämenstruellen Krankheitsexazerbation. Die potentiell günstige Wirkung einer Schwangerschaft ist den Fachärzten für Geburtshilfe wohl bekannt. Aus welchem Grund SLE stärker östrogenabhängig zu sein scheint als RA, ist nicht geklärt. Die immunologischen Wege der beiden Krankheiten sind sehr unterschiedlich: SLE ist durch eine stärkere B-Zellen-Lymphozytenresponse charakterisiert, während die RA hauptsächlich durch T-Zellen-dominiert ist [20]. Im allgemeinen kommt es in der Menopause zu einer Krankheitsremission, wenn auch das Auftreten von SLE im Alter wohlbekannt ist. Trotz einer Verbesserung nach der Menopause ist eine HRT bei diesen Patientinnen nicht kontraindiziert, denn es gibt keine Beweise dafür, daß diese zu einem Krankheitsschub führt [21].

Quellenangaben

[1] GOEMAERE S, ACKERMAN C, GOETHALS K et al. - Onset of symptoms of rheumatoid arthritis in relation to age sex and menopausal transition. J Rheumatol 1990;17:1620-1622.

[2] KLIPPLE GL, CECERE FA - Rheumatoid arthritis and pregnancy. Rheumatic diseases Clinics of North America. 1989;15:213-239.

[3] SPECTOR TD, ROMAN E, SILMAN AJ - The pill, parity and rheumatoid arthritis. Arthritis Rheum 1990;33:782-789.

[4] HOLMDAHL R, JANSSON L, MEYERSON B et al. - Oestrogen induced suppression of collagen arthritis: 1. Long-term oestradiol treatment of DBA/1 mice reduces severity and incidence of arthritis and decreases the antitype II collagen immune response. Clinical and Experimental Immunology 1987;70:372-378.

[5] Da Silva JAP, Colville-Nash P, Spector TD et al. - Inflammation induced cartilage degradation in female rodents. Protective role of sex hormones. Arthritis Rheum, 1993;36:1007-1013.

[6] Cutulo M, Accardo S, Villagio B et al. - Presence of estrogen binding sites on macrophage like synoviocytes and CD8+, CD29+, CD45RO+ T-Lymphocytes in normal and rheumatoid synovium. Arthritis Rheum, 1993;36:1087-1097.

[7] Paavonen T - Hormonal regulation of lymphocyte function. Medical Biology 1987;65:229-240.

[8] Pacifici R, Rifas L, McCracken R et al. - Ovarian steroid treatment blocks a postmenopausal increase in monocyte interleukin-I release. Proc Natl Acad Sci, 1989;86:2398-2402.

[9] Hall FC - Menopausal arthralgia. N Eng J Med 1938;219:1015-1026.

[10] Cohen A, Dubbs AW, Myers A - The treatment of atrophic arthritis with estrogenic substance. N Eng J Med 1940;222:140-142.

[11] Gilbert M, Rotstein J, Cunningham C et al. - Norethundrol with mestranol in treatment of rheumatoid arthritis. JAMA, 1964;190:235-236.

[12] Demers R, Blais JA, Pretty H - Arthrite Rhumatoide traitee par norethynodrel associeea mestranol. Canadian Medical Association, 1966;95:350-354.

[13] Bijlsma JWJ, Huber-Bruning O, Thijssen AHJ - Effect of estrogen treatment on clinical and laboratory manifestations of rheumatoid arthritis. Ann Rheum Dis, 1987;46:777-779.

[14] Hazes JMW, Dijkmans BAC, Vandenbroucke JP et al. - Oral contraceptive treatment for rheumatoid arthritis. Br j Rheum 1989;28 (suppl):28-30.

[15] Hall GM, Daniels M, Huskisson EC et al. - A randomised controlled trial of the effect of hormone replacement therapy on disease activity in postmenopausal rheumatoid arthritis. Ann Rheum Dis 1994;53:112-116.

[16] MacDonald AG, Murphy EA, Capell HA et al. - Effects of hormone replacement therapy in rheumatoid arthritis: a double-blind placebo controlled study. Ann Rheum Dis 1994;53;54-57.

[17] Van den Brink HR, van Everdingen AA, van Wijk MJG et al. - Adjuvant oestrogen therapy does not improve disease activity in postmenopausal patients with rheumatoid arthritis. Ann Rheum Dis, 1993;52:862-865.

[18] Vignos PJ Jr and Dorfman RI - Effect of large doses of progesterone in rheumatoid arthritis. American Journal of the American Sciences, 1951,222:29-34.

[19] Cuchacovich M, Tchernitchin A, Gatica H et al. - Intra-articular progesterone: effects of local treatment for rheumatoid arthritis. Journal Rheumatol, 1988;15:561-565.

[20] Ansar Ahmed S, Penhale WJ, Talal N - Sex hormones, immune responses and autoimmune diseases. Mechanisms of sex hormones actions. American Journal of pathology. 1985;121: 531-551.

[21] Arden NK, Lloyd ME, Spector TD, Hughes GRV - Safety of hormone replacement therapy in systemic lupus erythematosus. Lupus 1994;3:11-13.

KARDIOVASKULÄRE KRANKHEITEN UND MENOPAUSE

KORONARE HERZKRANKHEITEN BEI FRAUEN: AKTUELLE TENDENZEN UND GESUNDHEITSWESEN

John LM FLETCHER*, Martin P VESSEY**

EINLEITUNG

Koronare Herzkrankheiten (oder ischämische Herzerkrankungen) gehören zu den häufigsten Todesursachen. In Europa machen sie 18% der Todesursachen bei Männern und 14% bei Frauen aus [1] (Abbildung 1). Dieses Verhältnis ist in Großbritannien noch weitaus deutlicher. Im allgemeinen wird die koronare Herzkrankheit als ein vor allem Männer betreffendes Problem erachtet: dies ist vielleicht verständlich, da die durch diese Erkrankungen hervorgerufene Sterberate in allen Altersgruppen bei Männern bedeutend höher ist als bei Frauen. [2] (Abb. 2). Jedoch wäre es richtiger zu sagen, daß koronare Herzkrankheiten ein Problem sind, das sowohl Frauen als auch Männer betrifft; sie treten bei Frauen lediglich ein Jahrzehnt später in Erscheinung. Vergleicht man die absoluten Zahlen der Todesfälle durch koronare Herzkrankheiten (Abbildung 3), so liegen sie für über 85jährige bei den Frauen über den Werten der Männer, in der Altersklasse von 75 bis 84 Jahren sind die Zahlen in etwa gleich [2].

In diesem Aufsatz wollen wir versuchen, als Hintergrund für die anderen Beiträge dieses Abschnitts, einen Zusammenhang herzustellen, der eine Situierung koronarer Herzkrankheiten bei Frauen ermöglicht. Wir werden kurz die bekannten Risikofaktoren für die Sterblichkeit durch oder die Erkrankung an koronaren Herzkrankheiten behandeln und anschließend auf die Kosten von Pflege und Vorsorge eingehen. Um das Thema breit überblickend zu können, haben wir auf die uns zur Zeit zur Verfügung stehenden Daten zurückgegriffen. Wir könnten zwar die Sterblichkeit in Europa vergleichen und kommentieren. Um jedoch genauer auf die Erkrankungshäufigkeit und das Gesundheitswesen eingehen zu können, wofür eine detailliertere Information vonnöten ist, haben wir auf unser eigenes Land, Großbritannien als ein Beispiel für ein europäisches Land zurückgegriffen.

---

* M.A., M.R.C.G.P., Public Health Arzt. Universität zu Oxford Abteilung für Public Health und Primärversorgung, Radcliffe Infirmary, Oxford, OX2 6HE, GB.

** Dr. med., F.R.S., Professor für Public Health. Universität zu Oxford Abteilung für Public Health und Primärversorgung, Radcliffe Infirmary, Oxford, OX2 6HE, GB.

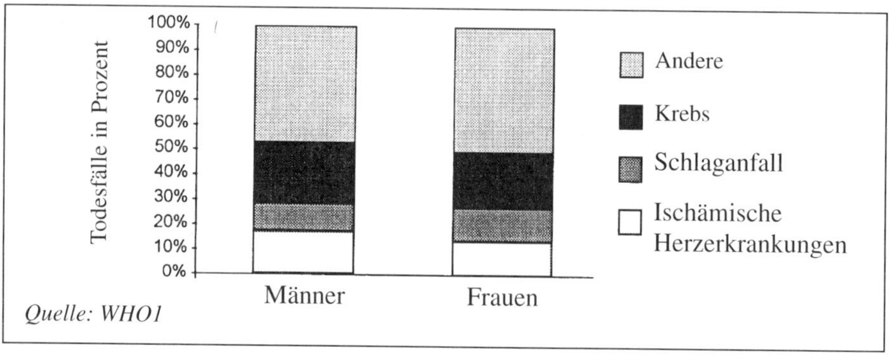

Abb. 1. Wichtigste Todesursachen in Europa (alle Altersgruppen).

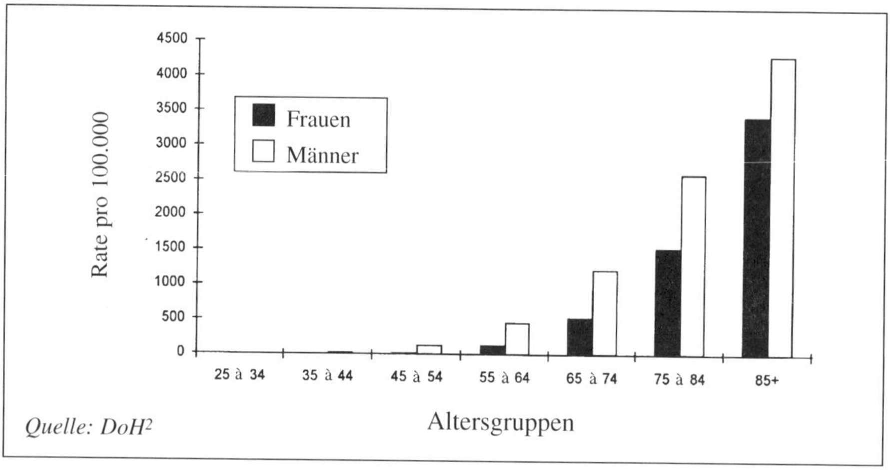

Abb. 2. Rate der Todesfälle durch koronare Herzkrankheiten in England, 1992.

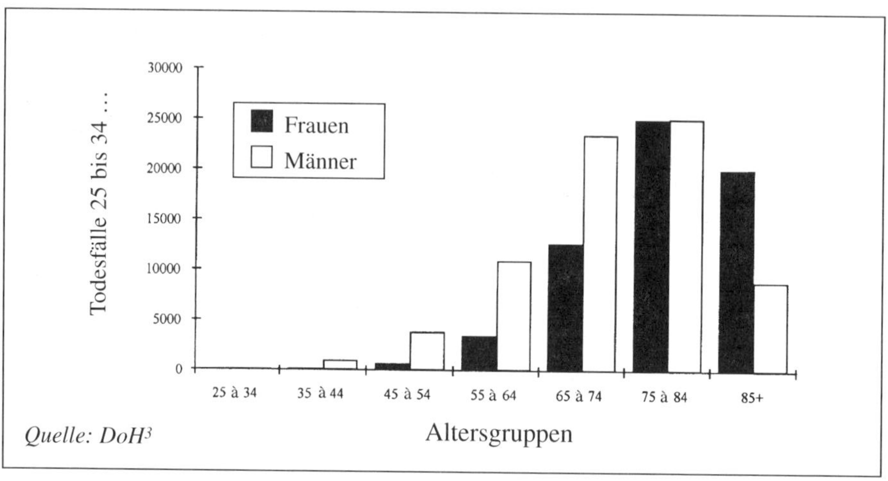

Abb. 3. Todesfälle durch koronare Herzkrankheiten in England, 1992.

Es ist wichtig, sich über die Begrenztheit routinemäßig erfaßter Daten bewußt zu werrden. Dies vor allem, wenn man verschiedene Länder miteinander vergleichen möchte, oder wenn man versuchen möchte, detailliertere Schlüsse zu ziehen. Sterblichkeitsraten werden nach den von den Ärzten angegebenen Todesursachen berechnet, d.h. sie basieren auf der klinischen Beurteilung der dic Patienten betreuenden Ärzte und können somit nur annähernd genau sein. Daten über die Erkrankungsziffern und das Gesundheitswesen unterliegen ebenso der Unvollständigkeit und Ungenauigkeit jeder Erfassung und Kodierung. Internationale und interprofessionelle Unterschiede in der Art und Weise, die Ereignisse und Umstände zu handhaben, beeinflussen ebenfalls die Interpretation der Informationen. Nur ein Teil unseres Wissens über Risikofaktoren basiert auf breiten, experimentellen Untersuchungen. Ein Großteil der Informationen über Risikofaktoren, obgleich ziemlich zuverlässig, basiert auf Beobachtungsstudien.

RISIKOFAKTOREN

Die wichtigsten bekannten Risikofaktoren für koronare Herzkrankheiten bei Frauen (3) abgesehen von Alter, welches der größte aller Risikofaktoren ist, werden in Tabelle I aufgelistet. Es werden sicherlich noch zusätzliche Risikofaktoren entdeckt, da die in Tabelle I aufgelisteten Risikofaktoren einige, jedoch nicht alle der zu beobachtenden Unterschiede zwischen verschiedenen Bevölkerungsgruppen und verschiedenen Ländern erklären.

Tabelle I. **Risikofaktoren für koronare Herzkrankheiten bei Frauen**

Risikofaktor	*Risikoveränderung*
Zigarettenkonsum	zwei oder dreimal höher bei starken Raucherinnen
Erhöhter Blutdruck	nach drei- bis sechsjähriger Behandlung Verringerung des Risikos um 15%
Erhöhter Serumcholesterinspiegel (Werte nur für Männer vorhanden)	1% Reduzierung des Cholesterins führt zu ca. 2% niedrigerer Sterblichkeit
Bewegungsmangel	Regelmäßige Bewegung reduziert das Risiko bis zu 50% im Vergleich zu Frauen, die sich nicht bewegen
Übergewicht	Frauen mit einem Body Mass Index größer als 29 kg/m2 haben ein etwa doppelt so hohes Risiko wie Frauen mit einem Index von weniger als 21 kg/m2
Diabetes	bei Diabetes Sterblichkeit drei- bis sechsmal erhöht
übermäßiger Alkoholgenuß	moderater Alkoholgenuß (10 bis 15 g Alkohol pro Tag) führt zu einem etwa 40% geringerem Risiko
Vitaminmangel	es ist anzunehmen, daß hohe Gaben von antioxidierenden Vitaminen das Risiko um 25% senken
Menopause	vorzeitige Menopause (vor allem nach Ovarektomie) ohne Hormonsubstitutionstherapie verdoppelt das Risiko

Quelle: Rich Edwards J [3]

STERBLICHKEIT

Die Tendenz der Sterblichkeitsrate für ischämische Herzerkrankungen nimmt in den europäischen Ländern seit 1980 vorwiegend ab [1] (Abbildung 4). Einige Länder wie zum Beispiel Rußland begannen mit einer hohen Sterblichkeitsrate durch ischämische Herzerkrankungen von etwa 300 pro 100.000 Frauen pro Jahr, während andere Länder wie Frankreich mit einer niedrigeren Sterblichkeitsrate von 50 pro 100.000 Frauen pro Jahr begannen. Beide Länder zeigten eine stetig sinkende Tendenz der Sterblichkeitsrate während der 80iger Jahre und später, was typisch für die meisten westlichen Länder ist. Zwei Ausnahmen stellen Ungarn und Griechenland dar [4], welche beide in den 80iger Jahren eine 10%ige Steigerung der Sterblichkeitsrate durch koronare Herzkrankheiten bei jüngeren Frauen zu verzeichnen hatten (Abbildung 5). Für diese Unterschiede gibt es zahlreiche mögliche Erklärungen, wie verändertes Rauchverhalten, nationale Eßgewohnheiten, Bewegung und so weiter.

Koronare Herzkrankheiten stehen wie viele andere Gesundheitsschäden in engem Zusammenhang mit wirtschaftlichem Wohlstand, oder andersherum gesagt mit Armut. In der standardisierten Sterblichkeitsrate für koronare Herzkrankheiten für Großbritannien wird dies durch eine Einteilung der Frauen im berufsfähigen Alter nach ihrem sozioökonomischen Status [5] deutlich gemacht, in Großbritannien als "soziale Klasse" Rate bezeichnet (Abbildung 6). Die soziale Klasse der Frauen ergibt

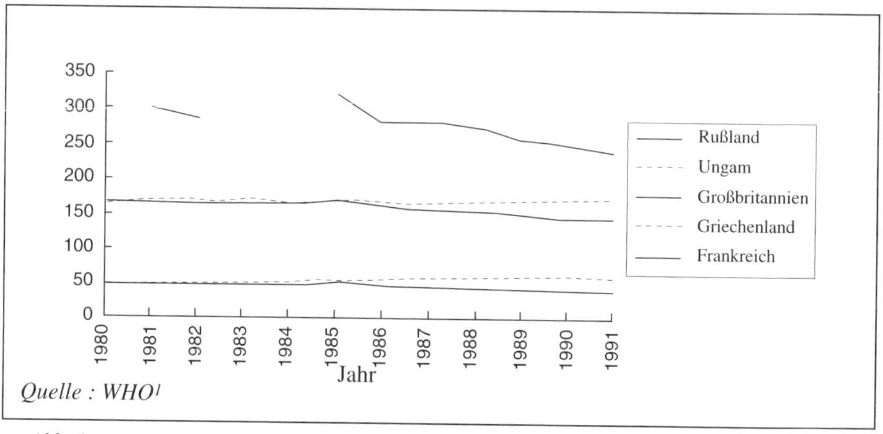

Abb. 4. Tendenzen der altersstandardisierten Sterblichkeitsraten durch koronare Herzkrankheiten, Rate pro 100.000 Frauen.

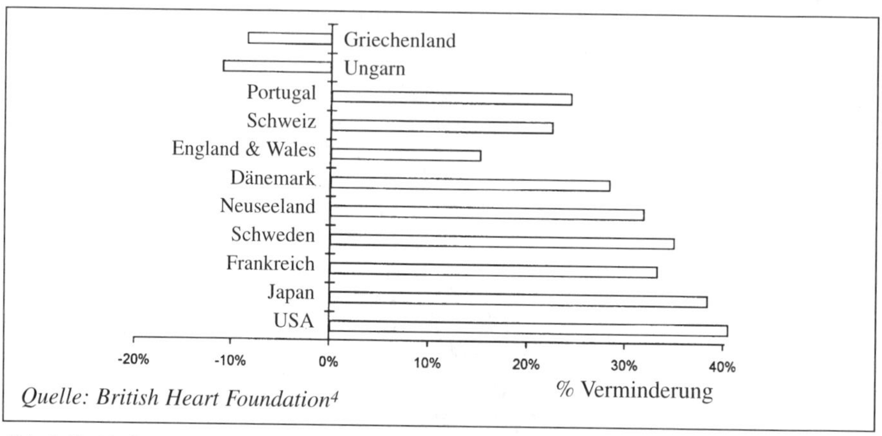

Abb. 5. Verminderung der altersstandardisierten Sterblichkeitsraten durch koronare Herzkrankheiten bei Frauen im Alter von 35 bis 74 Jahren von 1979 bis 1989.

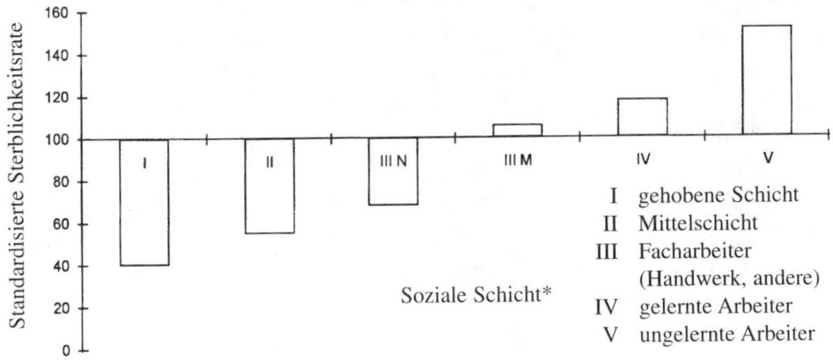

Quelle : OPCS[5]

* Zur Bestimmung der sozialen Schicht wurde bei Berufstätigkeit die Aktivität der Frau berücksichtigt, andernfalls die des Ehemannes.

Abb. 6. Standardisierte Sterblichkeitsraten durch koronare Herzkrankheiten: Frauen von 20 bis 59 Jahren, England & Wales 1979-80, 1982-83.

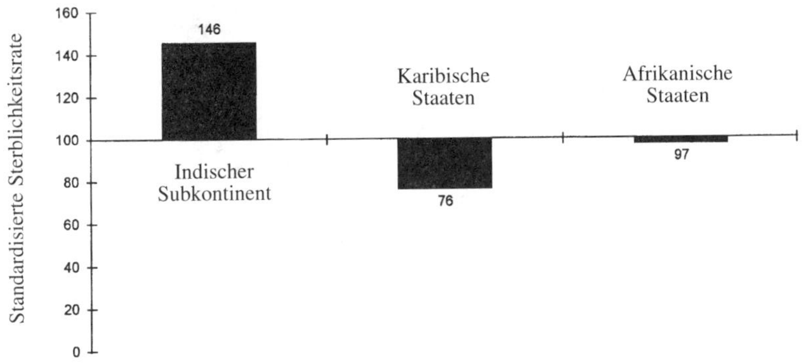

Quelle : Balarajan R[6]

Abb. 7. Standardisierte Sterblichkeitsrate durch koronaren Herzkrankheiten für Frauen unterschiedlicher ethnischer Gruppen in GB: Frauen von 20 bis 69 Jahren.

sich aus ihrer Beschäftigung, wenn sie berufstätig sind, bzw. der ihres Mannes, wenn sie dies nicht sind. Bei den Frauen aus Großbritannien können auch zwischen den Angehörigen verschiedener ethnischer Untergruppen große Unterschiede in der standardisierten Sterblichkeitsrate festgestellt werden [6]. Frauen des indischen Subkontinents haben eine zweimal höhere standardisierte Sterblichkeitsrate als Frauen aus karibischen Staaten (Abbildung 7).

ERKRANKUNGSZIFFERN IN GROSSBRITANNIEN

Während die Zahl der Todesfälle und die Sterblichkeitsrate durch ischämische Herzerkrankungen stetig sinken, erhöht sich die Erkrankungsziffer durch koronare Herzkrankheiten, wie am Beispiel Großbritanniens deutlich wird. Zum Beispiel verdoppelte sich die Zahl der bei Konsultationen von Allgemeinpraktikern in England und Wales diagnostizierten Erkrankungen an Angina pectoris in den letzten beiden Jahrzehnten. [7] (Abbildung 8). Die Zahl der Krankenhauseinweisungen [9] auf Grund ischämischer Herzerkrankungen (Abbildung 9) stieg in den letzten fünf Jahren in England und Wales ebenfalls kontinuierlich an (wir beziehen uns nur auf die letzten fünf Jahre, da 1989/90 ein neues Datenerfassungssystem in Krankenhäusern eingeführt wurde). Hingegen blieb die Häufigkeit von Myokardinfarkten erfasst durch vergleichbare Messungen [7, 8] innerhalb desselben Zeitraumes wesentlich stabiler (Abbildungen 8 und 9). Dieser scheinbare Widerspruch zwischen sinkender Sterblichkeitsrate einerseits und steigender Erkrankungsziffer andererseits hat wahrscheinlich zwei Ursachen. Erstens sinkt die spezifische Rate der Todesfälle durch koronare Herzkrankheiten. Dies führt zu einer größeren Zahl lebender Symptomträger und somit trotz verminderter Sterblichkeit bei gleichbleibend häufigem Auftreten zu einer größeren Verbreitung der Erkrankung an sich. Zweitens ist die Zahl der Diagnose koronarer Herzkrankheiten durch eine bessere Diagnostik der Ärzte und durch frühere Konsultationen der Patienten gestiegen, welche ein höheres Gesundheitsbewußtsein entwickelt haben und somit früher auf Symptome reagieren.

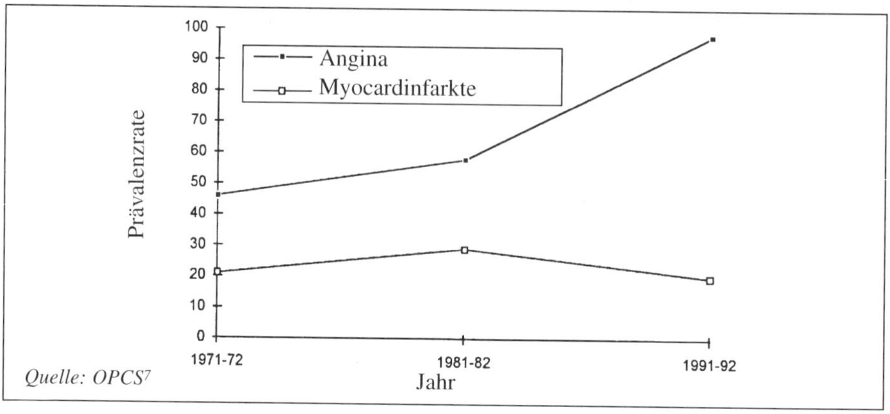

Abb. 8. Prävalenz von Anginaerkrankungen und Myokardinfarkten bei Frauen in England und Wales innerhalb eines Jahres. Frauenrate pro 10.000.

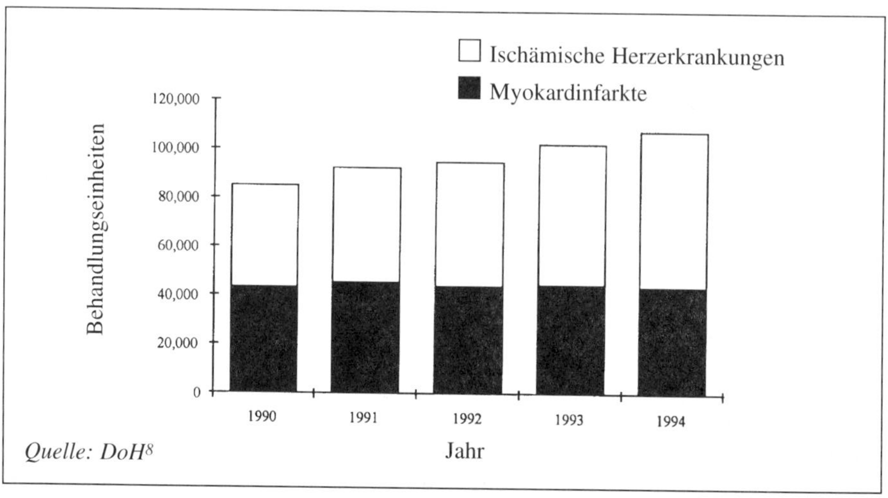

Abb. 9. Krankenhauseinweisungen und Behandlungen in NHS-Krankenhäusern in England, Frauen, ohne Alterseinschränkung.

Mit der Erkrankungsziffer verhält es sich wie mit der Sterblichkeitsrate; koronare Herzkrankheiten stellen mit zunehmendem Alter ein wachsendes Problem bei Frauen dar. Mit Erreichen des 75. Lebensjahres verhält sich die Rate der Konsultationen von Allgemeinpraktikern wegen Myokarinfarktes [7] für Männer und Frauen in etwa wie 3 zu 2 (Abbildung 10). Dies ist teilweise durch den Verlust der Schutzwirkung weiblicher Hormone nach der Menopause bedingt. Eine kürzlich durchgeführte statistische Untersuchung in England [9], in der selbstausgefüllte Fragebögen zur Erkennung einer möglichen Erkrankung an Angina pectoris ausgewertet wurden, ergab, daß jüngere Frauen häufiger an Schmerzen im Brustkorb leiden als jüngere Männer (Abbildung 11).

ÖKONOMISCHE ASPEKTE

Der in Vorsorgeuntersuchungen für koronare Herzkrankheiten in Großbritannien festzustellende Anstieg der Erkrankungsziffer geht mit einem stetigen Anstieg der Behandlungskosten einher. Die Kosten stiegen ebenfalls durch die Einführung neuer Behandlungsmethoden, die einer wachsenden Zahl von Menschen zu Gute kommen. Die Zahl der Verschreibungen von Medikamenten zur Behandlung koronarer Herzerkrankungen und Schlaganfällen, und somit die Kosten für Medikamente stiegen zwischen 1981 und 1990 in England [2] (für Männer und Frauen) von 40 Millionen auf 55 Millionen Pfund (Abbildung 12). Es ist nicht möglich, die Verschreibungen für diese beiden Krankheiten zu trennen, da die zur Behandlung eingesetzten Medikamente oft dieselben sind. Ebenso stieg die Zahl der Krankenhauseinweisungen [8] (Abbildung 9), und die Zahl der Bypassoperationen im selben Zeitraum um ein vierfaches (Abbildung 13). Wie schon bemerkt, sind koronare Herzkrankheiten keinesfalls ein vorwiegend männliches Problem, und dies wird vielleicht im Hinblick auf die Nutzung des Gesundheitssystems sowie die Kosten für Pflege und Vorbeugung noch deutlicher als hinsichtlich der Sterblichkeitsrate. In den jüngeren Altersgruppen bis zu 74 Jahre stellen zwar die Männer die größere Gruppe der Behandlungsfälle [8], jedoch sind es unter den über 74jährigen vor allem Frauen (Abbildung 14). Die älteren Patienten verweilen oft länger im Krankenhaus, ihr Genesungsprozeß vollzieht sich langsamer und zu ihrer Entlassung nach Hause ist eine stärkere Einbindung öffentlicher Pflegedienste vonnöten. Das spiegelt sich in der mittleren Krankenhausaufenthaltsdauer von Frauen mit koronaren Herzkrankheiten und Myokardinfarkten in Schottland [11] wider (Tabelle II). Diese ist knapp doppelt so hoch wie für Männer in derselben Situation, und die Bettenbelegung in absoluten Zahlen ist in der Tat für Frauen deutlich höher als für Männer.

Tabelle II. **Entlassungen stationärer Patienten, Bettenbelegungsdauer und Aufenthaltsdauer nach Diagnose und Geschlecht, 1991, Schottland**

		Entlassungen	*Mittlere Aufenthaltsdauer*	*gesamte Bettenbelegung in Tagen*
Koronare Herzkrankheiten	Männer	29 101	6,5	189 157
	Frauen	17 511	12,3	215 385
Myokardinfarkte	Männer	13 346	7,9	105 433
	Frauen	8 529	15,3	130 494
Schlaganfälle	Männer	8 457	49,3	416 930
	Frauen	10 052	82,8	832 306

Quelle: NHS Schottland [11]

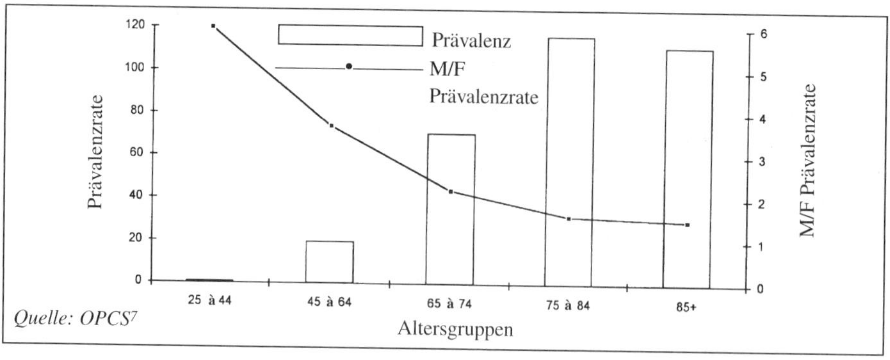

Abb.10. Prävalenz von Frauen mit Myokardinfarkten innerhalb eines Jahres. Rate pro 10.000, England & Wales.

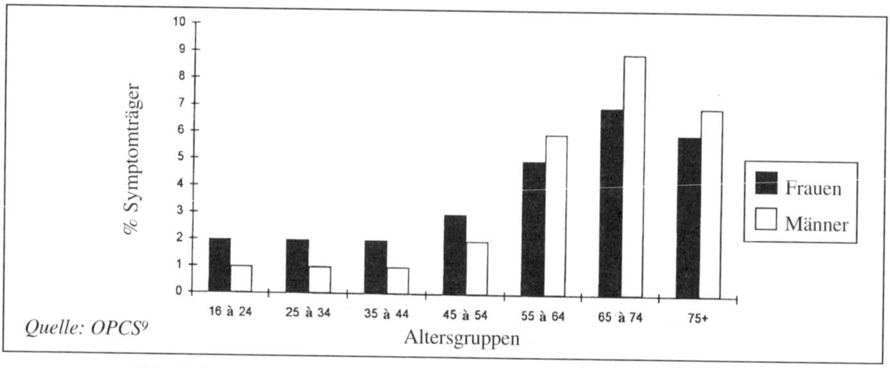

Abb. 11. Prävalenz von Angina Pectoris nach dem Rose-Angina-Fragebogen. England 1993, Männer und Frauen

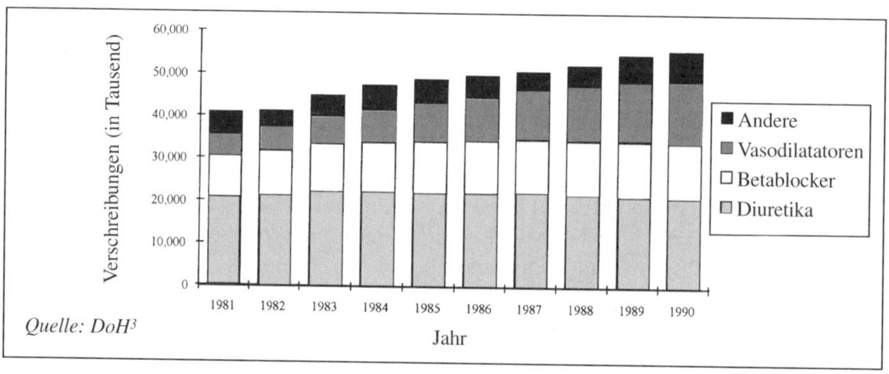

Abb. 12. Verschreibungen zur Behandlung und Vorbeugung von koronaren Herzkrankheiten und Schlaganfällen in England (Männer und Frauen).

So weit zur Behandlung. Was ist zur Vorsorge zu sagen? Frauen tragen wahrscheinlich zu einem weit größeren Teil zu den Kosten für die Prävention koronarer Herzkrankheiten bei, als es bei alleiniger Betrachtung der Sterblichkeitsrate zu vermuten wäre. Wie schon erwähnt, bemerken Frauen häufiger auf Angina pectoris hinweisende Symptome als Männer und konsultieren sicher schon früher ihren Arzt. Obwohl Frauen im Durchschnitt bis zum Alter von 65 Jahren einen niedrigeren Blutdruck haben als Männer [9], gehen sie häufiger zum Arzt, um einen erhöhten Blutdruck behandeln zu lassen [7] (Abbildung 15). Da Arzneimittel zur Behandlung

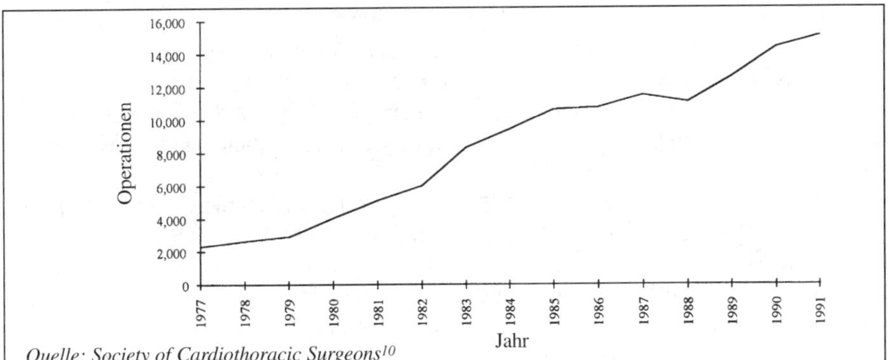

Quelle: Society of Cardiothoracic Surgeons[10]

Abb. 13. Bypass-Operationen. Grossbritannien, Männer und Frauen.

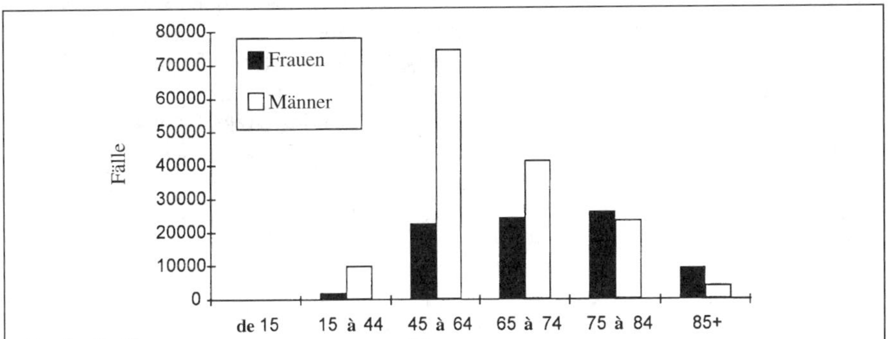

Quelle: DoH[8]

Abb. 14. Krankenhausbehandlungen wegen koronarer Herzkrankheiten, NHS-Krankenhäuser, England, 1989/90.

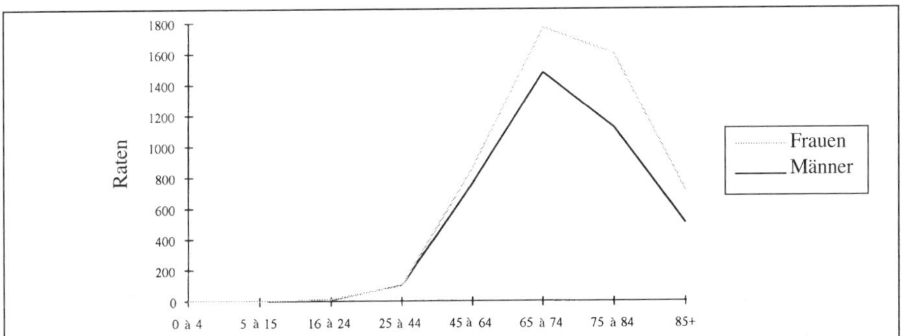

Quelle: OPCS[7]

Abb. 15. Prävalenz wegen Bluthochdruck konsultierender Patienten innerhalb eines Jahres, 1992. Rate pro 10.000. England & Wales.

von Bluthochdruck -- Betablocker, Diuretika und Vasodilatatoren -- den Hauptanteil der Arzneimittelkosten für koronare Herzkrankheiten ausmachen, folgt daraus, daß Frauen in einem überproportional hohen Anteil an den Behandlungskosten der Gemeinschaft beteiligt sind. Wenn man versuchen wollte, bezüglich koronarer Herzkrankheiten die anteilmäßigen Kosten von Männern und Frauen im Gesundheitssystem zu schätzen, so stünden diese in einem Verhältnis von 2:1 (hinsichtlich der Sterblickeitsrate), 1:1 (hinsichtlich der Bettenbelegung) und 0,7:1 (bezogen auf Patienten mit arterieller Hypertonie in der Primärversorgung).

Die Schätzungen schwanken, jedoch machen koronare Herzkrankheiten wahrscheinlich zwischen 2,5% und 4% der Kosten für das nationale Gesundheitssystem Großbritanniens aus [12, 13]. Beim Stand von 1992 betragen dort die Kosten für die Behandlung koronarer Herzkrankheiten für Männer und Frauen ungefähr 1 Million Pfund pro Jahr. Dies ergibt einen Pro-Kopf-Anteil von 20 Pfund [12, 13]. Eine geschätzte Aufteilung dieser Kosten [13] kann in Tabelle III abgelesen werden.

Ursprünglich wurde die Gesundheitsfürsorge in Großbritannien, wie auch in den meisten anderen europäischen Ländern, für individuelle Patienten aufgrund eines von den Spezialisten der Gesundheitsfürsorge konstatierten klinischen Bedarfs geschaffen. Kosteneffizienz und die effektive Größe der erreichten Population spielten dabei meist nur eine untergeordnete Rolle. Jedoch geht der Trend in Europa zunehmend in Richtung auf Gesundheitsvorsorgeprogramme und auf das Finanzieren der Gesundheitsfürsorge für bestimmte Patientengruppen. Dies kann auf der Grundlage einer geographischen Einteilung geschehen oder durch den Abschluß einer Krankenversicherung oder eines Vertrages mit einer gesundheitserhaltenden Organisation. Der Hauptantrieb hierfür war die Kosteneindämmung, die die Bedeutung des Vergleichs der Kosteneffizienz verschiedener Therapieformen hervorgehoben hat. Eine Zusammenfassung der Kosteneffektivität verschiedener Behandlungsformen koronarer Herzkrankheiten [14] ist in Tabelle IV aufgeführt. Diese Daten müssen mit extremer Vorsicht interpretiert werden. So hängen die Kosten pro QALY für eine Östrogensubstitutionstherapie stark von den Indikationen für diese Therapie ab. Die in Tabelle IV angegebene Summe von 3.450 Pfund bezieht sich auf symptomfreie Frauen.

Tabelle III. **Geschätzte Kosten koronarer Herzkrankheiten für das nationale Gesundheitswesen, 1991, GB**

Millionen Pfund	*Koronare Herzkrankheiten*	*Schlaganfall*	*alle Erkrankungen*
Behandlungskosten für stationäre Patienten	332	939	9 188
Konsultationen bei Allgemeinpraktikern	26	9	1 220
Verschreibungen	441*		2 593
Krankengelder	119*		698

*Kosten für koronare Herzkrankheiten und Schlaganfälle nicht getrennt erfaßt

Quelle: Office of Health Economics [13]

Die Kosten einer 10jährigen Östrogensubstitutionstherapie in Folge schwerwiegender postmenopausaler Symptome erreichen dagegen schätzungsweise nur 200 Pfund pro QALY. Jedoch erhellen die Daten ausreichend die wahrscheinliche Kosteneffektivität einiger der weniger spektakulären Vorsorgeprogramme, wie zum Beispiel den gutgemeinten Rat des Arztes, das Rauchen aufzugeben, und stellen den Sinn und die Zweckmäßigkeit einiger chirurgischer High-Tech-Eingriffe in Frage. Leider scheitern bevölkerungsnahe Programme oft daran, deutliche Vorteile für das Individuum nicht beweisen zu können, wohingegen High-Tech-Interventionen mit individuell kranken Patienten in Verbindung gebracht werden.

Die meisten unserer Bemerkungen betrachten die Kosten des Gesundheitssystems bei koronaren Herzkrankheiten. Wahrscheinlich sind für die Patienten ihr Leiden und die Verminderung ihrer Lebensqualität durch koronare Herzkrankheiten von weitaus größerer Bedeutung. Unglücklicherweise sind brauchbare Daten zu diesem Aspekt

Tabelle IV. **Geschätzte Kosten pro qualitätsberichtigtem Lebensjahr (QALY) für verschiedene Interventionen bei koronaren Herzkrankheiten. (1992/93)**

Intervention oder Pflege (soweit nicht anders angegeben für Männer und Frauen)	*Kosten pro Einheit (Pfund)*
Rat des Familienarztes, das Rauchen aufzugeben	300
Bypass-Operation (schwerwiegende Angina und linksseitige Arterienerkrankung)	1 752
Kontrolle des Bluthochdrucks durch den Familienarzt	2 850
15 Jahre Östrogensubstitutionstherapie (ohne menopausale Symptome)	3 450
Herztransplantation	8 350

Quelle: Daly E et al [14]

der Krankheit nur sehr schwer zu erfassen. In England tragen koronare Herzkrankheiten bei Frauen zu einem kleinen, jedoch wachsenden Anteil zu den Ursachen der Arbeitsunfähigkeit [15] bei (Abbildung 16). Offizielles Zahlenmaterial berücksichtigt nur vormals berufstätige Frauen. Frauen, die in keinem Arbeitsverhältnis standen, nicht arbeitslos gemeldet waren oder über 60 Jahre alt sind, tauchen in diesen Zahlen nicht auf. Der Anteil von Männern, die entweder in einem Arbeitsverhältnis stehen oder arbeitslos gemeldet sind, ist größer, und ihre Erfassung reicht bis zum Alter von 65 Jahren. Die Folge dieser Ungleichheit ist eine schwerwiegende Unterschätzung der von den Frauen erlittenen Behinderung und Not. Ein Einblick in diese Unterschiede wird durch einen Vergleich der in Großbritannien wegen koronarer Herzkrankheiten vor dem Alter von 75 Jahren verlorenen Lebensjahre [16] und mit den verlorenen Arbeitstagen [15] gewonnen (Tabelle 5). Die Rate der verlorenen Arbeitstage für Männer und Frauen ist doppelt so hoch wie die Rate der verlorenen Lebensjahre.

Tabelle V. **Verlorene Lebensjahre vor dem Alter von 75 Jahren und verlorene Arbeitstage, Großbritannien.**

*Verlorene Lebensjahre**	*Männer*	*Frauen*	*M/F*
Koronare Herzkrankheiten	208,9	63,0	3,3
Alle Ursachen	864,2	508,5	1,7
*Verlorene Arbeitstage (in Millionen)***			
Koronare Herzkrankheiten	53,4	6,4	8,3
Alle Ursachen	402	170,8	2,4

*Durchschnittlich verlorene Lebensjahre pro 10.000 Bevölkerungsmitglieder, pro Jahr, 1986 bis 1990

Quelle: OPCS [16]

**nachgewiesene Tage der Arbeitsunfähigkeit, 1988

Quelle: OPCS [15]

SCHLUSSFOLGERUNGEN

Die Sterblichkeitsrate für koronäre Herzerkrankungen bei Frauen sinkt tendenziell in den meisten europäischen Ländern. Gleichzeitig steigen jedoch die Kosten für Behandlung und Vorsorge an. Bei Menschen im arbeitsfähigen Alter stellen koronare Herzkrankheiten eher ein Problem für Männer als für Frauen dar. Allerdings steigt nach der Menopause das relative Risiko für koronare Herzkrankheiten bei Frauen und gleicht das sich Risiko demjenigen der Männer an. In absoluten Zahlen erliegen in der

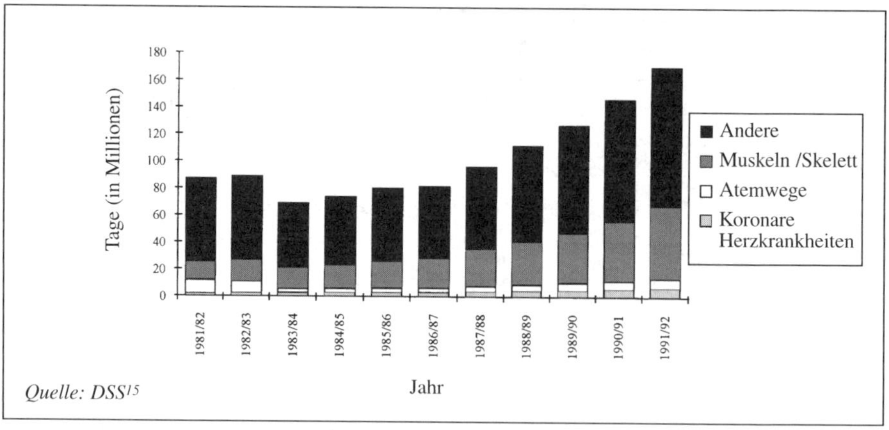

Abb. 16. Belegte Tage krankheitsbedingter Arbeitsunfähigkeit: Frauen in Großbritannien.

älteren Bevölkerungsschicht mehr Frauen als Männer koronaren Herzkrankheiten. Vor diesem Hintergrund erscheinen Interventionen, die das Risiko einer koronaren Herzkrankheiten bei Frauen in der Postmenopause verringern sollen, sowohl aus der Sicht der Gesamtbevölkerung als auch derjenigen des Individuums als sinnvolle Ziele.

Quellenangaben

[1] Health For All Indicators. Statistical Database For European Region. Geneva: World Health Organisation, 1994.

[2] Coronary Heart disease; an Epidemiological Overview. London: Department of Health, 1994.

[3] Rich-Edwards JW, Manson JE, Hennekens CH, Buring JE - The primary prevention of coronary heart disease in women. N Engl J Med 1995;332:1758-1766.

[4] British Heart Foundation / Coronary Prevention Group Statistics Database. Coronary Heart Disease Statistics 1993. London: The British Heart Foundation, 1993.

[5] Occupational Mortality: Decennial supplement 1979-80, 1982-83. Office of Population Censuses and Surveys. London:HMSO, 1986.

[6] Balarajan R - Ethnic differences in mortality from ischaemic heart disease and cerebrovascular disease in England and Wales. British Medical Journal 1991;302:560-564.

[7] Morbidity Statistics from General Practice. Fourth national study 1991-1992. Office of Population Censuses and Surveys. London:HMSO 1993.

[8] Hospital Episode Statistics, England: Volume1 Financial years 1993-94 (and previous years). London: Department of Health, 1995.

[9] Health Survey for England 1993. Office of Population Censuses and Surveys. London:HMSO, 1995.

[10] Society of Cardiothoracic Surgeons, United Kingdom Cardiac Surgical Register 1991. London: Society of Cardithoracic Surgeons, 1993.

[11] Scottish Health Statistics, Information and Statistics Division, Directorate of Information Services, the National Health Service in Scotland. Edinburgh: Common Services Agency, 1992.

[12] Health care needs assessment: the epidemiologically bases needs assessment reviews. Coronary Heart Disease. London: Department of Health, 1993.

[13] Compendium of Health Statistics, 8th Edition. Office of Health Economics London: OHE, 1992.

[14] Daly E, Vessey MP, Barlow D, Gray A, McPherson K, Roche M - Hormone replacement therapy in a risk-benefit perspective. In Berg M and Hammar G (Eds), The modern management of the menopause: a perspective for the 21st century. London:Parthenon Publishing, 1994.

[15] Social Security Statistics 1993 (and previous years). Department of Social Security. HMSO: London, 1993.

[16] Mortality Satistics 1986-90. Office of Population Censuses and Surveys. London:HMSO 1991.

BEEINFLUSSUNG DER AUSWAHLKRITERIEN UND STUDIEN ZUR HORMONELLEN SUBSTITUTIONSTHERAPIE

Francine GRODSTEIN*, Meir J STAMPFER** (1)

Mehr als 30 epidemiologische Studien weisen darauf hin, daß postmenopausale Frauen, die Östrogene einnehmen, einem geringeren Risiko für koronare Herzkrankheiten ausgesetzt sind. In einer kürzlich durchgeführten Meta-Analyse aller veröffentlichten Untersuchungen fanden wir eine Abnahme von 35% der koronaren Herzkrankheiten (relatives Risiko (RR)= 0.65,95% Vertrauensbereich (CI) 0.60 - 0.70) für Frauen, die bereits früher einmal Hormone eingenommen hatten im Vergleich zu denjenigen, die niemals Hormone eingenommen haben [1]. Weiterhin besagen die Daten, daß Frauen, welche regelmäßig Hormone einnehmen, offensichtlich am besten geschützt sind. Das relative Gesamtrisiko aus den Studien, die getrennt den regelmäßigen Gebrauch untersuchten, lag bei 0.49 (95% CI 0.43 - 0.56) [1]. Allerdings beweist dieses konsistente Ergebnis aus Beobachtungsstudien nicht Ursache und Wirkung. Es ist weitgehend anerkannt, daß Frauen, die sich für eine Östrogentherapie entscheiden, auch andere Entscheidungen treffen könnten, die im Zusammenhang mit einer Abnahme der Inzidenz an Herzerkrankungen stehen [2-5].

Zunehmend zeigt die Fachliteratur, daß allgemein Frauen, welchen Hormone verordnet werden, gesünder zu sein scheinen als jene, die keine Hormonsubstitutionstherapie (HRT) erhalten [2, 6, 7]. In einer kürzlich durchgeführten prospektiven Studie von randomisiert ausgewählten prämenopausalen Frauen beobachteten Matthews et al. [6] ein besseres kardiovaskuläres Risikoprofil bereits vor einer Hormonsubstitutionstherapie bei Frauen, die später in der Menopause mit Hormonen substituiert waren, als bei Frauen, die keine Hormone nahmen: substituierte Frauen hatten eine bessere Erziehung, besaßen einen höheren HDL-Spiegel, waren körperlich aktiver unf hatten einen

---

* Channing Laboratora, Departement of Medicine, Brigham and Women's Hospital, Havard Medical School and Departments of Epidemiology, Boston, MA.

** Channing Laboratora, Departement of Medicine, Brigham and Women's Hospital, Havard Medical School and Departments of Epidemiology and Nutrition, Havard School of Public Health, Boston, MA.

(1) Anfragen zu Nachdrucken an Dr. Francine Grodstein, Channing Laboratory, 180 Longwood Avenue, Boston, MA 02115, USA.

(2) Unterstützt durch die Gelder CA40356 der National Institutes of Health. Dr. Grodstein wird teilweise durch ein nationales Forschungsstipendium der National Institutes of Health 5T32CA09001 unterstützt.

höheren Alkoholkonsum, als Frauen, die keine Hormone einnahmen. Ebenso wiesen sie einen niedrigeren Apolipoprotein B -Spiegel, niedrigeren Blutdruck, niedrigeres Gewicht und einen niedrigeren Nüchterninsulinspiegel auf. Von diesen Unterschieden in ihrer Studienpopulation ausgehend vermuten die Autoren, daß der offensichtliche Nutzen von Hormonen im Hinblick auf kardiovaskuläre Erkrankungen (CVD) in Wirklichkeit zu einem guten Teil bereits vorher vorhandenen günstigen Merkmalen von Frauen, denen später eine HRT verordnet wird, zuzuschreiben sein könnte.

Ähnliche Argumente sind kürzlich von Posthuma et al. [3], Sturgeon et al. [5] und Vandenbroucke [4] vorgelegt worden. Posthuma et al. überprüften Studien über Hormonsubstitutionstherapien, die sowohl Daten über kardiovaskuläre Erkrankungen als auch über Krebs enthielten. Neben einem geringeren Risiko für kardiovaskuläre Erkrankungen zeigten viele dieser Studien auch geringere Krebsrisiken (relatives Gesamtrisiko RR = 0.83, 95% CI 0.71 - 0.96). Da Hormone nicht generell vor Krebs schützen, meinen Posthuma et al., daß die geringere Krebsrate die Bevorzugung gesunder Frauen für eine Östrogentherapie wiederspiegeln muß; sie meinen, daß mindestens 20% der Risikominderung bei koronaren Herzkrankheiten, wie sie in beobachtenden Untersuchungen gefunden werden, von der angegebenen krebsvermindernden Wirkung abgezogen werden sollten. Sturgeon et al. untersuchten die Sterblichkeitsangaben einer prospektiven Studie, welche jährlich Informationen über den Gebrauch von Hormonen auf den neuesten Stand bringt. Sie fanden eine niedrigere Sterblichkeit bei regelmäßigen Hormonanwenderinnen als bei Frauen, welche niemals Hormone genommen haben, aber eine höhere Sterblichkeitsrate für Frauen, welche kürzlich ihre Östrogeneinnahme beendet hatten. Diese verringerte sich, je weiter die Jahre ohne Hormoneinnahme zurücklagen. Basierend auf diesen Ergebnissen vermuten sie, daß Frauen die Hormoneinnahme beenden, wenn Symptome einer schwerwiegenden Erkrankung auftreten, so daß nur gesunde Frauen als regelmäßige Hormonanwenderinnen verbleiben.

Die meisten dieser Argumente sind nicht neu. Es ist durchaus wahrscheinlich, daß Frauen, die Hormone einnehmen, im allgemeinen gesünder sind als solche, die keine Hormone einnehmen. Die wichtigere Frage ist, wie und in welchem Ausmaß diese Unterschiede unsere Deutung der Studien der Hormonsubstitutionstherapie und der Herzerkrankungen beeinflussen. Sollen wir also glauben, daß die 50%ige Abnahme des Gesamtrisikos für koronare Herzkrankheiten, die bei regelmäßig Hormone einehmenden Frauen festgestellt wurde, die wirkliche Schutzwirkung von Hormonen zeigt, oder daß sie bloß die charakteristischen Auswahlkriterien von epidemiologischen beobachtenden Studien widerspiegelt? Solange es keine randomisierten Untersuchungen gibt, die Beeinflussungender Selektion ausräumen, müssen wir, um den obengenannten Kritiken zu begegnen, auf indirekte Ergebnisse vertrauen. Wir müssen folgen des bedenken: Ist die Bewertung der Abnahme von Carcinomen eine geeignete Methode zur Abschätzung des Ausmaßes verdeckter Beeinflussungen der Selektion beim Ausgang von kardiovaskulären Erkrankungen? Und entsprechen die Unterschiede der Risikofaktorprofile bei Stichproben aus der Allgemeinbevölkerung auch jenen der epidemiologischen Untersuchungen zu Östrogenen und Herzerkrankungen? Und welches sind die biologischen Grundlagen der potentiellen Schutzwirkungen von Östrogenen?

Posthuma et al. meinen, daß ein relatives Gesamtrisiko von 0,83 (95% CI 0,71 - 0,96) für Krebs und Hormoneinnahme eine 20 %ige Beeinflussung der Selektion in Beobachtungsstudien von kardiovaskulären Erkrankungen und Hormonsubstitutionstherapie anzeigt. Zunächst sind viele der Studien, aus denen Posthuma et al. ihre Daten über Krebs entnehmen, Mortalitätsstudien, welche mit einiger Wahrscheinlichkeit das von Sturgeon et al. [5] beschriebene Problem aufweisen; die meisten Menschen, die an Krebs sterben, erhalten vor ihrem Tod die Diagnose mitgeteilt und beenden sofort die Hormoneinnahme. Somit wäre es überraschend, wenn Posthuma et al. solch eine Abnahme des Krebsrisikos nicht beobachtet hätten. Zudem ist der Vertrauensbereich rund um die Gesamteinschätzung von Posthuma et al. sehr eng und vereinbar mit ihrer früheren Hypothese, daß kein Zusammenhang zwischen Hormonen und Krebs herzustellen sei, obwohl es wahrscheinlich noch verfrüht ist, Hypothesen über die Auswirkungen von Hormonen auf Krebs aufzustellen. Während es scheint, daß Brustkrebs unter HRT Hormongaben nach der Menopause zunimmt [8], wurde in jüngeren Veröffentlichungen festgestellt, daß der bei Frauen ebenfalls häufig auftretende Dickdarmkrebs bei hormonbehandelten Patientinnen seltener auftritt [9]. Die selektiven Faktoren, die an Krebs erkrankte Frauen dazu veranlassen, eine Hormonbehandlung abzubrechen (oder gar nicht erst zu beginnen), sind ohne Beziehung zu der Auswahl von kardiovaskulälren Risikofaktoren. Somit ist die Untersuchung von Krebsraten in epidemiologischen Untersuchungen nicht geeignet zur Quantifizierung potentieller Verfälschungen in Studien über Hormone und Herzerkrankungen. Bessere Kriterien wurden von Forschern geliefert, welche den Zusammenhang zwischen Hormonsubstitutionstherapie und koronaren Herzkrankheiten bearbeiteten und die relevanten Unterschiede von hormonbehandelten und nicht hormonbehandelten Patienten berücksichtigten.

Verschiedene Forscher [2, 6, 7] fanden in der allgemeinen Bevölkerung Beispiele dafür, daß Frauen, die Hormone einnehmen, ein besseres kardiovaskuläres Risikofaktorprofil haben als Frauen ohne Hormoneinnahme. Jedoch spiegeln solche Unterschiede soziologische Uneinheiltlichkeit wider und sind kein biologisches Phänomen. Wir würden vermuten, daß hormonbehandelte Patientinnen in der allgemeinen Bevölkerung einen höheren sozioökonomischen Status innehaben als nicht mit Hormonen behandelte Patientinnen; sie können sich medizinische Behandlung leisten. Untersuchungen, welche die Rate von Herzerkrankungen von hormonbehandelten Frauen mit der Rate in der allgemeinen Bevölkerung verglichen haben [10, 11], ergaben ein extrem niedriges relatives Risiko (von 0,3 bis 0,4), welches teilweise diese sozioökonomischen und gesundheitlichen Verschiedenheiten reflektiert. Jedoch sollten diese sozioökonomischen Abweichungen nicht in Untersuchungen auftauchen, welche ausschließlich an Krankenschwestern oder in einer bestimmten Alterssiedlung durchgeführt wurden. So wurden zum Beispiel sowohl in der Nurses' Health Study [12] als auch in der Leisure World Study [13] nur geringe Unterschiede des Risikofaktors für östrogenbehandelte und nicht mit Östrogen behandelte Patienten festgestellt.

Die Ergebnisse mehrerer Studien wurden für eine große Zahl von Risikofaktoren korrigiert [12-14]. Oft beeinflussen diese Berichtigungen den bei östrogenbehandelten Patienten beobachteten Nutzen nur wenig, indem sich wiederum ein ähnliches Risikoprofil für Hormonanwenderinnen und Nichtanwenderinnen zeigt. In der Leisure World Study [13] betrug das altersberichtigte relative Risiko aller Todesursachen 0,80 (95% CI 0,70 - 0,87) für Östrogenanwenderinnen im Vergleich zu Nichtanwenderinnen. Nach weiteren Berichtigungen für Bluthochdruck, Anamnese von Angina, Myokardinfarkt (MI) oder Schlaganfall, für Alkoholkonsum, Rauchen Körpermassenindex (BMI) und Alter beim Eintritt in die Menopause war das relative Risiko praktisch das gleiche (RR = 0,79; 95% CI 0,71 - 0,88). Interessanterweise schienen in der Studie von Matthews et al. [6] Unterschiede des Body-Mass-Index (BMI) den Unterschied zwischen Hormonanwenderinnen und Nichtanwenderinnen größtenteils zu erklären. Hormonanwenderinnen sind in der Allgemein-Bevölkerung häufig schlanker als Nichtanwenderinnen [7]. Jedoch gibt es in anderen Studienpopulationen keine solchen signifikanten Unterschiede. In der Lipid Research

Clinics Program-Follow-up-Studie [14] betrug der mittlere BMI für Östrogenanwenderinnen 24,7 und für Nichtanwenderinnen 25,7; der Einschluß in ein Modell, welches Alter, Blutdruck, Rauchen und Cholesterin berücksichtigte, änderte das geschätzte relative Risiko lediglich von 0,44 zu 0,47. Außerdem werden der Menopause vorausgehende Faktoren häufig mitberücksichtigt, was Betrachtungen untermauert, die davon ausgehen, daß sich Hormonanwenderinnen schon vor der Behandlung von Nichtanwenderinnen unterscheiden [6]. Die Einschätzungen der Nurses' Health Study sind hinsichtlich Bluthochdruck, erhöhtem Cholesterinspiegel, Diabetes, früherem Zigarettenkkonsum, Einnahme oraler Kontrazeptiva sowie MI in der Familiengeschichte korrigiert.

Die Compliance bei der Einnahme von Östrogenen wird von einigen ebenso als ein Marker für ein geringes Risiko für Herzerkrankungen angesehen [2, 15], ausgehend von der Annahme, daß die Verhaltensmuster von Hormonanwenderinnen stärker zu ihrem geringeren CHD-Risiko beitragen als die Östrogeneinnahme selbst. Dieses Argument basiert auf Ergebnissen von klinischen Versuchen, in denen die Resultate von Patientinnen, die ihr Einverständnis zu einer Plazeboeinnahme gegeben hatten, besser waren als die Ergebnisse von Patienten, von denen kein Einverständnis vorlag [16]. Jedoch ist unklar, inwieweit diese Ergebnisse aus Versuchen mit Arzneimitteltherapien auf eine Interpretation der Resultate von Beobachtungsstudien übertragen werden können, in denen die Probandinnen sich selbst für die Einnahme von Medikamenten entschieden haben. Es ist zum Beispiel möglich, daß die Teilnehmer an klinischen Versuchen mit vorklinischen Krankheitssymptomen selektiv die Einnahme ihrer randomisiert verordneten Medikamente unterbrechen, was vielleicht einen Teil des offensichtlichen Benefits des Einverständnisses erklärt. Außerdem belegen umfangreiche biologische Daten aus klinischen Versuchen sowohl mit Tieren als auch mit Frauen den Nutzen der Östrogeneinnahme für zahlreiche mit kardiovaskulären Erkrankungen in Verbindung stehende Faktoren, und untermauern somit die Resultate aus Beobachtungsstudien an Frauen. In einer randomisierten Untersuchungsreihe an ovarektomierten Affen, denen entweder Östrogene oder ein Plazebo verabreicht wurde, wiesen die mit Östrogenen behandelten Affen eine 50%ige Senkung von Atherosklerose [17], eine 70%ige Reduktion der LDL-Aufnahme in den koronaren Arterien [18] und eine Gefäßerweiterung nach Acetylcholin-Infusion [19] auf. Der Widerstand des Blutstroms verringert sich bei Frauen nach Östrogeneinnahmen [20, 21]. Sack et al. [22] berichten, daß Frauen, denen über drei Wochen ein Östrogen verabreicht wurde, eine 16%ige Verlängerung der Dauer der LDL-Oxydation aufweisen ($p<0,01$ im Vergleich zur Vorbehandlung). Schließlich hatten in der Postmenopausalen Östrogen/Gestagen Interventions (PEPI) - Versuchsreihe Frauen, denen randomisiert Östrogen verabreicht worden war, einen höheren HDL- und ein niedrigeren LDL-Wert als jene Frauen, die ein Plazebo erhalten hatten. Bei Frauen, die mit der Einnahme oraler konjugierter Östrogene einverstanden waren, war eine durchschnittliche Abnahme von 14,5 mg/dl LDL und eine Zunahme von 5,6 mg/dl HDL zu beobachten. Die Abnahme um 1 mg/dl LDL geht mit einer ungefähr 2%igen Risikoreduzierung für Herzerkrankungen einher, und eine Zunahme von 1 mg/dl HDL geht mit einer ungefähr 3%igen Risikoreduzierung einher [24]. Die erwähnte LDL-Abnahme vermindert das Risiko für koronare Herzkrankheiten also um 29%, und die erwähnte HDL-Abnahme reduziert das Risiko um 16%. Außerdem wurde der PEPI-Versuch auf die Absicht einer Behandlung hin analysiert. Berücksichtigt man die beträchtliche Zahl von Frauen, welche die Östrogeneinnahme während des Versuches abbrachen, so unterschätzen die oben angegebenen Zahlen den tatsächlichen Nutzen des Östrogens auf die Lipide bei

Frauen, die die Einnahme fortsetzten. Somit sagt dieser Versuch, ohne das Risiko einer verfälschenden Vorauswahl, viel über das in Beobachtungsstudien festgestellte reduzierte Risiko für Herzerkrankungen voraus.

Außerdem belegen experimentelle Daten einen augenblicklichen Effekt von gegenwärtigen, jedoch nicht von vergangenen Östrogenanwendungen auf Herzerkrankungen. Ein verbesserter Blutfluß wurde in einer nur 2,5 monatigen Untersuchung festgestellt [20], und nach 9wöchiger Östrogentherapie bei Frauen wurde ein verringerter Gefäßwiderstand beobachtet, ohne daß nach einer weiteren 13wöchigen Therapie ein weiterer Nutzen festgestellt werden konnte [21]. In einem plazebokontrollierten Versuch an Frauen mit koronaren Arterienerkrankungen, die eine Bewegungsübung ausführen mußten, stellte man nach 40minütiger Östrogentherapie eine verlängerte Tretmühlenzeit sowie eine Verminderung der Symptome fest [25]. Sack et al. [22] fanden ebenfalls heraus, daß die antioxidierende Wirkung der Östrogene auf LDL fast augenblicklich nach der Unterbrechung der Östrogenbehandlung ausbleibt. Diese Ergebnisse legen nahe, daß viele Untersuchungen, die im allgemeinen aktuelle und vergangene Hormonanwendungen nicht unterscheiden, die Auswirkungen von Hormonen auf Herzerkrankungen in dem Maße unterschätzten, in dem sich aktuelle und vergangene Behandlungen unter den Probanden verteilten.

Nachdem Sturgeon et al. [5] feststellten, daß Frauen offenbar die Östrogeneinnahme vor ihrem Tod beenden, haben andere Forscher dies zur Kenntnis genommen und in ihren Analysen diesem Umstand Rechnung getragen. In der Nurses' Health Study wurde die Sterblichkeit durch Brustkrebs [8] fallkontrolliert untersucht. Alle Fälle, die mit der Brustkrebs-Diagnose ihre Substitution beendeten, sowie ausgewählte Kontrollen unter denen, die zum Zeitpunkt der Diagnose noch lebten, wurden nachkontrolliert. Dies scheint methodologisch der beste Weg zu sein, um Verfälschungen durch medizinische Praktiken und durch die Behandlungen von Frauen mit einer vor ihrem Tod diagnostizierten Erkrankung zu vermeiden.

Zusammenfassend scheint es eindeutig, daß in Stichproben aus der allgemeinen Bevölkerung Hormonanwenderinnen einem geringeren Risiko für kardiovaskuläre Erkrankungen ausgesetzt sind, unabhängig von den offensichtlichen Vorteilen von Östrogenen. Jedoch ist der bessere Gesundheitszustand von Hormonanwenderinnen in der allgemeinen Bevölkerung in vielen epidemiologischen Untersuchungen, welche Daten über Östrogene und Herzerkrankungen liefern, wesentlich weniger offensichtlich; Berichtigungen hinsichtlich gesundheitlicher Unterschiede zeigen für gewöhnlich nur eine geringe Beeinflussung durch die Auswahl. Gegenwärtig laufen klinische Versuche zur Hormonsubstitutionstherapie, die dringend notwendig sind. Es wird jedoch einige Jahre dauern, bis deren Ergebnisse bekannt werden. Ergebnisse aus Beobachtungs- Untersuchungen sowie vielfältige biologische Beweise unterstützen den ursächlichen Zusammenhang zwischen Östrogenen und Herzerkrankungen.

Quellenangaben

[1] GRODSTEIN F, STAMPFER MJ - Menopause and coronary heart disease: What is the role of estrogen replacement therapy. Am J Med 1995; [in press].

[2] BARRETT-CONNOR E - Postmenopausal estrogen and prevention bias. Ann Int Med 1991;115:455-456.

[3] POSTHUMA WFM, WESTENDORP RGJ, VANDENBROUCKE JP - Cardioprotective effect of hormone replacement therapy in postmenopausal women: is the evidence biased? Brit Med J 1994;308:1268-1269.

[4] Vandenbroucke JP - How much of the cardioprotective effect of postmenopausal estrogens is real? Epidemiology 1995;6:207-8.

[5] Sturgeon SR, Schairer C, Brinton LA, Pearson T, Hoover RN - Evidence of a healthy estrogen user survivor effect. Epidemiology 1995;6:227-231.

[6] Matthews KA, Kuller LH, Wing RR, Meilahn EN, Plantinga P - Are users of estrogen replacement therapy healthier prior to use than are nonusers? Am J Epidemiol 1995; [in press].

[7] Cauley JA, Cummings SR, Black DM, Mascioli SR, Seeley DG - Prevalence and determinants of estrogen replacement therapy in elderly women. Am J Obstet Gynecol 1990;163:1438-1444.

[8] Colditz GA, Hankinson SE, Hunter DJ, et al. - The use of estrogens and progestins and the risk of breast cancer in postmenopausal women. N Engl J Med 1995;332:1589-1593.

[9] Newcomb PA, Storer BE - Postmenopausal hormone use and risk of large-bowel cancer. J Natl Cancer Instit 1995;87:1067-71.

[10] Burch JC, Byrd BF, Vaughn WK - The effects of long-term estrogen on hysterectomized women. Am J Obstet Gynecol 1974;188:778-782.

[11] McMahon B - Cardiovascular disease and noncontraceptive oestrogen therapy. In: Oliver MF, ed. Coronary Heart Disease in Young Women. New York: Churchill Livingstone, 1978;197-207.

[12] Stampfer MJ, Colditz GA, Willett WC, et al. - Postmenopausal estrogen therapy and cardiovascular disease: Ten-year follow-up from the Nurses' Health Study. N Engl J Med 1991;325:756-762.

[13] Henderson BE, Paganini-Hill A, Ross RK - Decreased mortality in users of estrogen replacement therapy. Arch Int Med 1991;151:75-78.

[14] Bush TL, Barrett-Connor E, Cowan LD, et al. - Cardiovascular mortality and noncontraceptive use of estrogen in women: Results from the Lipid Research Clinics Program Follow-up Study. Circulation 1987;75:1102-1109.

[15] Horwitz RI, Horwitz SM - Adherence to treatment and health outcomes. Arch Intern Med 1993;153:1863-1868.

[16] Coronary Drug Project Research Group. Influence of adherence to treatment and response of cholesterol on mortality in the coronary drug project. N Engl J Med 1980;303:1038-1041.

[17] Adams MR, Clarkson TB, Shively CA, Parks JS, Kaplan JR - Oral contraceptives, lipoproteins, and atherosclerosis. Am J Obstet Gynecol 1990;163:1388-93.

[18] Wagner JD, Clarkson TB, St Clair RW, Schwenke DC, Shively CA, Adams MR - Estrogen and progesterone replacement therapy reduces low density lipoprotein accumulation in the coronary arteries of surgically postmenopausal cynomolgus monkeys. J Clin Invest 1991;88:1995-2002.

[19] Williams JK, Adams MR, Klopfenstein HS - Estrogen modulates responses of atherosclerotic coronary arteries. Circulation 1990;81:1680-1687.

[20] Bourne T, Hillard TC, Whitehead MI, Crook D, Campbell S - Oestrogens, arterial status, and postmenopausal women. Lancet 1990;335:1470-1471.

[21] Gangar KF, Vyas S, Whitehead M, Crook D, Meire H, Campbell S - Pulsatility index in internal carotid artery in relation to transdermal oestradiol and time since menopause. Lancet 1991;338:839-842.

[22] Sack MN, Rader DJ, Cannon RO - Estrogen and inhibition of oxidation of low-density lipoproteins in postmenopausal women. Lancet 1994;343:269-270.

[23] Postmenopausal Estrogen/Progestin Interventions Trial Writing Group. Effects of estrogen/progestin regimens on heart disease risk factors in postmenopausal women. JAMA 1995;273:199-208.

[24] Gordon DJ, Probstfield JL, Garrison RJ, et al. - High-density lipoprotein cholesterol and cardiovascular disease. Four prospective American studies. Circulation 1989;79:8-15.

[25] Rosano GMC, Sarrel PM, Poole-Wilson PA, Collins P - Beneficial effect of oestrogen on exercise-induced myocardial ischaemia in women with coronary artery disease. Lancet 1993;342:133-136.

DIE GRENZEN VON BEOBACHTUNGS-UNTERSUCHUNGEN

Gérard BREART*

In der epidemiologischen Forschung ist die einzige Möglichkeit, einen Zusammenhang zwischen einem Risikofaktor und einer Erkrankung herzustellen, die Organisation einer Beobachtungsstudie (Kohorten- oder Fallkontrollstudie). Das Ziel einer solchen Untersuchung ist der Beweis einer kausalen Assoziation.

Um eine solche kausale Folgerung aufstellen zu können, wurden Kriterien vorgeschlagen, wobei die besten von Hill [1] stammen.

- Stärke des Zusammenhangs
- Konsistenz
- Spezifizität
- Zeitzusammenhang
- biologischer Gradient (Dosis-Antwort Verhältnis)
- Plausibilität und Kohärenz
- experimentelle Beweisbarkeit
- Analogie

Fast alle dieser Kriterien werden in der Untersuchung des Verhältnisses zwischen der Östrogensubstitutionstherapie (ERT) und kardiovaskulären Erkrankungen oder Osteoporose erfüllt. Somit bietet es sich an, auf einen kausalen Zusammenhang zu schließen.

Jedoch kann dies als ein "Mißbrauch" der Hill'schen Kriterien gedeutet werden. In der Tat wurden diese Kriterien für Risikofaktoren entwickelt, die in Verbindung mit der Umwelt und dem Lebensstil stehen, und sind nicht unbedingt auf Untersuchungen über die vorbeugende Wirkung eines Medikamentes anwendbar.

Um die vorbeugende Wirkung eines Medikamentes abzuschätzen, ist methodologisch gesehen ein randomisierter Kontrollversuch (RCT) mit bestimmten Merkmalen, wie Clusterrandomisierung, welche den charakteristica der untersuchten prophylaktischen Intervention angemessen sind, absolut notwendig. Kein Medikament wird jemals zugelassen werden, dessen Nutzen nicht in einer randomisierten, kontrollierten Studie nachgewiesen wurde.

---

* Dr. med., MSc, INSERM U-149, Epidemiologische Forschungseinheit für die Gesundheit von Frauen und Kindern, 123, Bd de Port-Royal, 75014 Paris, Frankreich.

Tabelle I. **Kontraindikationen, Warnungen, Vorsichtsmaßnahmen und Nebenwirkungen für Premarin in der Desk Reference für Ärzte (nach Jahren)**

	1947	*1950*	*1955*	*1960*	*1965*	*1970 (1)*	*1975*	*1980*	*1985*	*1990*
Kardiovaskulär										
Thrombophlebitis							X	X	X	X
Thromboembolie							X	X	X	X
Hoher Blutdruck (2)								X	X	X
Atherosklerose								X	X	X (3)
Kardiale Dysfunktion						(X)	X	X	X	X
Diabetes (4)						(X)		X	X	X
Ödeme						(X)	X	X	X	X
Niereninsuffizienz						(X)	X	X	X	X
Gewichtszunahme							X	X	X	X
Krebs (5)										
Brust, familiär		X	X							
Brust, eigen		X	X			(X)	X	X	X	X
Genital, familiär		X	X							
Genital, eigen		X	X		X (6)	(X)	X	X	X	X
Andere										
Lebererkrankungen						(X)	X	X	X	X
Gallenblasenkrankheiten								X	X	X
Krankheiten des Knochenmetabolismus						(X)		X	X	X
Hyperkalzämie							X	X	X	X
Asthma						(X)	X	X	X	X
Epilepsie						(X)	X	X	X	X
Depressionen								X	X	X
Migräne						(X)	X	X	X	X

(1) Gegeben für PMB (Premarin + Meprobamat)
(2) Sollte überwacht werden
(3) Mit hoher Dosierung
(4) Einschließlich Glukosemetabolismus
(5) Diagnostiziert oder Verdacht oder relevante Risikofaktoren
(6) Zyklische Gabe zur Vermeidung einer kontinuierlichen Stimulierung

Quelle: [3]

Und somit stellt sich die Frage, warum es einen unterschiedliechen Referenzstandard in der Interpretation von Untersuchungsergebnissen gibt, welche alle den Zusammenhang zwischen einer vorbeugenden Intervention und einer bestimmten Krankheit untersuchen.

Es existieren dafür zwei Hauptgründe:

1. Ein Experiment ist theoretisch akzeptabel, wenn man eine Vorbeugemaßnahme untersucht, da man eine Verbesserung der Gesundheit der dem Eingriff ausgesetzten Bevölkerung erwartet, wohingegen es nicht akzeptabel wäre, eine Gruppe von Menschen wissentlich einem wahrscheinlich riskanten Faktor zu exponieren.

Um die Auswirkungen von Risikofaktoren zu erfassen, versucht eine experimentelle Untersuchung, die Konsequenzen einer Unterdrückung dieser Risikofaktoren zu ermitteln. Dieser Versuch kann als die definitive Art betrachtet werden, einen kausalen Zusammenhang zwischen dem auslösenden Faktor und einer Krankheit herzustellen.

2. Der zweite Grund ist die Gefahr einer Beeinflussung der Auswahl. Dies kann zwei Ursachen haben. Die Auswahl der Patienten, denen die Vorbeugemaßnahme vorgeschlagen wird, kann von einem Arzt durchgeführt werden, dem "der aktuelle Wissensstand" oder die "gewöhnlichen" Umstände zu einer gegeben Zeit zur Verfügung stehen. Somit erfolgt eine Vorselektion. Insbesondere können einige Vorbeugemaßnahmen als kontraindiziert für Risikogruppen gelten.

Eine andere Beeinflussung rührt von den Patienten selbst her. Patienten, die sich auf Vorbeugemaßnahmen einlassen, sind in der Regel gesünder und haben ein höheres "Gesundheitsbewußtsein" als jene, die sie nicht akzeptieren [2].

Diese Bemerkungen haben eine besondere Relevanz bei Untersuchungen der günstigen Auswirkungen der Östrogensubstitutionstherapie.

Das Risiko einer Beeinflussung der Auswahl durch den Arzt bei der Verschreibung von Östrogensubstitutionstherapien wurde in einer Veröffentlichung von E. Hemminki und S. Sihvo klar dargelegt[3] (Tabelle 1).

Um die Empfehlungen zu untersuchen, den Ärzten bezüglich einer postmenopausalen Hormontherapie gegeben wurden, und somit indirekt herauszufinden, ob eine selektive Verschreibungen-spraxis in die Daten über gesundheitliche Auswirkungen eingegangen sind, haben die Autoren die Empfehlungen überprüft, die amerikanischen Ärzten bezüglich Östrogenverschreibungen im Physicians' Desk Reference (fünf Textbände), und in anderen zwischen 1945 und 1990 verfaßten Schriften gemacht wurden.

In diesen, den Ärzten vorgelegten Empfehlungen wurde erwähnt, daß Östrogene Krebs verursachen könnten. Außerdem wurde davon abgeraten, Frauen in schlechtem gesundheitlichen Zustand Östrogene zu verabreichen. Mitteilungen über kardiovaskuläre Erkrankungen und Östrogene waren widersprüchlich und unterschiedlich.

Die Autoren ziehen folgenden Schluß: "Wenn die beobachteten Empfehlungen das Verschreibeverhalten der Ärzte reflektieren, dann haben Untersuchungen über die gesundheitlichen Auswirkungen von Östrogentherapien das Risiko von Brustkrebs unterschätzt und die Vorbeugung von Frakturen überschätzt. Die Auswirkungen auf Untersuchungen über kardiovaskuläre Erkrankungen sind unklar, und andere Mechanismen der Beeinflussung der Auswahl waren schwerwiegender."

Eine mögliche Beeinflussung der Auswahl wurde auch von Posthuma et al. [4] berichtet, der zeigte, daß in den meisten Follow-up-Studien das relative Risiko für alle Krebserkrankungen unter 1 lag. Die Studien, die die größte Reduzierung kardiovaskulärer Erkrankungen aufzeigten, ergaben auch die größte Reduzierung von Krebs, was auf den Effekt eines gesunden Kollektivs hinweist.

Sie ziehen den Schluß: "Unbeabsichtigte Auswahl relativ gesunder Frauen für eine Östrogentherapie könnten die berichteten günstigen Auswirkungen von Östrogen auf kardiovaskuläre Erkrankungen beeinflußt haben. Es ist unklar, in welchem Ausmaß die beobachtete Kardioprotektion auf die Beeinflussung der Auswahl zurückzuführen ist. Eine universelle vorbeugende Hormonsubstitutionstherapie für postmenopausale Frauen ist zum heutigen Zeitpunkt nicht gerechtfertigt."

Dieser "Effekt des gesunden Kollektivs" reflektiert nicht nur die Auswahl des Arztes, sondern auch die Akzeptanz und das Einverständnis der Patientin.

In einer von Sacket [5] unternommenen Reanalyse des HIP-Versuchs (Tabelle 2) wird deutlich, daß die Sterblichkeitsrate durch kardiovaskuläre Erkrankungen bei Frauen, die ein Mammographie zur Erkennung von Brustkrebs akzeptierten, unter der von Frauen liegt, welche eine Untersuchung ablehnten. Dies beweist natürlich nicht, daß Mammographien vor kardiovaskulären Erkrankungen schützen, sonder vielmehr, daß Frauen, die vorbeugende Maßnahmen akzeptieren, sich in einem besseren Gesundheitszustand befinden.

Tabelle II. **Reanalyse des HIP-Versuches**

	Tod pro 10.000 Frauen pro Jahr	
	Alle Ursachen	*Kardiovaskuläre Ursachen*
Kontrollen	54	25
Probandinnen		
Voluntärinnen	42	17
Verweigert	77	38
Daten nach S. Shapiro. Persönliche Unterredung (1976) und Screeninganzeichen für Brustkrebs aus einem randomisierten Versuch. Cancer (Suppl). 39:2772 (1977)		

Quelle [5]

Petiti [6] untersuchte die Sterblichkeit von Patienten, die einem Plazeboversuch zustimmten. In drei Analysen zweier randomisierter klinischer Untersuchungen zur medikamentösen Behandlung koronarer Herzkrankheiten wurde der Zusammenhang von Einverständnis und Gesamtsterblichkeit bei Personen untersucht, die einer Einnahme von Plazebos zustimmten. In diesen Analysen geht das Einverständnis, Plazebos einzunehmen, mit einer Verringerung der Gesamtsterblichkeit von ebenso hohen Ausmaß einher, wie sich auch das Risiko koronarer Herzkrankheiten bei mit Östrogen substitutierten Patientinnen verringert. Der Vorteil des Einverständnisses zur Einnahme eines Plazebos wurde durch Berichtigung einer großen Zahl sowohl medizinischer als auch soziodemographischer Daten, welche die Sterblichkeit beeinflussen könnten, nicht vermindert.

Ähnliche Ergebnisse wurden von Gallagher et al. [7] beobachtet, die den Zusammenhang zwischen der Einhaltung einer medizinischen Behandlung und der Sterblichkeit durch Myokardinfarkte bei Frauen untersuchten. Sie zeigten, daß eine geringe Therapie-Disziplin mit einer Steigerung der Sterblichkeitsrate einhergeht (Relatives Risiko 2,4; 95% Vertrauensbereich 1,1 - 5,6).

Alle diese Elemente zeigen, daß Beobachtungs-Untersuchungen dazu neigen, den wahren Nutzen der Östrogensubstitutionstherapie zu überschätzen. Eine gute Einschätzung kann nur durch experimentelle Untersuchungen gewonnen werden.

Quellenangaben

[1] ROTHMAN K - Modern epidemiology. Little, Brown and Company, Boston 1986, p. 16-21.

[2] BARRET-CONNOR E - Postmenopausal estrogen and prevention bias, Annals of Internal Medicine 1991;115:455-456.

[3] HEMMINKI E, SIHVO S - A review of postmenopausal hormone therapy recommendations: potential for selection bias. Obstet Gynecol 1993;82:1021-1028.

[4] POSTHUMA WFM, WESTENDORP RGJ, UNDERBROUCKE JP - Cardioprotective effect of hormone replacement therapy in post-menopausal women: is the evidence biased? B M J 1994;308: 1268-1269.

[5] SACKETT DL, HAYNES RB, TUGWELL P - Clinical epidemiology. Little, Brown and Company, Boston, 1985;142-146.

[6] PETITI D - Coronary heart disease and estrogen replacement therapy, can compliance bias explain the results of observational studies? Ann Epidemiol 1994;4:115-118.

[7] GALLAGHER EJ, VISCOLI GM, HORWITZ RI - The relationship of treatment adherence to the risk of death after myocardial infarction in women. J.A.M.A. 1993;270:742-744.

ATHEROSKLEROSEHEMMENDE WIRKUNGEN VON ÖSTROGENEN

Ian F GODSLAND*

EINFÜHRUNG

Umfangreiche epidemiologische Beobachtungen zeigen, daß die Einnahme von Östrogenen bei Frauen in der Postmenopause mit einer 50%igen Verminderung des Risikos der Entstehung kardiovaskulärer Erkrankungen einhergeht [1]. Die daraus gezogene Schlußfolgerung, Östrogene könnten kardiovaskulären Erkrankungen vorbeugen, wurde kritisiert, da die große Mehrheit der Östrogenanwenderinnen in diesen Untersuchungen ihre Substitution selbst gewählt hatten, und es möglich ist, daß Östrogene von allgemein gesünderen oder besser kooperierenden Frauen bevorzugt werden [2]. Wie auch immer erscheinen die in Beobachtungs-Untersuchungen festgestellten Unterschiede zwischen den Profilen der Risikofaktoren für Herzerkrankungen bei Östrogenanwenderinnen und Nichtanwenderinnen ungenügend, um die schützende Wirkung von Östrogenen zu erklären [1]. Überdies haben Östrogene eine Vielzahl von Auswirkungen auf physiologische und biochemische Vorgänge, woraus man schließen könnte, daß Östrogene atherosklerosehemmend wirken, beziehungsweise, daß Östrogenmangel sich atherogen auswirkt. In der folgenden Übersicht sind die Vorgänge aufgeführt, welche zur Entwicklung einer fortgeschrittenen atherosklerotischen Läsion führen, sowie die Wege, durch welche Östrogenmangel beziehungsweise Östrogensubstitution diesen Prozeß begünstigen oder hemmen.

ATHEROGENESE

Atherosklerose beginnt als eine normale Reaktion auf Schädigungen des Endothels, die bei gleichzeitig vorhandenen chronischen Stoffwechselstörungen pathologisch werden. Bekannte Theorien über die Entstehung der atherosklerotischen Plaques wurden eingehender analysiert [3].

Kurz zusammengefaßt, entwickeln sich atherosklerotische Plaques in umschriebenen vaskulären Bereichen, welche einem verstärkten Einfluß von Plasmaproteinen und

---

* Dr. phil., Wynn Departement of Metabolic Medicine, National Heart and Lung Institute, Imperial College of Science, Technology and Medicine, GB.

Monozyten in den subendothelialen Raum und die Gefäßintima ausgesetzt sind. Die Akkumulation der Monozyten wird erleichtert durch spezifische Adhäsionsmoleküle auf der endothelialen Oberfläche, chemische Attraktionsstoffe, die von dem veränderten Endothelium ausgeschüttet werden, adhärente Leukozyten und durch darunterliegende glatte Muskelzellen. Einmal in der subendothelialen Intima angekommen, unterziehen sich die Monozyten einer Aktivierung und Differenzierung und werden zu Makrophagen. Diese setzen reaktiven Sauerstoff frei, welcher die infiltrierten Plasmaproteine einschließlich der Lipoproteinfettsäuren und der Phospholipide oxidieren kann. Die Oxidation von Low-Density (LDL) oder Very-Low-Density (VLDL) Lipoprotein Apolipoproteins B ist besonders wichtig, da dieses nun nicht mehr vom LDL (B/E)-Rezeptor erkannt wird, sondern vom Makrophagenrezeptor. Anders als der LDL-Rezeptor wirkt der Makrophagen-Rezeptor nicht regulierend, und die Akkumulation von Lipiden durch die Makrophagen geht relativ unkontrolliert vonstatten, was zur Bildung von lipidbeladenen Schaumzellen führt. Außerdem wirkt oxidiertes LDL zytotoxisch und ruft somit Schäden am Endothelium hervor. Es kann sowohl selber als monozytischer chemischer Attraktionsstoff wirken, als auch indirekt indem es die Freisetzung anderer chemischer Attraktionsstoffe stimuliert. Somit entsteht ein Kreislauf, der zur Bildung von Schaumzellen, zur Akkumulation von Lipiden durch Makrophagen im Endothelium und zur Entwicklung der Fettschicht führt, die das Charakteristikum einer Atherogenese im ersten Stadium ist.

Durch weitere Oxidation wird der Fettstreifen zu einer atheromatösen Läsion, was zur Nekrose der Schaumzellen und zur Akkumulation von extrazellulärem Lipid führt. Im Umfeld der Läsion freigesetzte Zytokine und chemische Attraktionsstoffe verursachen die Migration der mittleren glatten Muskelzellen in die Intima, wo sie von einem kontraktilen zu einem sekretorischen Phenotyp umgewandelt werden. Letzterer reagiert stärker auf die Zytokine und ist verantwortlich für die Sekretion von Kollagen, Elastin und Proteoglykanfasermatrix, was ein Fortschreiten der Läsion zu einer faserigen Plaque nach sich zieht. Das Endstadium von atheromatöser Plaquebildung bringt eine auf das Zerreißen der Plaque folgende intramurale Thrombusbildungen mit sich. Wiederholte Zyklen von Lipidakkumulation und Plaqueruptur führen daraufhin zu einem fortschreitenden Gefäßverschluß. Die zunehmende Gefäßschädigung, die diesen Prozeß begleitet, geht einher mit einer Thrombozytenadhäsion und -aggregation und verminderter lokaler Produktion von antifibrinolytischen Faktoren und Prostazyklinen, und kompromittiert somit die Fähigkeit des Endotheliums, einer Thrombusbildung zu widerstehen. Die Plaque wird ihrerseits zu einem Fokus mit Antigen-Eigenschaften und führt zu weiterem Fortschreiten. Unter Umständen entsteht an der Stelle des beschädigten Endotheliums eine intraluminale Thrombusbildung, das Endstadium des Gefäßverschlusses. Die an der Atherogenese beteiligten Schlüsselelemente werden in Tabelle I aufgeführt.

Tabelle I. **Schlüsselelemente bei der Entwicklung von Atherosklerose**

- Lipoproteineinfluß in die Intima in läsionsanfällige Bereiche
- Infiltration von Monozyten in läsionsanfällige Bereiche
- Aktivierung und Differenzierung der Monozyten
- Makrophagen- und Schaumzellenbildung
- Lipoproteinoxidation
- Nekrose der Schaumzellen
- Migration und Proliferation der glatten Muskelzellen
- Gewebematrixbildung
- Plaqueruptur
- intramurale und intraluminale Thrombusbildung

Es existieren mannigfache Einflüsse auf jedes dieser Stadien. Ob ein Fettstreifen oder eine Plaque sich zu der Gestimmten Form einer komplexen entwickelt, die einen Gefäßverschluß verursachen kann, hängt vom Gleichgewicht dieser Einflüsse ab. Belastende Faktoren wie erhöhte LDL- oder VLDL-Konzentration, erhöhter Blutdruck oder Hyperglykämie scheinen alle die Atherogenese negativ zu beeinflussen. Andere chronische Stoffwechselstörungen haben eine Reihe von Auswirkungen, die allesamt unabhängig voneinander zu einer atherosklerotische Plaquebildung prädisponieren können. Es hat sich gezeigt, daß Insulin die Proliferation der glatten Muskelzellen und die arterielle Lipidakkumulation begünstigt [4], ebenso kann es die Synthese des antifibrinolytischen Faktors, Plasminogenaktivatorinhibitor-1 (PAI-1), steigern [5]. Insulinresistenz und Hyperinsulinämie gehen einher mit erhöhten VLDL-Werten, erhöhtem Blutdruck, erhöhtem PAI-1 und erhöhtem Spiegel der kleinen, dichten Unterformen von LDL, welche besonders oxidationsempfindlich sind und möglicherweise besonders atherogen wirken [6]. Es gibt also Stoffwechselsyndrome, die besonders zur Atherogenese prädisponieren [7, 8]. Andere Aspekte des hämostatischen Systems wie eine erhöhter Koagulationsfaktor und eine erhöhte Thrombozytenaggregation beeinflussen wahrscheinlich die thrombotischen Aspekte der Arteriosklerose. Andererseits verhindern verschiedene Faktoren die Progression. Zum Beispiel hat High-Density-Lipoprotein zahlreiche voneinander unabhängige Wirkungen, welche den Gefäßverschluß verhindern; darunter Rücktransport des Cholesterins, Vermittlung des triglyzeridreichen Lipoproteinkatabolismus, Hemmung der Proliferation der glatten Muskelzellen und der Proteoglykanproduktion, Stimulierung der Wiederherstellung des Endotheliums und Stimulierung der endothelialen Prostazyklin-Synthese [9]. Es ist erwiesen, daß Östrogene nahezu alle dieser Faktoren beeinflussen können.

ATHEROGENE AUSWIRKUNGEN DER MENOPAUSE

Es zeigt sich, daß die Menopause sowie die Postmenopause mit einer Reihe von Stoffwechselstörungen einhergehen, welche vermutlich die Atherogenese fördern. Fortschritte auf diesem Gebiet wurden in der Vergangenheit durch unzureichende Aufmerksamkeit auf die altersrelevanten Unterschiede der Stoffwechselrisikofaktoren und durch die beschränkte Anzahl der beobachteten Stoffwechselindikatoren verhindert. Jedoch sind jetzt einige Untersuchungen erschienen, in denen diese Unzulänglichkeiten angesprochen werden. Das so entstandene Bild zeigt ein deutliches menopausales Stoffwechselsyndrom.

Lipide und Lipoproteine

Die Menopause ist mit erhöhten Triglyzerid-, Cholesterin- und LDL-Cholesterin Konzentrationen und mit verminderten HDL-Cholesterin Konzentrationen verbunden[10, 11], insbesondere der HDL2-Subfraktion [12]. Die Steigerung von Cholesterin und LDL-Cholesterin stimmt mit der Abnahme des östrogeninduzierten LDL-Katabolismus überein [13], und die Abnahmen von HDL und HDL2-Cholesterin stimmen überein mit der östrogeninduzierten Abnahme der Apolipoproteinsynthese AI [14] und der Stimulierung der hepatischen Triglyzeridlipaseaktivität des Östrogens [15]. Der Anstieg der Triglyzeride kontrastiert mit der Fähigkeit des Östrogens, die hepatische Glyzeridsynthese zu fördern [13], aber dies ist möglicherweise ein pharmakologischer

Effekt. Wahrscheinlich wichtiger im Hinblick auf die Auswirkungen der Menopause auf den triglyzeridreichen Lipoproteinstoffwechsel ist die Abnahme der Triglyzeridausscheidung [16], welche mit einer Verminderung der Fähigkeit des Östrogens übereinstimmt, die postprandiale Triglyzeridausscheidung zu stimulieren. [17]. Remnants aus dem triglyzeridreichen Lipoproteinstoffwechsel sind wahrscheinlich besonders atherogen [18]. Wie oben erwähnt, sind kleine dichte LDL-Partikel wohl ebenfalls stark atherogen. Ihr Anteil erhöht sich bei Frauen nach der Menopause [19].

Glukosestoffwechsel und Insulin

Die Menopause wird von einer Abnahme der Antwort des pankreatischen Insulins auf Glukose und einer Zunahme der Halbwertszeit des Plasmainsulins [20] begleitet. Nach der Menopause findet ein progressiver anstieg der Antwort des Insulins im Plasma auf Glukose statt, welche mehr von der seit der Menopause vergangenen Zeit als vom chronologischen Alter abhängt [21]. Dieser Insulinanstieg geht mit einer progressiven Erhöhung der Insulinresistenz und einer fortschreitenden Verringerung der Insulinausscheidung einher [22]. In einer vor kurzem veröffentlichten Untersuchung wurde ein signifikanter Zusammenhang zwischen Insulinresistenz und der seit der Menopause vergangenen Zeit (mehr als mit dem chronologischen Alter) bestätigt [23]. Die Abnahme der pankreatischen Insulinsekretion, welche die Menopause begleitet, stimmt mit einer Verminderung des Anstiegs der Antwort des pankreatischen Insulins durch Östrogen überein [24] und kann zu einem Anstieg des bei Frauen mittleren Alters beobachteten Diabetesrisiko beitragen [25]. Außerdem kann die progressive Zunahme der Insulinresistenz von der Abnahme der östrogenvermittelten Insulinsensitivität herrühren [26]. Veränderungen der vaskulären Funktionen, die aus der Abnahme der Östrogenkonzentration resultieren, tragen ebenfalls zur nach der Menopause beobachteten zunehmenden Insulinresistenz und verminderten Insulinelimination bei. Von besonderem Interesse ist hier die zunehmende Beeinträchtigung der Strömungseigenschaften des Blutes, die mit fortschreitender Zeit nach der Menopause beobachtet wurde [27]. Eine menopauseabhängige Zunahme des Körperfettes kann ebenso zur bei postmenopausalen Frauen beobachteten Insulinresistenz beitragen [28].

Hämostase und Fibrinolyse

In den meisten Untersuchungen ging die Menopause mit einer Zunahme der Aktivität des Gerinnungsfaktors VII, des Faktors VIIc und des Fibrinogens [29] einher. Eine Abnahme von Antithrombin III ist bewiesen [30]. Der Fibrinumsatz scheint von der Menopause nicht betroffen zu sein [31]. PAI-1 ist bei postmenopausalen Frauen im Vergleich zu prämenopausalen Frauen erhöht, aber jede schädliche Wirkung ist von einer begleitenden altersabhängigen Zunahme des Gewebeplasminogenaktivators (t-PA) überlagert [33]. Lipoprotein (a), welches als ein kompetitiver Inhibitor von t-PA wirken kann, und das in hohen Mengen mit kardiovaskulären Erkrankungen in Verbindung gebracht wurde, ist nach der Menopause erhöht [32].

Die Komponenten dieses vorgeschlagenen menopausalen Stoffwechselsyndroms sind in Tabelle II aufgeführt.

Tabelle II. **Komponenten des postulierten menopausalen Stoffwechselsyndroms**

- Zunahme der Triglyzerid-Konzentrationen im Serum
- Zunahme der LDL-Cholesterinkonzentrationen
- Zunahme der kleinen, dichten LDLs
- Abnahme der HDL2-Cholesterinkonzentration
- Abnahme der Triglyzeridausscheidung
- Zunahme der Insulinkonzentration
- Abnahme der Insulinausscheidung
- Abnahme der pankreatischen Insulinsekretion
- Insulinresistenz
- Zunahme der zentralen Adipositas
- Zunahme der Harnsäure
- Zunahme von Fibrinogen und Faktor VII
- Zunahme von PAI-1

ATHEROGENESE-HEMMENDE WIRKUNGEN VON ÖSTROGENEN

Zellbiologie

Östrogene haben verschiedene Wirkungen auf der Zellebene, von welchen vermutet wird, daß sie den Fortschritt der Atherosklerose hemmen. Die Unterdrückung der Proliferation der glatten Muskelzellen in der Intima durch Östrogene wurde nachgewiesen. Sie war von einer reduzierten Synthese der extrazellulären Matrix begleitet[34, 35]. Östrogene können die Cholesterinansammlung in den Arterienwänden von mit Cholesterin gefütterten Tieren unterdrücken [36], und zwar unabhängig von jedweder begleitenden Veränderung der zirkulierenden Lipoproteinkonzentration [37]. Eine verminderte Lipoproteinoxidation ist in dieser Angelegenheit von Bedeutung, da Östrogene die Oxidation von LDL durch Makrophagen hemmen könnten [38]. Andere Vorgänge von potentieller Bedeutung sind die östrogeninduzierte Zunahme von Stickstoffmonoxyd im Endothelium und die Prostazyklinsynthese [39-41], was beides dazu beiträgt, die Thrombozytenaggregation im Bereich einer sich bildenden atherosklerotischen Plaque zu vermindern.

Lipide und Lipoproteine

Oral verabreichte Östrogene erhöhen den Serumtriglyzerid- und den HDL-Cholesterinspiegel und vermindern die Serum-LDL-Cholesterinkonzentration [42]. Das Ausmaß der Erhöhung des Triglyzeridspiegels ist unklar, da sie mit erhöhten HDL-Konzentrationen und mit erhöhter Bildung und Eliminierung von großem, triglyzeridreichen VLDL einhergeht [13]. Dies kontrastiert mit dem bei Zunahme des Risikos für kardiovaskuläre Erkrankungen festgestellten Vorgangs, bei welchem der HDL-Spiegel abfällt und die Ausscheidung von triglyzeridreichen Lipoproteinen abnimmt, wobei letzteres zur Anhäufung von potentiel atherogenen, kleinen, cholesterinangereicherten Lipoproteinremnants führt [43]. Parenteral applizierte Östrogene haben eine geringere Wirkung auf die Lipid- und Lipoproteinspiegel [42], obgleich ein signifikanter Anstieg von HDL2-Cholesterin verzeichnet werden kann [13] und wohl eine geringe Senkung des Triglyzeridspiegels stattfindet [44].

Mit dieser Senkung stimmt die Beobachtung überein, daß 17ß- Östradiol den Fluß von nicht-veresterten Fettsäuren (NEFA) vermindern kann [45], welche zu den hauptsächlichen Determinanten der hepatischen Triglyzeridsynthese gehören.

Bei Östrogenanwenderinnen können kleinere, dichtere LDL-Subtypen entstehen [46]. Jedoch ist das Ausmaß dieser Veränderung schwierig zu interpretieren [47]. Der erhöhte Anteil kleiner, dichter LDL-Partikel findet vor dem Hintergrund einer Reduzierung des Gesamt-LDL-Spiegels statt, so daß der absolute Betrag der atherogeneren Partikel unverändert bleibt. Außerdem ist es nocht nicht sicher, daß die kleinen, dichten LDL-Partikel, die von Östrogen induziert werden, in Aufbau und Zusammensetzung dieselben sind, wie die im Zusammenhang mit kardiovaskulären Erkrankungen gesehenen. Schließlich ist die erhöhte Atherogenität der kleinen, dichten LDL-Partikel auf ihre erhöhte Oxidationsempfindlichkeit zurückzuführen. Östrogene sind bezüglich der LDL Oxidation potente Antioxidantien.

Glukosestoffwechsel und Insulin

Im oralen Glukosetoleranztest wurde für transdermal appliziertes 17ß-Östradiol keine Auswirkung auf die Glukosetoleranz, eine Reduzierung der Insulinresponse und eine Erhöhung der C-Peptidresponse gezeigt [48]. Diese Veränderungen könnten für die Abnahme der Insulinresistenz, die Erhöhung der Insulinausscheidung und eine erhöhte pankreatische Insulinantwort auf Glukose in Betracht gezogen werden. Verbesserte Insulinsensitivität wurde für geringe Dosen (0,625 mg/Tag) von konjugierten equinen Östrogenen gezeigt, wohingegen für eine höhere Dosis (1,25 mg/Tag) eine erhöhte Insulinresistenz festgestellt wurde [49].

Koagulation und Fibrinolyse

Östrogene induzieren einen dosisabhängigen Anstieg der Spiegel von vielfältigen prothrombotischen Faktoren, aber bei den in der postmenopausalen Substitutionstherapie verabreichten Dosen ist der Effekt gering [29]. Eine erhöhte fibrinolytische Aktivität konnte bei Frauen festgestellt werden, die postmenopausal Östrogen einnahmen, [29]. Alles deutet auf eine Reduzierung der Konzentration von Lipoprotein (a) in geringem Ausmaß hin [47].

Die Atherogenese-hemmenden Wirkungen von Östrogen sind in Tabelle III zusammengefaßt.

Tabelle III. **Atherogenese-hemmende Wirkungen von Östrogenen**

- Abnahme der Proliferation der glatten Muskelzellen
- Abnahme der arteriellen Lipidablagerung
- Hemmung der LDL-Oxidation
- erhöhte Freisetzung von Prostazyklin und Stickstoffmonoxyd
- beschleunigter rezeptorvermittelter LDL Katabolismus
- Zunahme der hepatischen Synthese von HDL-Apoliprotein AI
- verbesserte postprandiale Chylomikroneneliminierung
- Abnahme des Einflusses von nicht-veresterten Fettsäuren
- erhöhte Insulinsensitivität
- erhöhte Insulineliminierung
- erhöhte pankreatische Insulinsekretion
- erhöhte fibrinolytische Aktivität
- erhöhter PAI-1

SCHLUSSFOLGERUNGEN

Abnehmende Östrogenkonzentrationen während der Menopause gehen mit ungünstigen Veränderungen einer Reihe von Faktoren einher, welche die Atherogenese beeinflussen. Viele dieser Veränderungen können durch Östrogensubstitution umgekehrt werden. Aspekte der Zellbiologie, des Lipid- und Lipoproteinstoffwechsels, des Glukosestoffwechsels, des Insulins und der Hämostase können sich auf eine Art und Weise verändern, welche eine Abnahme des Fortschritts von Atherosklerose erwarten lassen. Einige dieser Veränderungen wie erhöhte Prostazyklin- und Stickstoffmonoxyd-Ausschüttung und verbesserte Insulinsensitivität liegen den gefäßerweiternden Wirkungen des Östrogens zugrunde oder tragen zu diesen bei und sind möglicherweise selbst ein Faktor in der bei Östrogentherapien beobachteten Reduzierung kardiovaskulärer Vorfälle. Unabhängig von der epidemiologischen Information bestehen deshalb gute biochemische und physiologische Gründe zur Vermutung, daß Östrogene eine kardioprotektive Wirkung haben.

Quellenangaben

[1] STAMPFER M, COLDITZ G - Estrogen replacement therapy: a quantitative assessment of the epidemiologic evidence. Prev Med 1991;20:47-63.

[2] PETITTI DB - Coronary heart disease and estrogen replacement therapy: can compliance bias explain the results of observational studies? Ann Epidemiol 1994;4:115-8.

[3] ROSS R - The pathogenesis of atherosclerosis: a perspective for the 1990s. Nature 1993;362:801-9.

[4] STOUT R - Insulin and atheroma: 20-yr perspective. Diabetes Care 1990;13:631-54.

[5] JUHAN-VAGUE I, THOMPSON SG, JESPERSEN J - Involvement of the hemostatic system in the insulin resistance syndrome: a study of 1500 patients with angina pectoris. Arterioscler Thromb 1993;13:1865-73.

[6] KRAUSS R - The tangled web of coronary risk factors. Am J Med 1991;90 (suppl 2A):3641.

[7] EDWARDS KL, AUSTIN MA, NEWMAN B, MAYER E, KRAUSS RM, SELBY JV - Multivariate analysis of the insulin resistance syndrome in women. Arterioscler Thromb 1994;14:1940-45.

[8] GODSLAND IF, STEVENSON JC - Insulin resistance: syndrome or tendency. Lancet 1995;346:100-3.

[9] GLUECK CJ - Nonpharmacological alteration of high density lipoproteins: therapeutic approaches to prevention of atherosclerosis. Am Heart J 1985;110:1107-15.

[10] MATTHEWS K, MEILAHN E, KULLER L, KELSEY S, CAGGIULA A, WING R - Menopause and risk factors for coronary heart disease. N Engl J Med 1989;321:641-646.

[11] JENSEN J, NILAS L, CHRISTIANSEN C - Influence of menopause on serum lipids and lipoproteins. Maturitas 1990;12:321-31.

[12] STEVENSON J, CROOK D, GODSLAND I - Influence of age and menopause on serum lipids and lipoproteins in healthy women. Atherosclerosis 1993;98:83-90.

[13] WALSH BW, SCHIFF I, ROSNER B, GREENBERG L, RAVNIKAR V, SACKS FM - Effects of postmenopausal estrogen replacement on the concentrations and metabolism of plasma lipoproteins. N Engl J Med 1991;325:1196-204.

[14] SCHAEFER E, FOSTER D, ZECH L, LINDGREN F, BREWER JR H, LEVY R - The effects of estrogen administration on plasma lipoprotein metabolism in premenopausal females. J Clin Endocrinol Metab 1983;57:262-67.

[15] TIKKANEN M, NIKKILÄ E, KUUSI T, SIPINEN S - High density lipoprotein-2 and hepatic lipase: Reciprocal changes produced by estrogen and norgestrel. J Clin Endocrinol Metab 1982;54: 1113-7.

[16] TOLLIN C, ERICSSON M, JOHNSON O, BACKMAN C - Clearance of triglycerides from the circulation and its relationship to serum lipoproteins: influence of age and sex. Scan J Clin Lab Invest 1985;45:679-84.

[17] WESTERVELD HT, KOCK LAW, VAN RIJN JM, ERKELENS DW, DE BRUIN TWA - 17ß estradiol improves postprandial lipid metabolism in postmenopausal women. J Clin Endocrinol Metab 1995;80:249-53.
[18] ZILVERSMIT D - Atherogenesis: a postprandial phenomenon. Circulation 1979;60:473-85.
[19] SELBY JV, AUSTIN MA, NEWMAN B, ZHANG D, QUESENBERRY CP, MAYER EJ, KRAUSS RM - LDL subclass phenotypes and the insulin resistance syndrome in women. Circulation 1993;88: 381-87.
[20] WALTON C, GODSLAND I, PROUDLER A, WYNN V, STEVENSON J - The effects of the menopause on insulin sensitivity, secretion and elimination in non-obese, healthy women. Eur J Clin Invest 1993;23:466-73.
[21] PROUDLER A, FELTON C, STEVENSON J - Ageing and the response of plasma insulin, glucose and C-peptide concentrations to intravenous glucose in postmenopausal women. Clin Sci 1992; 83:489-94.
[22] GODSLAND IF, WALTON C, STEVENSON JC - Impact of menopause on metabolism. In: Diamond MP, Naftolin F, ed. Metabolism in the Female Life Cycle. Rome: Ares Serono Symposia, 1993:171-89.
[23] GODSLAND IF, CROOK D, STEVENSON JC, COLLINS P, ROSANO GMC, LEES B, SIDHU M, POOLE-WILSON PA - The insulin resistance syndrome in postmenopausal women with cardiological syndrome X. Br Heart J 1995;74:47-52.
[24] BAILEY C, AHMED-SOROUR H - Role of ovarian hormones in the long-term control of glucose homeostasis. Diabetologia 1980;19:475-81.
[25] HARRIS MI, HADDEN WC, KNOWLER WC, BENNETT PH - Prevalence of diabetes and impaired glucose tolerance and plasma glucose levels in U.S. population aged 20-74 yr. Diabetes 1987; 36:523-34.
[26] RUSHAKOFF R, KALKHOFF R - Effects of pregnancy and sex steroid administration on skeletal muscle metabolism in the rat. Diabetes 1981;30:545-550.
[27] GANGAR KF, VYAS S, WHITEHEAD M, CROOK D, MEIRE H, CAMPBELL S - Pulsatility index in internal carotid artery in relation to transdermal oestradiol and time since menopause. Lancet 1991;338:839-42.
[28] LEY C, LEES B, STEVENSON J - Sex- and menopause-associated changes in body fat distribution. Am J Clin Nutr 1992;55:950-54.
[29] WINKLER UH - Menopause, hormone replacement therapy and cardiovascular disease: a review of haemostaseological findings. Fibrinolysis 1992;6 (suppl 3):5-10.
[30] MEADE TW, DYER S, HOWARTH DJ, IMESON JD, STIRLING Y - Antithrombin III and procoagulant activity: sex differences and effects of the menopause. Br J Haemtol 1990;74:77-81.
[31] PINTO S, ROSTAGNO C, COPPO M, PANICCIA R, PRISCO D, BRUNI V, ROSATI D, ABBATE R - No signs of increased thombin generation in menopause. Thomb Res 1990;58:645-51.
[32] HEINRICH J, SANDKAMP M, KOKOTT R, SCHULTE H, ASSMAN G - Relationship of lipoprotein (a) to variables of coagulation and fibrinolysis in a healthy population. Clin Chem 1991;37:1950-54.
[33] RÅNBY M, BERGSDORF N, NILSSON T, MELLBRING G, WINBLAD B, BUCHT G - Age dependence of tissue plasminogen activator concentrations in plasma as studied by an improved enzyme-linked immunosorbent assay. Clin Chem 1986;32:2160-5.
[34] BELDEKAS JC, SMITH B, GERSTENFELD LC, SONESHEIN GE, FRANZBLAU C - Effects of 17ß estradiol on biosynthesis of collagen in cultured bovine aortic smooth muscle cells. Biochem 1981;20: 2162-7.
[35] FISCHER GM, SWAIN ML - Effects of estradiol and progesterone on the increased synthesis of collagen in atherosclerotic rabbit aortas. Atherosclerosis 1985;54:177-85.
[36] HAARBO J, LETH-ESPENSEN P, STENDER S, CHRISTIANSEN C - Estrogen monotherapy and combined estrogen-progestogen replacement therapy attenuate aortic accumulation of cholesterol in ovariectomised cholesterol-fed rabbits. J Clin Invest 1991;87:1274-79.
[37] WAGNER JD, CLARKSON TB, ST CLAIR RW, SCHWENKE DC, SHIVELY CA, ADAMS MR - Estrogen and progesterone replacement therapy reduces low density lipoprotein accumulation in the coronary arteries of surgically postmenopausal cynomolgus monkeys. J Clin Invest 1991;88: 1995-2002.

[38] HUBER LA, SCHEFFLER E, POLL T, ZIEGLER R, DRESEL HA - 17ß-estradiol inhibits LDL oxidation and cholesterol ester formation in cultured macrophages. Free Radic Res Commun 1990;8: 167-73.

[39] TIKKANEN MJ - Mechanisms of cardiovascular protection by postmenopausal hormone replacement therapy. Cardiovascular risk factors 1993;3:138-43.

[40] COLLINS P, SHAY J, JIANG C, MOSS J - Nitric oxide accounts for dose-dependent estrogen mediated coronary relaxation after acute estrogen withdrawal. Circulation 1994;90:1964-8.

[41] MIKKOLA T, TURUNEN P, AVELA K, ORPANA A, VIINIKKA L, YLIKORKALA O - 17ß-estradiol stimulates prostacyclin, but no endothelin-1 production in human vascular endothelial cells. J Clin Endocrinol Metab 1995;80:1832-36.

[42] GODSLAND I, WYNN V, CROOK D, MILLER N - Sex, plasma lipoproteins, and atherosclerosis: prevailing assumptions and outstanding questions. Am Heart J 1987;114:1467-503.

[43] COHN JS - Postprandial lipid metabolism. Curr Opin Lipidol 1994;5:185-90.

[44] CROOK D, CUST M, GANGAR K, WORTHINGTON M, HILLARD T, STEVENSON J, WHITEHEAD M, WYNN V - Comparison of transdermal and oral estrogen-progestin replacement therapy: effects on serum lipids and lipoproteins. Am J Obstet Gynecol 1992;166:950-5.

[45] JENSEN MD, MARTIN ML, CRYER PE, ROUST LR - Effects of estrogen on free fatty acid metabolism in humans. Am J Physiol 1994;266:E914-20.

[46] CAMPOS H, SACKS FM, WALSH BW, SCHIFF I, O'HANESIAN MA, KRAUSS RM - Differential effects of estrogen on low-density lipoprotein subclasses in healthy postmenopausal women. Metabolism 1993;42:1153-8.

[47] SEED M, CROOK D - Post-menopausal hormone replacement therapy, coronary heart disease and plasma lipoproteins. Curr Opin Lipidol 1994;5:48-58.

[48] CAGNACCI A, SOLDANI R, CARRIERO P, PAOLETTI A, FIORETTI P, MELIS G - Effects of low doses of transdermal 17ß-estradiol on carbohydrate metabolism in postmenopausal women. J Clin Endocrinol Metab 1992;74:1396-1400.

[49] LINDHEIM SR, PRESSER SC, DITKOFF EC, VIJOD MA, STANCZYK FZ, LOBO RA - A possible bimodal effect of estrogen on insulin sensitivity in postmenopausal women and the attenuating effect of added progestin. Fertil Steril 1993;60:664-7.

WIRKUNGEN DES ÖSTROGENS AUF GEFÄSSWÄNDE UND MYOKARDIALE FUNKTIONEN

Amos PINES*, Daniel AYALON*

Es ist inzwischen gut belegt, daß postmenopaule Frauen (PMW), welche sich einer Hormonsubstitutionstherapie (HRT) unterziehen, ein verbessertes Risikoprofil für kardiovaskuläre Erkrankungen (CVD) und ein niedrigeres Risiko für Myokardinfarkte haben als nicht mit Östrogen behandelte Frauen [1-3]. Epidemiologische Daten, die die genauen pathophysiologischen Mechanismen der oben erwähnten positiven Wirkungen der Hormonsubstitutionstherapie erklären, sind noch ausstehend. Neben den HRT-induzierten Veränderungen im Lipid- und Glukosestoffwechsel und in der Hämostase, wurden in letzter Zeit aufmerksam die Veränderungen der Herzfunktionen und des Tonus der Koronararterien untersucht, welche einerseits auf Östrogenmangel und andererseits auf die Östrogensubstitutionstherapie zurückzuführen sind.

ÖSTROGENMANGEL UND DAS HERZ

Die Menopause ist ein Risikofaktor für die Entstehung von Erkrankungen der Coronararterien (CAD). Die sehr ungleiche Verteilung koronarer Erkrankungen bei Männern und Frauen gleicht sich nach der Menopause weitgehend aus [4]. Untersuchungen bei gesunden Frauen mit frühem Eintritt in die Menopause und altersgleichen Frauen vor der Menopause ergaben für letztere dünnere linke Herzkammerwände (LV) und eine höhere Strömungsgeschwindigkeit und eine grössere Beschleunigung des Blutes in der Aorta [5-6]. Außerdem scheint sich die Funktion der linken Herzkammer umso mehr zu verschlechtern, je länger die Menopause zurückliegt [6-7]. Die Unterdückung der Östrogenproduktion durch GnRH-Agonisten im Rahmen einer Sterilitätsbehandlung bei jüngeren Frauen ging mit einer vergleichbaren Reduzierung der Werte der obengenannten Blutströmungsparameter einher [8]. Der Alterungsprozeß korreliert mit einer graduellen endothelialen Dysfunktion; diese setzt bei Männern zu einem früheren Zeitpunkt ein als bei Frauen, mit einer steilen Abnahme bei Frauen mit dem Beginn der Menopause [9]. Dieses Phänomen muß im

* Dr. med., Abteilung für Medizin T, Timsit Institut für Reproduktive Endokrinologie, Ichilov Hospital, Tel-Aviv, und die Menopauseklinik, Ramat-Marpe Hospital, Ramat-Gan, Israel.

Zusammenhang mit der verschlechterten endothelialen Reaktionsfähigkeit als einem frühen, vorklinischen Anzeichen atherosklerotischer Gefäßerkrankungen gesehen werden.

ÖSTROGENSUBSTITUTION UND DAS HERZ

Vor einer Diskussion der dieses Thema betreffenden Daten ist es unerläßlich, an die vorhandenen methodologischen Abweichungen in den einzelnen Untersuchungen hinsichtlich verschiedener Aspekte zu erinnern: Applikationsart des Östrogens (intraarteriel, intrakoronär, intravenös, sublingual, transdermal oder oral), eingesetzte Hormonpräparate und Dosierungen, Dauer der Substitutionstherapie und Typ der Östrogen-Gestagen Kombinationen. All dies führt wahrscheinlich zu der Vielzahl der in der Literatur beschriebenen kardiovaskulären Reaktionen auf Hormonersatzbehandlungen.

Die charakteristischste Reaktion auf akute Administration von Östrogen ist die arterielle Gefäßerweiterung. Diese Auswirkung wurde sowohl an Tieren als auch bei Menschen für verschiedene Gefäße wie die Arteria uterina, die Arteria carotis interna, die Gehirnarterien und und vor allem für die Koronararterien nachgewiesen [10-12]. Man kann annehmen, daß die bestmögliche Wirkung von Östrogenen erreicht wird, wenn die endotheliale Funktion ausfällt (bei Atherosklerose, Bluthochdruck, erhöhtem Cholesterinspiegel) oder wenn das Gleichgewicht des vasomotorischen Tonus unterbrochen ist (z.B. vorherige Azetylcholin-Injektion). Östrogene haben jedoch sowohl Endothel-abhängige als auch Endothel-unabhängige Wirkungen auf normale Arterien. Es bleibt herauszufinden, ob die östrogeninduzierte Zunahme des arteriellen und koronaren Blutstroms und die Abnahme des Gefäßwiderstandes von klinischer und prognostischer Relevanz sind. Rosano et al. [13] zeigten, daß sich nach sublingualer Verabreichung einer Dosis Östradiol die physische Belastungsfähigkeit von Patienten mit koronaren Herzkrankheiten signifikant verbesserte. Wir werteten Ruhe- und Belastungs-Echo-Doppler Parameter des Blutstroms in der Aorta gesunder Frauen nach sublingualer Verabreichung von Östradiol aus, konnten aber keinerlei Veränderungen des Blutstroms im Vergleich zu den Ausgangswerten feststellen (Pines et al., unveröffentlichte Daten).

Es gibt nicht viele Untersuchungen über die Auswirkungen von kurzzeitiger und langzeitiger Anwendung von Östrogenen auf das Herz und die großen Gefäße. Orale Verabreichung scheint einen größeren Einfluß zu haben als transdermale, und signifikante Veränderungen können erst nach 2-3monatiger Behandlung festgestellt werden [14-16]. Verschiedene Forscher zeigten verbesserte Strömungseigenschaften des Blutes und eine verminderte Resistenz an der aufsteigenden Aorta, der Karotis und von Arterien von Cerebrum und Cerebellum, indem sie verschiedene Parameter wie den Pulsatilitätsindex, die Doppler Flow Parameter, die Phonokardiographie und das Single-Photon-Emissions-CT (SPECT) untersuchten. Außerdem scheint es, daß die physische Belastbarkeit sich nach sechsmonatiger oraler Substitutionstherapie verbessert (Pines et al., unveröffentlichte Daten). Einige Untersuchungen an Patientinnen mit koronaren Herzkrankheiten zeigten, daß Frauen in der Postmenopause mit Hormonsubstitutionstherapie seltener koronare Stenosen aufwiesen als Nicht-Anwenderinnen [17, 18].

Zusammenfassend ergibt sich der Eindruck, daß der Erforschung der akuten vaskulären Folgen der Hormonsubstitutionstherapie zu viel Aufmerksamkeit geschenkt wird, wohingegen die wichtigere Frage nach den klinischen Implikationen der

Hormonsubstitutionstherapie bezüglich Atherosklerose und Herzfunktionen in der Literatur noch immer nicht ausreichend behandelt wird.

Quellenangaben

[1] STAMPFER MJ, COLDITZ GA, WILLETT WC et al. - Postmenopausal estrogen therapy and cardiovascular disease. N Engl J Med 1991;325:756-762.

[2] NABULSI AA, FOLSOM AR, WHITE A et al. - Association of hormone-replacement therapy with various cardiovascular risk factors in postmenopausal women. N Engl J Med 1993;328:1069-1075.

[3] MANOLIO TA, FURBERG CD, SHEMANSKI L et al. - Association of postmenopausal estrogen use with cardiovascular disease and its risk factors in older women. Circulation 1993;88 [part 1]: 2163-2171.

[4] WALSH BW - Estrogen replacement and heart disease. Clin Obstet Gynecol 1992;35:894-900.

[5] PINES A, FISMAN EZ, DRORY Y et al. - Menopause-induced changes in Doppler-derived parameters of aortic flow in healthy women. Am J Cardiol 1992;69:1104-1106.

[6] PINES A, FISMAN EZ, SHEMESH J, LEVO Y, AYALON D, KELLERMANN JJ - Menopause-related changes in left ventricular function in healthy women. Cardiology 1992;80:413-416.

[7] GANGAR KF, VYAS S, WHITEHEAD M, CROOK D, MEIRE H, CAMPBELL S - Pulsatility index in internal carotid artery in relation to transdermal oestradiol and time since menopause. Lancet 1991;338:839-842.

[8] ECKSTEIN N, PINES A, FISMAN EZ et al. The effect of the hypo-estrogenic state, induced by gonadotropin-releasing hormone agonist, on Doppler-derived parameters of aortic flow. J Clin Endocrinol Metab 1993;77:910-912.

[9] CELERMAJER DS, SORENSEN KE, SPIEGELHALTER DJ, GEORGAKOPOULOS D, ROBINSON J, DEANFIELD JE - Aging is associated with endothelial dysfunction in healthy men years before the age-related decline in women. J Am Coll Cardiol 1994;24:471-476.

[10] GILLIGAN DM, QUYYUMI AA, CANNON III RO - Effects of physiological levels of estrogen on coronary vasomotor function in postmenopausal women. Circulation 1994;89:2545-2551.

[11] LIEBERMAN EH, GERHARD MD, UEHATA A et al. - Estrogen improves endothelium-dependent, flow mediated vasodilation in postmenopausal women. Ann Intern Med 1994;121:936-941.

[12] REIS SE, GLOTH ST, BLUMENTHAL RS et al. - Ethinyl estradiol acutely attenuates abnormal coronary vasomotor responses to acetylcholine in postmenopausal women. Circulation 1994;89:52-60.

[13] ROSANO GMC, SARREL PM, POOLE-WILSON PA, COLLINS P - Beneficial effect of oestrogen on exercise-induced myocardial ischemia in women with coronary artery disease. Lancet 1993;342:133-136.

[14] PINES A, FISMAN EZ, AYALON D, DRORY Y, AVERBUCH M, LEVO Y - Long-term effects of hormone replacement therapy on Doppler-derived parameters of aortic flow in postmenopausal women. Chest 1992;102:1496-1498.

[15] PRELEVIC GM, BELJIC T - The effect of oestrogen and progestogen replacement therapy on systolic flow velocity in healthy post-menopausal women. Maturitas 1994;20:37-44.

[16] PENOTTI M, NENCIONI T, GABRIELLI L, FARINA M, CASTIGLIONI E, PALVANI F - Blood flow variarations in internal carotid and middle cerebral arteries induced by postmenopausal hormone replacement therapy. Am J Obstet Gynecol 1993;169:1226-1232.

[17] HONG MK, ROMM PA, REAGAN K, GREEN CE, RACKLEY CE - Effects of estrogen replacement therapy on serum lipid values and angiographically defined coronary artery disease in postmenopausal women. Am J Cardiol 1992;69:176-178.

[18] SULLIVAN JM, VANDER ZWAAG R, HUGHES JP, et al. - Estrogen replacement and coronary artery disease. Arch Intern Med. 1990;150:2557-2562.

BEEINFLUSST DIE CO-MEDIKATION MIT GESTAGENEN DEN KARDIOVASKULÄREN NUTZEN DER ÖSTROGENE?

Göran SAMSIOE*, Birger ASTEDT*

EINFÜHRUNG

Es ist durch eine zunehmende Datenmenge gesichert, daß kardiovaskuläre Erkrankungen, insbesondere Myokardinfarkte, durch eine Östrogentherapie erheblich verringert werden können. In der allgemeinen Bevölkerung kann das Risiko für Myokardinfarkte durch eine Östrogensubstitutionstherapie halbiert werden. Obgleich menge Daten vor liegen, legen Versuche über die sekundäre Prophylaxe sogar einen größeren Nutzen (ein relatives Risiko von 0,2) für Frauen mit diagnostiziertem Myokardinfarkt nahe. Außerdem haben Untersuchungen gezeigt, daß Frauen mit Risikofaktoren für kardiovaskuläre Erkrankungen wie Zigarettenkonsum oder arterieller Hypertonie, einen ausgeprägteren Nutzen davontragen als Frauen ohne Risikofaktoren [1].

Da kardiovaskuläre Erkrankungen in der modernen westlichen Gesellschaft sowohl bei Männern als auch bei Frauen die wichtigste Todesursache darstellen, hat die Reduzierung ihrer Häufigkeit und Prävalenz einen großen Einfluß auf das Gesundheitswesen jedes Landes. Theoretisch übertrifft die Zahl der durch Östrogensubstitutionstherapie verhinderten Todesfälle ihr potentielles Risiko, wie es Ross et al. zeigten (Abb. 1) [2-3]. Eines der Probleme der prophylaktischen Medizin ist die Verzögerung, mit der die Beweise erbracht werden können. Myokardinfarkte kommen bei Frauen unter 55 Jahren nur selten vor, und erst 2 bis 3 Jahrzehnte später werden kardiovaskuläre Erkrankungen eine beträchtliche Bürde für das Gesundheitswesen.

Die Behandlung von Frauen mit einer Östrogenmonotherapie über einen Zeitraum von zehn Jahren oder mehr, erhöht das Risiko für ein Endometriumkarzinom und andere Erkrankungen des Endometriums beträchtlich. Außerdem verursacht die Östrogenmonotherapie häufig Endometriumhyperplasie und/oder unregelmäßige Vaginalblutungen. Die klinischen Realitäten und die Furcht vor Krebs bei einer

* Dr. med., Dr. phil., Abteilung für Geburtshilfe und Gynäkologie, Lund, Universitätskrankenhaus, Lund, Schweden.

Langzeit-Östrogenmonotherapie sind ernstzunehmende Einwände. Es wurde wiederholt gezeigt, daß die Co-Medikation mit Gestagenen der Entwicklung von Hyperplasie und Endometriumkarzinom vorbeugt. In den meisten Fällen konnte auch ein sozial akzeptables Blutungsmuster erreicht werden.

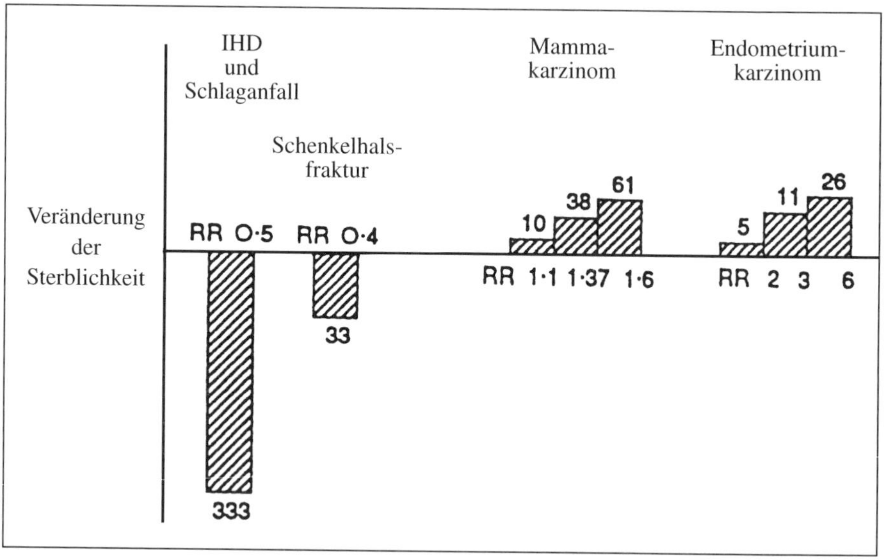

Abb. 1. Veränderungen der jährlichen Sterblichkeit pro 100.000 Östrogenanwenderinnen im Alter von 65-74 Jahren anhand eines theoretischen Modells. Für Brust- und Endometriumkarzinom wird ein ungünstiges Bild geworfen, da die Daten für Karzinome, die während einer Östrogentherapie aufgetreten sind, eine bessere Prognose haben könnten. IHD : Ischämische herzkrankheiten Nach Ross et al. (2+3).

In verschiedenen sowohl biochemischen als auch physiologischen Prozessen scheinen Gestagene die Wirkungen von Östrogenen zu neutralisieren. Dieses Konzept scheint sich auch für einige Stoffwechselmarker von kardiovaskulären Erkrankungen zu bewahrheiten.

KARDIOPROTEKTION DURCH ÖSTROGENE WIRKUNGSWEISE

Angiographische Untersuchungen (Tabelle 1) zeigen eine Reduzierung der koronaren Stenosen durch Östrogenmonotherapie. Diese Reduzierung scheint bei denjenigen Patienten am markantesten zu sein, bei denen die Stenosen am ausgeprägtesten sind [4].

Tabelle I. **Östrogenwikungen auf die koronare Atherosklerose, überprüft durch angiographische Studien**

Erster Autor (Jahr)	*Studiendesign*	*Studiengröße*	*Endpunkte*
Hong (1993)	Querschnitt	18 Anwender 72 Nicht-Anwender	Koronarstenose
Sullivan (1988)	Fallkontroll	Fälle = 1,444	≥ 70%Stenose
Gruchow (1988)	Querschnitt	Anwender = 154 Nicht-Anwender = 779	Schwerer Verschluß Mäßiger Verschluß
McFerlan (1989)	Fallkontroll	Fälle = 137	≥ 70% Stenose
* $P < 0,05$			

Zwei hauptsächliche Mechanismen erklären diesen Umstand. Erstens die Oestrogen-Wirkung über die arteriellen Funktionen, d.h. eine gefäßerweiternde Wirkung, und zweitens die Verringerung der Atherosklerose.

Die Gefäßerweiterung resultiert entweder aus einer Erhöhung der vasodilatatorischen Faktoren oder aus einer Abnahme der vasokostriktorischen Faktoren. Östrogene und Gestagene beeinflussen einige der Faktoren beider Kategorien.

Die Atherosklerose ist auf mehrere Faktoren zurückzuführen. Hämostase, Blutdruck, Lipid- und Kohlenhydratstoffwechsel sind für die Langzeitentwicklung von Bedeutung und tragen außerdem zu den chemophysikalischen Eigenschaften der atherosklerotischen Plaque bei. Neugebildete, instabile Plaques scheinen schädlicher als ältere, chronisch atherosklerotische Läsionen. Es ist bekannt, daß Östrogene ebenso wie Gestagene sowohl einige der Parameter der Hämostase als auch des Kohlenhydrat- und Lipidstoffwechsels beeinflussen.

DER ATHEROSKLEROTISCHE PROZESS: WIRKUNGEN VON ÖSTROGENEN UND GESTAGENEN

Auch wenn die Hämostase, der Lipid- und der Kohlenhydratstoffwechsel oft getrennt dikustiert werden, sollte daran erinnert werden, daß unterschiedliche Stoffwechselstörungen stark voneinander abhängen. Demnach können Veränderungen in einem System zu einem anderen Aspekt führen und selbsterhaltende Systeme von Stoffwechselstörungen erst eigentlich hervorrufen, welche alle gemeinsam in eine Atherogenese münden (Abb. 2). Anders gesagt, sind unabhängige Spitzen vermeintlich unterschiedlicher "Eisberge" in Wirklichkeit Teile desselben Systems. Die Insulinresistenz mag als Beispiel hierfür dienen.

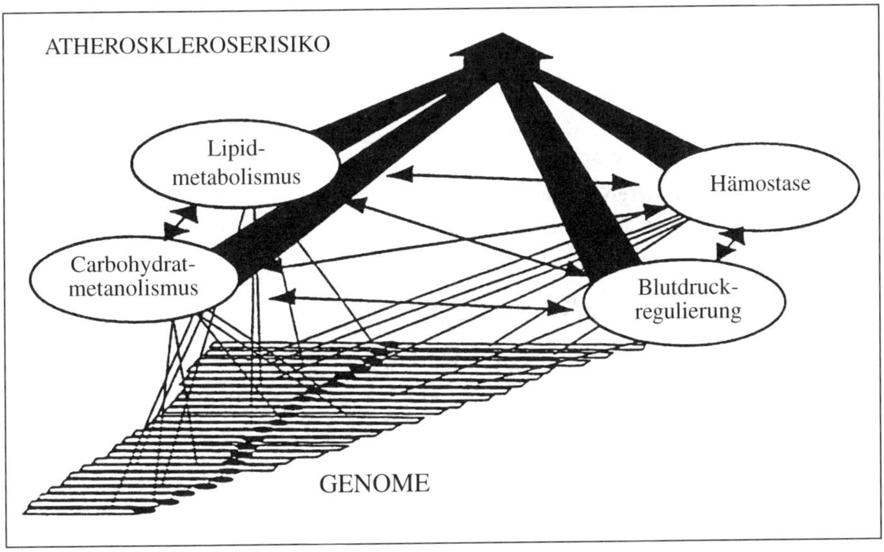

Abb. 2. Es ist denkbar, daß die östrogene Kardioprotektion über bekannte Risikofaktoren für kardiovaskuläre Erkrankungen stattfindet. Es wurde bewiesen, daß Östrogene zahlreiche Stoffwechselmarker sowie die Gefäßwandphysiologie beeinflussen. Die angegebenen Veränderungen sind qualitätiv. Die quantitative Bedeutung der Veränderungen hinsichtlich der Kardioprotektion bleibt zu klären. Auf der Abbildung werden nur die bekannten Wirkungen des Östrogens dargestellt; es könnten weitere wichtige Mechanismen existieren.

BLUTDRUCK

Die meisten Untersuchungen ergaben nur geringe Blutdruckveränderungen. In verschiedenen Untersuchungen gelang es nicht, größere Auswirkungen auf den Blutdruck nachzuweisen. Obgleich der allgemeine Eindruck einer geringen Senkung des systolischen Blutdrucks zwischen 3 bis 6 mm Hg vorherrscht, konnte eine Senkung des diastolischen Wertes überein-stimmender nachgewiesen werden als eine Senkung des systolischen Wertes. Die Verabreichung von Gestagenen verändert dieses Bild nicht, woraus folgt, daß der Zusatz von Gestagenen, unabhängig vom Typ, keine schädliche Auswirkung auf den Blutdruck hat. Es soll jedoch daran erinnert werden, daß 2 bis 3% der Frauen in der Allgemeinbevölkerung eine idiosynkratische Reaktion auf Östrogene aufzeigen und mit einer ausgeprägten Erhöhung des Blutdrucks reagieren. Es besteht allgemeine Übereinstimmung darüber, daß Blutdruckveränderungen von höchstens geringer Bedeutung für die kardioprotektive Wirkung von Östrogenen oder Östrogen-Gestagen-Kombinationen sind [5].

DIE HÄMOSTASE

Die Östrogensubstitutionstherapie induziert tiefgreifende Veränderungen der Hämostaseparameter. Dies gilt für gerinnungsfördernde Faktoren ebenso wie für Faktoren, die für die Fibrinolyse und die Koagulationshemmung von Bedeutung sind. Das Sistieren der ovariellen Funktion nach der Menopause resultiert aus einer menopauseabhängigen Aneinanderreihung von Veränderung von Hämostasefaktoren [6]. Die Aktivität von Antithrombin III und Protein C nimmt ebenso zu wie die von Plasminogen und PAI-1. Außerdem erhöhen sich gewöhnlich Faktor VII und Fibrinogen.

Bei einer Östrogenmonobehandlung nimmt die Plasminogenaktivität weiterhin zu. Orale Östrogene steigern ebenso die Faktoren VII und Fibrinogen [7].

Sowohl Fibrinogen als auch Faktor VII und PAI-1 nehmen alle infolge einer kombinierten Therapie von transdermalem Östradiol mit Medroxy-Progesteron-Acetat ab [8]. Als ein Ganzes haben Gestagene nur geringe Auswirkungen auf gerinnungsfördernde Faktoren, wohingegen sie die Fibrinolyse weiterhin erhöhen. Mit anderen Worten scheint die Zugabe von Gestagenen zur Östrogensubstitutionstherapie keine ungünstigen Auswirkungen zu haben: eher das Gegenteil scheint der Fall zu sein [9].

KOHLENHYDRATMETABOLISMUS

Die Wirkungen der Östrogene auf wichtige Parameter des Kohlenhydratstoffwechsels sind variabel und wahrscheinlich sowohl von der Art des Östrogens als auch von der Applikationsart abhängig. Es scheint, daß Östradiol potenter ist als konjugierte equine Östrogene, obgleich darüber nicht viele Daten vorliegen. Außerdem hat die transdermale Applikation eine vorteihaftere wirkung.

Levonorgestrel und Medroxyprogesteron-Acetat rufen eine Insulinresistenz hervor, während natürliches Progesteron und wahrscheinlich auch Dydrogesteron offenbar relativ geringe Wirkungen haben [11]. Auch Norethisteron allein scheint relativ wirkungsfrei zu sein (Abb. 3). Die PEPI Untersuchung [10] zeigte, daß der orale Glukose-Toleranz-Test sich in der Insulinreaktion oder der Glukosereaktion über 2 Stunden verändert. Mit des Kombination von Premarin +MPA ging eine signifikante Verschlechterung der Glukosetoleranz einher. Insgesamt wurden keine

Veränderungen des Insulins beobachtet, was in Anbetracht der Präzision der in der Untersuchung angewandten Analyse nicht weiter überrascht.

	Glukose-toleranz	Insulin-response
• Progesteron	↓	↑
• Levonorgestrel	↓	↑
• MPA	↓	↑
• Norethisteron	—	—

Abb. 3. Zusammenfassung der Wirkungen verschiedener Gestagene auf die Glukosetoleranz und die Insulinrespose.

Bei der Kombination von Östradiol plus Dydrogesteron ergaben sich keine Veränderungen Glucosesenkung durch Insulin und eine geringe Zunahme des C Peptids. Die Ergebnisse glichen den durch Östradiol allein Hervorgerufenen. Eine vergleichende Untersuchung mit Premarin plus Levonorgestrel und Östradiol plus NETA [10] ergab in den beiden Gruppen keinen Unterschied bezüglich des Indexes der Insulinsensitivität. Jedoch zeigte sich eine signifikante Verschlechterung im intravenösen Glukosetoleranztest bei der Premarin plus Levonorgestrel-Gruppe und keine Veränderungen in der Norethisteron plus Östradiol-Gruppe. Es fand sich auch eine markante Verringerung der initialen Antwort von Plasmainsulin auf Glukose mit der Premarin+Levonorgestrel Kombination. Dies könnte für die in dieser Gruppe aufgetretene Verschlechterung der Glukosetoleranz verantwortlich sein.

LIPID- UND LIPOPROTEINMETABOLISMUS

Ein Großteil der Daten über die Stoffwechselauswirkungen von Sexualhormonen betrifft die Lipide. Im routinemäßig durchgeführten Serumlipidprofil reduzieren alle Östrogene LDL Cholesterin, erhöhen aber das Gesamt- und das HDL-Cholesterin ebenso wie die Triglyzeride. Konjugierte equine Östrogene und insbesondere Ethinylöstradiol erhöhen die Triglyzeride stärker als oral verabreichtes 17b-Östradiol. Transdermales Östradiol hat nur wenig oder gar keine Auswirkungen auf HDL-Cholesterin, ähnliche Auswirkungen auf LDL-Cholesterin und tendiert dazu, die Triglyzeride zu vermindern.

Bei der Zugabe von Gestagenen hängt die Wirkung vom Typ und der Dosis der Substanz und ganz besonders von deren Applikationsweg ab. Die PEPI Studie [12] ist eine plazebokontrollierte Untersuchung, in der kontinuierliches und zyklisches MPA plus Premarin mit Premarin allein und mit Premarin plus zyklisches mikronisiertes Progesteron verglichen wurde. Auch hier wurden die typischen Veränderungen in der MPA-Gruppe festgestellt, mit einer geringeren Zunahme von HDL als in den anderen Behandlungsformen. Die geringsten Auswirkungen auf den Lipidstoffwechsel wurden bei der Verabreichung von natürlichem Progesteron beobachtet. Jedoch besteht für orales Progesteron eine geringe und variable Bioverfügbarkeit; da aber die Daten auch eine Auswirkung auf das Endometrium belegten, kann in Betracht gezogen werden, daß das orale Progesteron in ausreichender Menge absorbiert wurde. Diese Daten unterstützen ebenfalls die Annahme, daß von natürlichem Progesteron abgeleitete Gestagene die geringsten Auswirkungen auf den Lipidstoffwechsel haben. Dies gilt begrenzt für Medoxyprogesteron, aber auch für Dydrogesteron. Andere Progesterone, die zu den 19-Norethisteron Derivaten gehören, haben ein Lipidstoffwechselprofil, welches stärker auf ihre androgenen Eigenschaften zurückgeht.

Die HDL Veränderungen wurden ebenfalls ausführlicher untersucht, wobei die stärkste Reduktion sich in Kurzzeituntersuchungen auf die HDL-2 Komponente zu beschränken scheint. Jedoch reduziert eine verlängerte Behandlung mit kombinierten Präparaten auch HDL-3. Es gibt nur wenige Langzeitstudien über den Lipidstoffwechsel, aber in einer 5-jährigen Untersuchung mit fix-kombinierte gabe von Östradiol und Norethisteron war die anfängliche Reduzierung von HDL nach 5 Jahren nicht mehr signifikant. Die Reduktion von LDL-Cholesterin und Gesamtcholesterin fand jedoch weiterhin statt.

Es existieren umfangreiche Daten, die vermuten lassen, daß Östrogene einige Aspekte des Stoffwechselsyndroms in der Postmenopause positiv beeinflussen. Die Zugabe von Gestagenen ist, auch in allgemeinen Aussagen, schwer zu bewerten. Jede Kombination muß getrennt beurteilt werden, da die Stoffwechselwirkung nicht genau aus den Resultaten anderer Kombinationen vorhergesagt werden kann. Die klinische Signifikanz der Veränderungen bleibt unklar.

Manolino und Mitarbeiter [14] fanden in einer Beobachtungs-Untersuchung unter Anwendung des Cox proportional hazard Models heraus, daß die kardioprotektive Wirkung vom HDL-Cholesterin abhängig war, und daß etwa ein Drittel der Schutzmechanismen durch das ansteigende HDL Cholesterin erklärt werden können. Jedoch beeinflussen Östrogen und Gestagen so viele der Parameter, daß das HDL-Serumcholesterin nur ein Marker für das Vorhandensein von Östrogenen in einem Stoffwechsel mit mehren hundert Variablen sein kann.

In einer wachsenden Zahl von Berichten wird auch die oxidationshemmende Wirkung des Östradiols betont. Obschon Daten über Kombinationspräparate und über Progesteron nur in begranztem Maße vorliegen, besagen diese, daß die antioxidierende Wirkung von Östrogenen durch Gestagene nicht behindert wird; zumindest nicht in Dosen, welche für eine Hormonsubstitutionstherapie von klinischer Bedeutung sind.

Lipoprotein (a) ist eine andere kürzlich in den Brennpunkt getretene Substanz. Sowohl Gestagene [15] als auch Östrogene [16] reduzieren für sich genommen den Lipoprotein (a)-Spiegel. Auch scheint die Kombination von Östrogenen und Gestagenen die gleiche Wirkung zu zeigen [17]. Deren klinische Signifikanz wird noch diskutiert. Es wurde kürzlich festgestellt, daß die Androgenität von Lipoprotein (a) stark von der maßgeblichen LDL-Cholesterinkonzentration [18] abhängt.

Die nach oraler und transdermaler Östrogenapplikation auftretende LDL-Senkung ist wahrscheinlich abhängig von einer Zunahme der LDL-Rezeptoren und der daraus resultierenden Erhöhung der Exkretion von Cholesterin in die Galle. Jedenfalls scheint transdermales Östradiol das LDL-Cholesterin ebenso stark zu senken wie oral verabreichtes, obwohl die Östrogenkonzentration in der Leber wesentlich geringer ist. Aber transdermales Östradiol scheint auch die Triglyzeride zu vermindern. Nachdem die lipoprotease die Triglyzeride in der Peripherie hydrolisiert hat, scheint sich sie der an Lipoproteinremnants anzuhängen [19], welche die effizienz existierenden hepatischen Rezeptoren steigern machen. Dies ist zumindest ein Teil der Erklärung dafür, daß transdermal verabreichtes Östradiol ebenso wirkungsvoll LDL-Cholesterin herabsetzt wie oral verabreichtes.

PHYSIOLOGIE DER GEFÄSSWAND

Die Verabreichung von 17 ß-Östradiol an Frauen mit koronaren Arterienerkrankungen scheint die Zeit der ST-Depressionsstrecke im Belastungs-EKG zu verlängern. Bei Frauen mit Bluthochdruck (Pines et al., persönliche Mitteilung), führte eine 6monatige orale Hormonsubstitutionstherapie zu verschiedenen Veränderungen, jedoch gab es keine akuten Wirkungen des Östradiols. Nach sechs Monaten nahmen die Peak-flow-Geschwindigkeit und die mittlere Beschleunigungszeit zu.

Aus den Veröffentlichungen scheint ebenfalls hervorzugehen, daß akute Wirkungen auf die Gefäßwände nicht mit Langzeitwirkungen übereinstimmen.

Es scheint, daß Östradiol akut die bei Frauen mit koronaren Arterienerkrankungen durch Acetylcholin hervorgerufene Gefäßverengung umkehren und verhindern kann. Gilligan et al. [20] zeigten, daß Frauen mit Bluthochdruck oder koronaren Arterienerkrankungen auf Östrogene mit einer Gefäßerweiterung sowohl der breiten Koronararterien als auch der mikrovaskulären Resistenzarterien antworteten. Diese ausgeprägte Wirkung bei Frauen kann bei Männern nicht nachgewiesen werden [21]. Die Geschlechtsspezifität dieser Ergebnisse stellt die Relevanz einiger Tierexperimente in Frage. Einige Arterien reagieren anders, wenn Gestagene zugegeben werden. Die Arterien des Uterus oder der Vagina reagieren sensibler auf Sexualhormone als andere. Zumindest in Kurzzeituntersuchungen verringerte die Zugabe verschiedener Gestagene die durch Östrogene hervorgerufene Gefäßerweiterung und erhöhte den Blutfluß in den Genitalien. Jedoch ist die Relevanz dieser Untersuchungen für koronare Arterien fraglich. Bei Cynomologus-Affen verlangsamte die Zugabe von MPA bei Tieren, denen zuvor Östrogen verabreicht wurde, den Blutstrom in den Koronararterien. Beim Menschen scheinen diese Gestagen-Wirkungen auf Koronararterien jedoch weitaus weniger ausgeprägt.

BIOCHEMIE DER GEFÄSSWAND

Die Gründe für die Wirkungen von Sexualhormonen auf Arterien sind noch unklar. Es wurde gezeigt, daß Östrogene Endotheline reduzieren und ebenso die Funktion eines der Endothelinrezeptoren verringern, wodurch eine edotheliale Gefäßverengung verhindert wird. Es wurde ebenso eine kalziumblockierende Wirkung von Östrogenen nachgewiesen, welche sich gefäßerweiternd auswirkt. Außerdem scheinen Östrogene durch die hervorgerufene Gefäßerweiterung den Stickoxydstoffwechsel zu beeinflussen [21].

Östrogen- und wahrscheinlich auch Gestagenrezeptoren wurden sowohl im Herzen selber als auch in den Koronararterien gefunden. Jedoch findet die Gefäßerweiterung der Koronararterien sofort statt; somit ist eine typische genomische Wirkung über die klassischen Rezeptoren unwahrscheinlich. Eine viel intensivere Forschungsarbeit ist notwendig, um diese Ergebnisse genauer zu beleuchten.

Die Daten über Gestagene und die Beigabe von Gestagen sind sogar noch weniger umfangreich als jene über Östrogene. Durch Gestagene beeinflußte Mechanismen in der Physiologie und der Biochemie der Gefäßwand sind weitgehend unbekannt.

BEOBACHTUNGS-UNTERSUCHUNGEN

Die Beweise verdichten sich, daß intermediäre Marker und Stoffwechselendpunkte im Hinblick auf ihre Bedeutung für zukünftige kardiovaskuläre Erkrankungen schwer zu interpretieren sind. Dies gilt insbesondere für einige Östrogen-Gestagen-Kombinationen, über die keine Daten verfügbar sind. Unglücklicherweise wurden nur wenige Beobachtungs Untersuchungen über Kombinationstherapien veröffentlicht (Tabelle II). Wie dieser Tabelle entnommen werden kann, scheinen Östrogen-Gestagen-Kombinationen praktisch die gleiche kardioprotektive Wirkung zu haben wie allein verabreichtes Östrogen. Dies scheint für Levonorgestrel und für Medroxyprogesteronacetat erwiesen zu sein, welche die beiden in den Studien hauptsächlich angewendeten Gestagene waren. In der Untersuchung von Hunt et al. nahmen einige Frauen auch Norethisteron ein.

Tabell II. **Beobachtungs-Studien zu kombinierten Östrogen-Gestagen-Präparaten und kardiovaskulären Erkrankungen**

Erstautor (Jahr)	*Studiendesign*	*Studiengröße*	*Endpunkte*	*Risikoschätzungen*
Nabulsi (1993)	Querschnitt	173 Anwender	KHK	<
Nachtigal (1979)	Klinischer Versuch	84 Paare	MI	keine Zunahme
Thompson (1989)	Fallkontroll	603 Fälle	MI+CVD	RR
E seul : RR=1,1			1,206 Kontrollen	Schlaganfall
Hunt (1990)	Kohorten	4.544	IHD	RR
Falkeborn (1992)	Kohorten	23.000	MI, Schlaganfall	RR
Psaty (1994)	Fallkontroll	502 Fälle	MI	RR
E seul : RR=0,69				

Die Studie von Falkenborn verwendete hauptsächlich Levonorgestrelhaltige Präparate. Hunt et al. untersuchten hauptsächlich Levonorgestrel, aber auch Norethisteron kombiniertmit konjugierten equinen Östrogenen. In den verbleibenden drei Studien wurde hauptsächlich Medroxyprogesteron als Östrogen-Komedikation verwendet.

ZUSAMMENFASSUNG

Die kardioprotektive Wirkung von Östrogenen ist ein wichtiger Faktor und eine mögliche Indikation für die Östrogentherapie. Um ein akzeptables Blutungsmuster und die Sicherheit des Endometriums zu gewährleisten, sollte eine Co-Medikation mit Gestagenen erfolgen. Östrogene hemmen hauptsächlich den atherosklerotischen Prozeß und wirken gefäßerweiternd. Die Co-Medikation mit Gestagenen wurde theoretisch als gewagt betrachtet, da es HDL-Cholesterin reduziert und in Kurzzeituntersuchungen den Blutstrom einiger Arterien verminderte. Neuere plazebokontrollierte Untersuchungen wie der PEPI-Versuch und andere konnten nicht bestätigen, daß diese geringfügige Reduzierung des HDL-Cholesterins ein Problem darstellt, wenn man die anderen positiven Wirkungen auf die Stoffwechselmarker des Stoffwechselsyndroms einer Co-Medikation von Gestagen berücksichtigt. Außerdem konnte in Langzeitunteruchungen über Östrogen + Gestagen Co-Medikation keine markante Abnahme des Blutstroms nachgewiesen werden, verglichen mit der alleinigen Behandlung mit Östrogenen. Einige Beobachtungs-untersuchungen über die Kombinationstherapie bestätigen diese Ergebnisse. Ob die Co-Medikation von Gestagenen wirklich den kardiovaskulären Benefit von Östrogenen beeinträchtigt, soll zum Beispiel durch die Women's Health Initiative und HERS Untersuchungen überprüft werden. Bis dahin bleibt dies eine theoretische Möglichkeit mit wenig oder keiner Unterstützung in der veröffentlichten Fachliteratur.

Danksagung

Unser Dank gilt Britt-Marie Agmell für die Abschrift dieses Manuskripts.

Quellenangaben

[1] BUSH TL, BARRETT-CONNOR E, COWAN LD et al. - Cardiovascular mortality and non-contraceptive oestrogen use in women: results from the Lipid Research Clinic's Program Follow-Up Study. Circulation 1987;75:1002-9.

[2] HENDERSON BE, ROSS RK, LOBO RA, PIKE MC, MACK TM - Re-evaluating the role of progestogen therapy after the menopause. Fertil Steril 1988;49:9S-15S.

[3] ROSS RK, PIKE MC, HENDERSON BE, MACK TM, LOBO RA - Stroke prevention and oestrogen replacement therapy. Lancet 1989;1:505.

[4] SULLIVAN JM - Atherosclerosis and oestrogen replacement therapy. Int J Fertil 1994;39:28-35.

[5] WREN B - Effects of oestrogen and management of hypertension in women. In: Treatment of the postmenopausal woman. Basic and clinical effects. Ed Lobo R. Raven Press 1994, p 283-87.

[6] LINDOFF C, PETERSON F, LECANDER I, MARTINSSON G, ASTEDT B - Passage of the menopause is followed by haemostatic changes. Maturitas 1993;17:17-22.

[7] WINKLER UH - Menopause, hormone replacement therapy and cardiovascular disease: a review of haemostaseological findings. Fibrinolysis 1992;6:5-10.

[8] LINDOFF C, PETERSON F, LECANDER I, MARTINSSON G, ASTEDT B - Transdermal oestrogen replacement therapy: Beneficial effects on haemostatic risk factors for cardiovascular disease. Maturitas, in press.

[9] NOTELOVITZ M, KITCHENS C, WARE M et al. - Combination oestrogen and progestogen replacement therapy does not adversely affect coagulation. Obstet Gynecol Surv 1985;44:25-36.

[10] GODSLAND IF, GANGAR KF, WALTON C et al. - Insulin resistance, secretion, and elimination in postmenopausal women receiving oral or transdermal hormone replacement therapy. Metabolism 1993;42:846-53.

[11] STEVENSON JC, PROUDLER AJ, WALTON C, GODSLAND IF - HRT mechanism of action: Carbohydrates. Int J Fertil 1994;39:50-5.

[12] The writing group for the PEPI trial. Effects of oestrogen and oestrogen/progestin regimens on heart disease; risk factors in postmenopausal women. The Postmenopausal Oestrogen/Progestin Interventions (PEPI) trial. JAMA 1995;273:199-207.

[13] CHRISTIANSEN C, JUEL-RIIS B - Five years with continuous combined oestrogen/progestogen therapy. Effects on calcium metabolism, lipoproteins and bleeding pattern. Br J Obstet Gynaecol 1990;97:1087-92.

[14] MANOLIO TA, FURBERG CD, SCHEMANSKI L, PSATY BM, O'LEAARY DH, TRACY RP, BUSH TL - Associations of postmenopausal oestrogen use with cardiovascular disease and its risk factors in older women. Circulation 1993;88:2163-71.

[15] FARISH E, ROLTON HA, BARNES JF, HART DM - Lipoprotein (a) concentrations in postmenopausal women taking norethisterone. Brit Med J 303 1988; 6804;694-5.

[16] SACKS FM, MC PHERSON R, WALSH BW - Effect of postmenopausal oestrogen replacement on plasma Lp(a) lipoprotein concentrations. Arch Intern Med 1994;154:1106-10.

[17] NABULSI AA, AARON B, FOLSOM R et al. - Association of hormone replacement therapy with various cardiovascular risk factors in postmenopausal women. N Engl J Med 1993;328:1070-75.

[18] MAHER V MG, BROWN G - Lipoprotein (a) and coronary heart disease. Current Opinion in Lipidology 1995;6:229-235.

[19] BEISIEGEL U - Receptors for triglyceride-rich lipoproteins and their role in lipoprotein metabolism. Current Opinion in Lipidology 1995;6:117-22.

[20] Gilligan DM, Badar DM, Panza JA, Quyyumi AA, Cannon RO - Acute vascular effects of oestrogen in postmenopausal women. Circulation 1994;90:786-91.

[21] Gilligan DM, Badar DM, Panza JA, Quyyumi AA, Cannon RO - Effects of oestrogen replacement therapy on periphral vasomotor function in postmenopausal women. Am J Cardiol 1995;75:264-8.

[22] Collins P, Rosano GMC, Sarrel PM, et al. - Estradiol-17 attenuates acetylcholine-induced coronary arterial constriction in women but not men with coronary heart disease. Circulation 1995.

PRIMÄRE UND SEKUNDÄRE PROPHYLAXE VON HERZKRANKHEITEN: SOLLEN ÖSTROGENSUBSTITUTIONTHERAPIE UND KOMBINIERTE HORMONSUBSTITUTIONSTHERAPIE FUER DIESE INDIKATIONEN VERSCHRIEBEN WERDEN?

Jay M SULLIVAN*

Verschiedene Beobachtungs-Untersuchungen haben die Frage der Östrogensubstitutionstherapie für die primäre Prävention von kardiovaskulären Erkrankungen bei Frauen in der Postmenopause behandelt [1]. In zehn von dreizehn Fallkontrollstudien zeigte sich, daß die Östrogensubstitutionstherapie die Quote kardiovaskulärer Vorfälle verringerte. Jedoch nur eine Untersuchung ist von statistischer Bedeutung. Diese nicht-kontrollierten Studien wurden durch eine unbeabsichtigte Beeinflussung der Auswahl der Probandinnen verfälscht. Patientinnen, die sich zu einer Östrogensubstitutionstherapie entschließen, verändern ihren Lebensstil auch auf anderen Gebieten in einer der Prävention kardiovaskulärer Erkrankungen zuträglichen Weise.

Siebzehn Kohortenstudien an verschiedenen Gruppen postmenopausaler Frauen wurden prospektiv verfolgt. Es wurden die Zahl kardiovaskulärer Erkrankungen und die absolute Sterblichkeit im Verhältnis zum Östrogengebrauch untersucht. Nur eine Untersuchung schloß, daß Östrogenanwenderinnen eine höhere Quote an kardiovaskulären Ereignissen aufweisen als Nichtanwenderinnen. Mögliche Erklärung für diese sich widersprechenden Ergebnisse können unterschiedliche Zusammensetzung der Gruppen, Beeinflussung der Auswahl der Probandinnen oder falsch diagnostizierte Versuchsendpunkte sein. In einigen Versuchen galten Brustkorbschmerzen als Symptom der Angina pectoris als Zeichen einer kardiovaskulären Erkrankung. Es ist inzwischen anerkannt, daß ein Angina-Syndrom auch bei Personen, die frei von koronarer Atherosklerose sind, auftreten kann.

Vier Gruppen nutzten koronare Arteriographien, um die Wirkung der Östrogensubstitutionstherapie bei Frauen in der Postmenopause zu untersuchen [2, 3,

* Department of Medicine, Division of Cardiovascular Diseases - University of Tennessee, Memphis, 951 Court Avenue, Room 353d, Memphis, Tennessee 38163, USA.

4, 5]. Alle stellten eine weniger ausgeprägte koronare Atherosklerose bei Frauen fest, die eine Oestrogen-Subsitution einnahmen. Da es neben der Östrogeneinnahme noch andere Unterschiede zwischen Patienten mit und ohne koronaren Erkrankungen gab, wurde eine logistische Regressionsanalyse durchgeführt, welche zeigte, daß der Hauptfaktor, der signifikant mit dem Fehlen von Koronarerkrankungen in Verbindung zu bringen war, die Östrogensubstitutionstherapie ist.

Über die Östrogensubstitution in der Sekundärprävention von kardiovaskulären Erkrankungen gibt es weitaus weniger Studien. Einer der frühesten Versuche diesbezüglich ist das Coronary Drug Project, welches männliche Überlebende eines akuten Myokardinfarktes randomisiert auf verschiedene Behandlungsarten verteilte, wovon zwei die Einnahme von konjugierten Östrogenen in Tagesdosen von 2,5 oder 5,0 mg beeinhalteten [6]. Die Männer, die 5 mg pro Tag einnahmen, erlitten mehr kardiovaskuläre Ereignisse als jene, die ein Plazebo erhielten; während 6,2% der östrogenbehandelten Männer einen definitiven nicht tödlichen Myokardialinfarkt erlitten, waren es bei den Männern, die ein Plazebo erhielten, nur 3,2%. Parallel ergab sich eine statistisch signifikante Zunahme der Lungenembolierate und der Thrombophlebitis bei den östrogenbehandelten Männern. Obwohl für die Männer, die 2,5 mg Östrogen pro Tag erhielten, keine statistisch signifikante Zunahme an kardiovaskulären Ereignissen vorlag, wurde dieser Teil der Studie abgebrochen, als sich zeigte, daß die östrogenbehandelten Männer häufiger Malignome entwickelten, vor allem der Lunge, als die Männer, denen ein Plazebo verabreicht wurde [7]. Die Zunahme von Myokardinfarkten bei älteren zigarettenrauchenden Frauen, welche frühe orale Kontrazeptiva mit relativ hohen Dosen an Östrogenen und Progestin einnahmen, beeinflußte das Verschreibeverhalten der Ärzte für diese Präparate an Frauen mit bekannten kardiovaskulären Erkrankungen oder mit einem hohen diesbezüglichen Risiko. Es ist inzwischen bekannt, daß hohe Dosen von Östrogenen die hepatische Produktion von Gerinnungsfaktoren stimulieren, und somit einen hyperkoagulativen Zustand hervorrufen.

Zwei grosse beobachtende Langzeitstudien untersuchten Frauen mit vorbestehenden kardiovaskulären Erkrankungen. Beide ergaben, daß die Östrogensubstitution einen größeren Überlebensbenefit für diese Gruppe mit sich brachte als für Frauen, die anfangs frei von einem klinischen Befund für kardiovaskuläre Erkrankungen waren. Das Lipid Research Clinics Program untersuchte eine Kohorte von 2270 Frauen, die durchschnittlich über einen Zeitraum von 8,5 Jahren beobachtet wurden [8]. Bei Frauen ohne kardiovaskuläre Erkrankungen war die Sterblichkeitsrate bei Östrogenanwenderinnen 12,8/10.000 und bei Nichtanwenderinnen 30,2/10.000. Bei Frauen mit vorhandenen kardiovaskulären Erkrankungen lag die Sterblichkeitsrate durch diese Erkrankungen bei 13,8/10.000 bei Östrogenanwenderinnen und bei 66,3/10.000 bei Nichtanwenderinnen.

In der Leisure World Study wurden 8881 Frauen in der Postmenopause 7,5 Jahre lang beobachtet [9]. Bei Frauen, die bisher noch keine Angina und keinen Myokardinfarkt erlitten hatten, betrug die allgemeine Sterblichkeit 21,8/1.000 für Östrogenanwenderinnen und 26,7/1.000 für Nichtanwenderinnen. Bei Frauen mit vorherigem Krankheitsverlauf betrug die allgemeine Sterblichkeitsrate 27,5/1.000 bei Östrogen-Anwenderinnen und 41,7/1.000 bei Nichtanwenderinnen.

Der Verlauf bei Frauen nach Herzkatheter wurde untersucht, um die Wirkung der Östrogensubstitutionstherapie auf die Lebenserwartung von Patientinnen mit angiographisch dokumentierten koronaren Arterienerkrankungen zu bestimmen [10]. Um die Lebenserwartung über zehn Jahre zu untersuchen, wurden Aktuarielle Methoden der Versicherungsmathematik angewandt. Patientinnen, die bei Beginn der

Studie frei von Erkrankungen der Koronararterien waren, hatten eine gute Überlebensrate, unabhängig von einer Östrogensubstitutionstherapie. Bei Patientinnen mit zu Beginn sehr leichten bis leichten koronaren Läsionen war die Lebenserwartung unter den Östrogenanwenderinnen signifikant höher als unter den Nichtanwenderinnen. Bei den Frauen, die niemals im Leben Östrogene eingenommen hatten, lag die zehnjärige Überlebensrate bei 85%, bei den Anwenderinnen lag sie bei 96% (p=0,027). Der Unterschied in der Lebenserwartung war am ausgeprägtesten bei Patientinnen mit schwerwiegenden stenotischen Läsionen, bei denen die Sterblichkeit für Frauen, die niemals Östrogene eingenommen hatten, bei 4% pro Jahr lag. Bei 70 Frauen, die zu Untersuchungsbeginn oder danach eine Östrogensubstitutionstherapie unternahmen, war sie signifikant niedriger. Unter den "Never Users" lag die Lebenserwartung in 10 Jahren bei 60%, bei den "Always Users" lag sie bei 98% (p=0,007). In der Cox Stepwise Proportional Hazards - Analyse wurde bestimmt, welche Faktoren eine statistisch signifikante von einander unabhängige Wirkung auf die Sterblichkeit haben. Die wichtigsten Determinanten waren die Zahl der beteiligten Koronararterien, das Ausmaß der Verschlechterung der Herzfunktion, Alter und Erkrankung der linken koronaren Hauptarterie. Der einzige die Lebenserwartung erhöhende signifikante Faktor war die Östrogeneinnahme. Das relative Risiko betrug 0,16 mit einem 95% Vertrauensbereich zwischen 0,04 und 0,66 (p=0,011).

Der Zusammenhang zwischen Östrogeneinnahme in der Postmenopause und der Lebenserwartung wurde an 1098 Frauen untersucht, die sich einer Bypass-Operation unterzogen hatten [11]. Anhand einer Sterblichkeitstabellenanalyse wurde die Lebenserwartung nach der Operation von 92 Frauen, denen eine Östrogensubstitutionstherapie verabreicht wurde und 1006 Frauen, die keine solche Therapie erhielten, miteinander verglichen.

Die 10jährige Lebenserwartung betrug 81,4% für die Östrogenanwenderinnen und 65,1% für die Nichtanwenderinnen (p=0,0001). Ein Cox Proportional Hazards Model ermittelte als die signifikanten, von einander unabhängigen Faktoren für die Lebenserwartung die Zahl der erkrankten Gefäße, Östrogeneinnahme, linksseitige Koronarstenose und Diabetes mellitus. In dieser Studie erhöhte die Östrogensubstitutionstherapie die Lebenserwartung nach einer koronaren Bypass-Operation bei postmenopausalen Frauen mit koronaren Arterienerkrankungen signifikant.

MECHANISMEN DER KARDIOPROTEKTION

Epidemiologische und experimentelle Beweise legen nahe, daß an der kardioprotektiven Wirkung der Östrogensubstitutionstherapie die Serumlipide mitbeteiligt sind [16]. Vor der Menopause haben Frauen einen höheren HDL-Spiegel als Männer. Nach der Menopause steigt der LDL-Spiegel, während der HDL-Spiegel etwas abfällt oder gleichbleibt. Die Östrogensubstitutionstherapie verbessert diese Tendenz. Untersuchungen haben ergeben, daß Östrogene zu einer Abnahme des LDL- und des Gesamtcholesterins und zu einer Zunhame von HDL Cholesterin und Triglyzeriden führt.

Seit die Östrogensubstitution jetzt üblicherweise in Kombination mit einem Gestagen verabreicht wird, ist es wichtig, sich Kenntnis über die veröffentlichten Daten bezüglich der positiven kardioprotektiven Auswirkungen der kombinierten Hormonsubstitutionstherapie zu verschaffen. Im PEPI-Versuch wurde gezeigt, daß konjugierte Östrogene mit oder ohne Gestagen den LDL-Wert um 14,5-17,2 mg/dl absenkten. Östrogen allein ließ den HDL-Wert um 5,6 mg/dl ansteigen. Die Zugabe von Gestagen erhöhte den HDL-Wert auf 1,2 bis 1,5 mg/dl [13]. Bei bilateral ovariektomierten nicht-humanen Primaten haben sowohl Östrogen alleine als auch Östrogen mit Gestagen das Ausmaß der Atherosklerose in der Aorta reduziert, und das obwohl der HDL-Spiegel durch die Kombinationstherapie gesenkt wurde[14]. Die Kombinationstherapie reduzierte die LDL-Cholesterinaufnahme durch die Arterienwände ebenso wie Östrogen alleine. In Langzeituntersuchungen an Menschen unterschied sich der HDL-Spiegel nicht signifikant zwischen den Patientinnen, denen Östrogen verabreicht wurde und denen, die eine kombinierte Hormonsubstitutionstherapie erhielten [15]. Eine schwedische Untersuchung zeigte eine vergleichbare Reduzierung des Risikos für Erstinfarkte des Myokards oder für Schlaganfall bei Frauen, die jeweils entweder Östrogen alleine oder eine Kombinationssubstitution erhielten [16]. Nur von Nachtigall et al. liegt ein kompletter randomisierter Versuch über eine Östrogen/Gestagentherapie vor [17]. Dieser zeigte eine Reduzierung der Myokardinfarktrate bei 84 Paaren von hospitalisierten Frauen, die aber keine statistische Signifikanz erreichte.

Außer ihrer Wirkung auf die Lipide haben Östrogene eine direkte Wirkung auf die Gefäßreaktivität, was das Gleichgewicht von Sauerstoffversorgung und -nachfrage beeinflussen kann. Das Endothelium spielt eine bedeutende Rolle in der Modulation des Blutgefäßtonus. Furchgott und seine Mitarbeiter [18] zeigten, daß das Entfernen des Endotheliums die Art der Antwort der arteriellen Streifen auf Acetylcholin veränderte. Die Antwort der intakten Streifen war Vasodilatation. Nach Entfernen des Endotheliums verursachten die Acetylcholin-Gabe eine Verengung. Weitere Nachforschungen führten zu der Entdeckung, daß Acetylcholin die Ausschüttung des endothelderivierten relaxierenden Faktors stimuliert, einer gefäßerweiternden, thromboseabweisenden Komponente. Es ist bekannt, daß der Relaxations-Faktor ein aus 1-Arginin gebildetes Stickoxyd ist. Die Ausschüttung von Stickoxyd (No) aktiviert die Guanalyt-Zyklase, was zur Synthese von zyklischem GMP führt, welches wiederum den Kalziumtransport verändert, und dadurch zu Gefäßerweiterung führt [19].

Ludmer et al. [20] zeigten, daß in normale menschliche Koronararterien infundiertes Acetylcholin zu Gefäßerweiterung führte, während die Infusion derselben Dosis in ein Segment einer Arterie mit einer atherosklerotischen Läsion zur Gefäßverengung der stenotischen und der daran angrenzenden Gebiete führte, was beweist, daß eine atherosklerotische Veränderung der Gefäßwand die Endothelfunktion verschlechtert. Williams und seine Mitarbeiter [21] zeigten, daß bei ovariektomierten Affen, denen eine lipidreiche Diät verabreicht wurde, Acethylcholin eine Gefäßverengung auslöste, wenn es in Koronargefäße infundiert wurde, was einen Verlust der endothelialen Funktion nahelegt. Wenn den Affen jedoch eine Östrogensubstitutionstherapie verabreicht wurde, führte die Acetylcholininfusion zu einer normalen Antwort. Vier neuere Untersuchungen beobachteten ähnliches bei Frauen mit Koronarerkrankungen. Dieselbe Antwort konnten jedoch bei Männern nicht festgestellt werden [22, 23, 24, 25]. Es ist bewiesen, daß Östrogene die endotheliale Funktion beeinflussen, was zum Teil ihre kardioprotektive Wirkung erklärt. Die andere Feststellung, daß die Östrogensubstitutionstherapie die Funktion der Blutgefäße verändert, schließt Untersuchungen ein, welche zeigten, daß sich in den Gefäßwänden Östrogenrezeptoren befinden, daß Östrogen vasodilatatorisch wirkt und daß Östrogen die Produktion von Prostazyclin stimuliert [26].

Viele Untersuchungen zeigten die Bedeutung einer normalen Funktion des Endotheliums für den Schutz der Gefäßintegrität. Außer der wichtigen Rolle in der Regulierung des Gefäßtonus durch die Produktion von gefäßerweiternden und gefäßverengenden Faktoren, verhindern die Zellen des Endotheliums auch ein Fixieren der weißen Blutkörperchen an die Gefäßwände, ein frühes Stadium der Bildung atherosklerotischer Plaques. Das Endothelium reguliert ebenfalls das Wachstum der glatten Muskelzellen als wichtiger Komponente für das Wachstum von atherosklerotischen Plaques. Außerdem limitiert es die Passage von LDL-Cholesterin durch die Gefäßwand, was wiederum das Wachstum von atherosklerotischen Plaques verzögert. Das Endothelium nimmt ebenso durch die Aktivität der Lipoproteinlipase der Zellmembran am Triglyzeridstoffwechsel teil [27].

SCHLUSSFOLGERUNG

Die Resultate zahlreicher Beobachtungsstudien erbringen den zwingenden Beweis, daß die Östrogensubstitution die Lebenserwartung von postmenopausalen Frauen verbessert. Eine Meta-Analyse dieser Daten zeigt, daß Östrogensubstitution das kardiovaskuläre Risiko um 50% verringert. Diese Benefits scheinen bei Frauen mit kardiovaskulären Risikofaktoren wie Hyperlipidämie, Bluthochdruck und Zigarettenkonsum noch erhöht. Begrenzte klinische Daten zeigen, daß die Zugabe eines Gestagens die positive Wirkung eines Östrogens nicht aufhebt. Einige wenige Studien haben die Wirkung der Östrogensubstitution bei Frauen mit kardiovaskulären Erkrankungen untersucht und zeigten alle positive Ergebnisse. Nur eine dieser zahlreichen Untersuchungen kontrollierte die Östrogeneinnahme, daher könnten verschiedenartige Beeinflussungen der Patientenauswahl und andere Verfälschungen die Resultate beeinflußt haben. Die großangelegte Women's Health Initiative, eine prospektive, randomisierte, kontrollierter Studie, sollte eine definitive Antwort über die Frage des Einsatzes von Oestrogenen zur Primärprävention von kardiovaskulären Erkrankungen erbringen, während die laufenden Östrogen-Substitutionsstudien und zwei quantitative angiographische Untersuchungen zur Regression atherosklerotischer Veränderungen zusätzliche Informationen über die Sekundärprävention liefern werden.

Quellenangaben

[1] STAMPFER MJ, GRAHAM AC. - Estrogen replacement therapy and coronary heart disease: A quantitative assessment of the epidemiologic evidence. Preventive Medicine 1991;20:47-63.

[2] SULLIVAN JM, VANDER ZWAAG R, LEMP GF, et al. - Postmenopausal estrogen use and coronary atherosclerosis. Ann Intern Med 1988;108:358-363.

[3] GRUCHOW HW, ANDERSON AJ, BARBORIAK JJ, et al. - Postmenopausal use of estrogen and occlusion of coronary arteries. Am Heart J 1988;115(5):954-963.

[4] MCFARLAND KF, BONIFACE ME, HORNUNG CA, et al. - Risk factors and noncontraceptive estrogen use in women with and without coronary disease. Am Heart J 1989;117(6):1209-1214.

[5] HONG MK, ROMM PA, REAGAN K, et al. - Effects of estrogen replacement therapy on serum lipid values and angiographically defined coronary artery disease in postmenopausal women. Am J Cardiol 1992;69:176-178.

[6] The Coronary Drug Project Research Group. The Coronary Drug Project. Initial findings leading to modifications of its research protocol. JAMA 1970;214:1303-1313.

[7] The Coronary Drug Project Research Group. The Coronary Drug Project. Findings leading to discontinuation of the 2.5-mg/day estrogen group. JAMA 1973;226(6)652-657.

[8] BUSH TL, BARRETT-CONNOR E, COWAN LD, et al. - Cardiovascular mortality and noncontraceptive use of estrogen in women: results from the Lipid Research Clinics Program Follow-up Study. Circulation 1987;75(6):1102-1109.

[9] HENDERSON BE, PAGANINI-HILL A, ROSS RK. - Decreased mortality in users of estrogen replacement therapy. Arch Intern Med 1991;151:75-78.

[10] SULLIVAN JM, VANDER ZWAAG R, HUGHES JP, et al. - Estrogen replacement and coronary artery disease - effect on survival in postmenopausal women. Arch Intern Med 1990;150:2557-2562.

[11] SULLIVAN JM, EL-ZEKY F, VANDER ZWAAG R, RAMANATHAN KB. - Estrogen replacement therapy after coronary artery bypass surgery: Effect on survival. JACC 1994;23:49A.

[12] WALSH BW, SCHIFF I, ROSNEB B, et al. - Effects of postmenopausal estrogen replacement on the concentrations and metabolism of plasma lipoproteins. N Engl J Med 1991;325:1196-1204.

[13] CLARKSON TB, SHIVELY CA, MORGAN T, et al. - Oral contraceptives and coronary artery atherosclerosis of cynomolgus monkeys. Obstet Gynecol 1990;75:217-222.

[14] The Writing Group for the PEPI Trial. Effects of estrogen or estrogen/progestin regimens on heart disease risk factors in postmenopausal women. The Postmenopausal Estrogen/Progestin Interventions (PEPI) Trial. JAMA 1995;273:199-208.

[15] NABULSI AA, FOLSOM AR, WHITE A, et al. - Association of hormone-replacement therapy with various cardiovascular risk factors in postmenopausal women. N Engl J Med 1993;328:1069-75.

[16] FALKEBORN M, PERSSON I, ADAMI H-O, et al. - The risk of acute myocardial infarction after oestrogen and oestrogen-progestogen replacement. Br J Obstet Gynaecol 1992;99:821-828.

[17] NACHTIGALL LE, NACHTIGALL RH, NACHTIGALL RD, et al. - Estrogen replacement therapy II: A prospective study in the relationship to carcinoma and cardiovascular and metabolic problems. Obstet Gynecol 1979;54(1):74-79.

[18] FURCHGOTT RF, ZAWADZK JV. - The obligatory role of endothelial cells in the relaxation of arterial smooth muscle by acethycholine. Nature 1980;288:373-376.

[19] IGNARRO LJ, BYRNS RE, BUGA GM, et al. - Endothelium-derived relaxing factor (EDRF) released from artery and vein appears to be nitric oxide (NO) or a closely related radical species. Fed Proc 1987;46:644.

[20] LUDMER PL, SELWYN AP, SHOOK TL, et al. - Paradoxical vasoconstriction induced by acetylcholine in atherosclerotic coronary arteries. N Engl J Med 1986;315:1046-1051.

[21] WILLIAMS JK, ADAMS MR, KLOPFENSTEIN HS. - Estrogen modulates responses of atherosclerotic coronary arteries. Circulation 1990;81:1680-1687.

[22] HERRINGTON DM, BRADEN GA, WILLIAMS JK, MORGAN TM. - Endothelial-dependent coronary vasomotor responsiveness in postmenopausal women with and without estrogen replacement therapy. Am J. Cardiol 1994;73:951-952.

[23] REIS SE, GLOTH ST, BLUMENTHAL RS, et al. - Ethinyl estradiol acutely attenuates abnormal coronary vasomotor responses to acetylcholine in postmenopausal women. Circulation 1994; 89:52-60.

[24] GILLIGAN DM, QUYYUMI AA, CANNON III RO, et al. - Effects of physiological levels of estrogen on coronary vasomotor function in postmenopausal women. Circulation 1994;89:2545-2551.

[25] COLLINS P, ROSANO GMC, SARREL PM, et al. - 17 B-estradiol attenuates acetylcholine-induced coronary arterial constriction in women but not men with coronary heart disease. Circulation 1995;92:24-30.

[26] FOGELBERG M, VESTERQUIST O, DICFALUSYU, et al. - Experimental athero-sclerosis: effects of estrogen and atherosclerosis on thromboxane and prostacyclin formation. Europ J Clin Invest 1990;20:105-110.

[27] DZAU VJ - Atherosclerosis and hypertension: mechanisms and interrelationships. J Cardiovasc Pharmacol 1990;15 (suppl 5) S59-S84.

HRT UND HORMONABHÄNGIGE KARZINOME

WELCHE DATEN EXISTIEREN: AKTUELLE BESTANDSAUFNAHME

HPG SCHNEIDER*

EINFÜHRUNG

Die Verwendung von Hormonen als Substitutionstherapie zur Verbesserung von menopauseabhängigen Symptomen und als langfristiger Schutz vor Folgen des Östrogendefizits, wie Osteoporose und kardiovaskulären Erkrankungen, stellt eines der Hauptanwendungsgebiete von Steroidhormonen bei überwiegend gesunden Frauen dar. Die HRT hat wie auch die oralen Kontrazeptiva einen bedeutenden Einfluß auf die Krebsinzidenz und -mortalität. Mehr als 40% aller frisch diagnostizierten Karzinome bei Frauen scheinen hormonabhängig zu sein. Unsere derzeitig verfügbaren experimentellen Beweise zeigen, daß Hormone in die Proliferation und zelluläre Apoptose eingreifen und somit einen Einfluß auf das Wachstum von Tumorzellen haben. Andererseits gibt es Anzeichen dafür, daß die zelluläre Expression der Onkogene ebenfalls hormonabhängig sein könnte. Wir sind jedoch noch weit entfernt von Schlußfolgerungen darüber, wie die zahlreichen Schritte der Promotion und Inhibition der Karzinogenese längerfristig auf eine unidirektionelle Hormonstimulierung reagieren. Aus Sicht der praktischen klinischen Antworten kann die Frage, ob die HRT wirklich einen Einfluß auf hormanabhängige Tumoren hat, nur durch gut kontrollierte, lang andauernde epidemiologische Beweise beantwortet werden.

ENDOMETRIUMKARZINOM

Eine 50 Jahre alte weiße Frau hat eine lebenslängliche Wahrscheinlichkeit von 2,6%, an einem Endometriumkarzinom zu erkranken. Die Wahrscheinlichkeit, an einem solchen Karzinom zu sterben, liegt wesentlich niedriger - bei 0,3%. Das mittlere Alter, bei dem ein Endometriumkarzinom entdeckt wird, ist 68 Jahre.

* Prof. Dr. med., Münster, Deutschland.

Östrogentherapie und Endometriumkarzinom

Seit 1970 wurde in mindestens 35 epidemiologischen Studien die Beziehung zwischen Östrogensubstitutionstherapie und Endometriumkarzinom untersucht (Tabelle I). In den meisten dieser Studien steht die Östrogenanwendung in Relation zu einer signifikanten Zunahme des Risikos für ein Endometriumkarzinom. Grady et al. [37] berechneten in einer gepoolten Schätzung das relative Risiko zur Entwicklung eines Endometriumkarzinoms bei Frauen, die Östrogene allein erhalten haben, gegenüber Frauen ohne Östrogenbehandlung mit 2,31 (95% CI 2,13 bis 2,51). Die gewöhnlich verordnete Dosierung liegt zwischen 0,3 und 2,5 mg konjugierter Östrogene pro Tag. Das Risiko für ein Endometriumkarzinom ist bei allen Dosierungen erhöht und steigt mit höheren Dosen an [3, 4, 5, 10, 12, 22, 34].

Außerdem steigt das Risiko für ein Endometriumkarzinom auch mit der Dauer der Östrogeneinnahme [2, 3, 5, 7, 8, 11, 12, 14, 16, 21, 22, 34, 35, 38]. Zwei Studien [3, 22], in denen Frauen 0,625 mg konjugierte Östrogene über einen Zeitraum von mindestens fünf Jahren einnahmen, zeigen Risikoquoten für ein Endometriumkarzinom von 4,8 bzw. 4,3. Eine gepoolte Schätzung aller Studien zum Endometriumkarzinom bei Frauen, die über einen Zeitraum von mindestens acht Jahren Östrogene angewendet haben, beträgt im Vergleich zu Nicht-Anwenderinnen 8,22 (CI 6,25 bis 10,81). In diese Studien wurden jedoch Verordnungen einer Kombination aus hochdosierter und langdauernder Östrogengabe eingeschlossen.

Die American Cancer Society Statistics schätzen für 1995 [39] 32 800 Korpuskarzinome und unspezifische uterine Karzinome, die erwarteten Todesfälle durch Krebs werden auf etwa 5 900 geschätzt. Während das Risiko zur Entwicklung eines Endometriumkarzinoms bei Östrogenanwenderinnen signifikant erhöht ist, scheint das Risiko, an dieser Krankheit zu sterben, nicht in gleichem Maße größer zu sein. Gründe hierfür könnten sein, daß es bei der Östrogenanwendung, im Vergleich zu spontanen Karzinomen, zu weniger aggressiven Endometriumkarzinomen oder zu früheren Stadien kommt. In der Tat gibt es zahlreiche Artikel, die für Östrogenanwenderinnen frühere Stadien, ein niedrigeres Grading und weniger myometriuminvasive Tumoren als für Nicht-Anwenderinnen [3, 5, 9, 13, 14, 18, 22, 40] zeigen. Einige Studien zeigen ein erhöhtes Risiko für späte Stadien und hochgradige invasive Tumoren [21, 23, 24]. Es gibt jedoch keine Beweise dafür, daß die Todesfälle durch Endometriumkarzinome bei Östrogenanwenderinnen signifikant erhöht sind.

Östrogen plus Gestagen-Substitutionstheraphie und Endometriumkarzinom

Wenn zur Östrogenmonotherapie ein Gestagen hinzugefügt wird, kommt es zu einer sekretorischen Transformation und folglich zu einem verzögerten Endometriumwachstum. Die gestagene Wirkung ist von der Dosis und dem Zeitraum, über den das Gestagen gegeben wird, und weniger von Gestagentyp abhängig [41]. Demzufolge haben die grosszügig eingesetzten Gestagene im allgemeinen identische karzinompräventive Wirkungen auf das Endometrium [29, 30, 42, 43, 44, 45, 46, 47, 48]. In erster Linie kommen sequentielle und zyklische Behandlungen zum Einsatz. Eine kontinuierliche kombinierte Applikation mit Östrogenen und einem Gestagen wird in der späten Postmenopause bevorzugt verwendet. Während keine der in Tabelle I aufgeführten Studien eine signifikante Risikozunahme im Vergleich zu Nicht-Anwenderinnen zeigt, gibt es eine Untersuchung mit dokumentierter Abnahme des Risikos für die Entwicklung eines Endometriumkarzinoms bei Anwenderinnen

Tabelle I. **Postmenopausale HRT und Endometriumkarzinom$**

AUTOR, JAHR	*REINES ÖSTROGEN*			*ÖSTROGEN & GESTAGEN*
	Anwenderinnen	Anwedungsdauer		Anwenderinnen
	Relatives Risiko	Jahre der Anwendung	Relatives Risiko	Relatives Risiko
Fallkontroll				
Smith, 1975	4,5*			
Ziel, 1975	2,1*	≥ 10	11,6*	
McDonald, 1977	0,9	≥ 3	7,9*	
Horwitz, 1978	12,0**			
	2,3**			
Hoogerland, 1978	2,2*	≥ 10	6,7*	
Wigle, 1978	2,5*	≥ 5	5,2*	
Antunes, 1979	5,5*	> 5	15,0*	
Weiss, 1979	4,5*	> 20	8,3*	
Shapiro, 1980	3,9*	≥ 5	6,0*	
Hulka, 1980 a, b	1,4	> 3,5	3,6*	
Jelovsek, 1980	2,4*	> 10	2,6*	
Salmi, 1980	0,4*			
Spengler, 1981	2,9*	> 5	8,6*	
Stavrasky, 1981	4,3*	≥ 10	14,4*	
Kelsey, 1982	1,6*	> 10	2,7*	
Henderson, 1983	1,8	≥ 2	3,1*	
La Vecchia, 1984	1,6*	> 2	2,1*	
Shapiro, 1985	3,5*	≥ 10	10,0*	
Buring, 1986	2,4*	≥ 10	7,6*	
Ewertz, 1988	4,7*			
Rubin, 1990	1,9*	> 6	3,5*	
Voigt, 1991	3,1*	≥ 3	5,7*	1,3
Nicht-kontrollierte kohorte				
Hoover, 1976	2,3*			
Vakil, 1983	1,3*			
Hunt, 1987	2,8*			
Kohorte				
Hammond, 1979	5,8*			+
Gambrell, 1980	1,4*			0,2*
Lafferty, 1985	3,2			
Petitti, 1987	2,6			
Ettinger, 1988	7,7*			
Paganini-Hill, 1989	10,0*	≥ 15	20,0*	
Persson, 1989	1,4	≥ 6	1,8*	0,9
randomisierter kontrollierter Versuch				
Nachtigall, 1979				+

* P £ 0,05
+ Keine Karzinome beobachtet
# Andere gynäkologische Karzinomkontrollen
x Kontrollen mit chirurgische Entfernung benigner Zustände
$ Nach Grady et al., 1992

von Östrogen plus Gestagen [30]. Whiteheads Arbeitsgruppe untersuchte in einem kürzlich erschienen Bericht die breiten individuellen Unterschiede in der Antwort des Endometriums auf Gestagene [49]. Bei fast allen Frauen kann eine minimale Dosis von 0,7 mg Norethisteron, 250 µg Levonorgestrel, 200 mg Progesteron, 10 mg Medroxyprogesteronacetat oder 20 mg Dydrogesteron den Schutz des Endometriums garantieren. Frühere Studien schlugen zur vollständigen Vermeidung einer Endometriumhyperplasie über mindestens zwölf Tage eden Monates eine Co-Medikation mit einem Gestagen vor [49]. Sturdee und Mitarbeiter [50] lieferten jedoch den Beweis dafür, daß eine zehntägige Co-Medikation mit Gestagenen ausreicht. Endometriumhyperplasie, in einigen Fällen der Präkursor eines Endometriumkarzinoms, tritt bei 20% bis 40% aller Frauen auf, die reine Östrogenpräparate einnehmen [47]. Durch den Zusatz eines Gestagens zur Östrogentherapie kann dies verhindest werden [47, 51]. Andererseits kann eine Endometriumhyperplasie, die bei Frauen, unter reinen Östrogenpräparaten entstanden ist, durch Gestagene erfolgreich behandelt werden [43, 52].

Zusammenfassung von HRT und Endometriumkarzinomrisiko

Aus gepoolten Daten wurde für das Endometriumkarzinom bei Frauen mit Langzeit-Östrogenbehandlung eine relative Risikoeinschätzung von 8,22 berechnet [37]. Andererseits ist das Mortalitätsrisiko durch ein Endometriumkarzinom bei Östrogenanwenderinnen wahrscheinlich nicht so stark erhöht wie das Risiko für die Entstehung eines solchen Karzinoms. Bisher ist jedoch die Annahme, daß kein erhöhtes Mortalitätsrisiko besteht, nicht gerechtfertigt.

OVARIALKARZINOM

Für Frauen ohne frühere Ovarialtumoren liegt das Risiko für die Entstehung dieser Krankheit bei 1 zu 70. Die Inzidenz des Ovarialkarzinoms nimmt mit dem Alter zu [53] und liegt in der obersten sozialen Klasse höher [54]. Andere ausschlaggebende Faktoren für ein Ovarialkarzinom sind Parität und die Anwendung oraler Kontrazeptiva. Beide werden mit einem reduzierten Risiko in Verbindung gebracht (55, für weitere Quellenangaben siehe 56). Studien über andere reproduktive Risikofaktoren wie Alter, Menarche und Menopause waren uneinheitlich [55].

Über die Ätiologie des Ovarialkarzinoms ist nur wenig bekannt. Zwei Hypothesen sind aufgestellt worden. Die Ovulationshypothese geht davon aus, daß der Ovulationsprozeß Traumen oder eine mitotische Stimulierung des Epithels verursacht, wodurch die Wahrscheinlichkeit für die Entwicklung eines malignen Tumors zunimmt [57]. Die Gonadotropinhypothese geht davon aus, daß durch die Wirkung kontinuierlich hoher Gonadotropinspiegel auf das Ovarialepithel die Transformation der Ovarialzellen stimuliert wird, was zu einem Ovarialkarzinom führt [58]. Da die peripheren Spiegel der Hypophysengonadotropine bei peri- und postmenopausalen Frauen erhöht sind, und da die Östrogensubstitutionstherapie die Blutgonadotropinspiegel senkt, wurde auch vorgeschlagen, daß sie das Risiko für ein Ovarialkarzinom senkt [59, 60, 61, 62, 63]. Andererseits wurde angenommen, daß die Östrogentherapie das Krebsrisiko durch Begünstigung der Proliferation und Transformation der Ovarialzellen erhöht [58].

Tabelle II. **Dauer der ERT-Anwendung und Ovarialkarzinomrisiko**

Studie	*Design*	*Anwendungsdauer*	*Anzahl der Fälle / Anzahl der Kontrollen*	*Unterschiedsverhältnis*	*95% Vertrauensintervall*
Cramer et al., Boston, 1983	Population Fallkontroll	Keine	145/153	1,00	
		≤ 1 Jahr	9/6	1,54	0,53 - 4,50
		2 - 5 Jahre	9/10	1,01	0,41 - 2,47
		> 5 Jahre	9/4	2,83	0,87 - 9,26
Hartge et al., Washington DC, 1988	Krankenhaus Fallkontroll	Keine	143/140	1,00	
		< 1 Monat	8/4	2,0	0,6 - 0,9
		1 - 5 Monate	15/23	0,6	0,3 - 1,3
		6 - 29 Monate	15/29	0,5	0,2 - 0,9
		≥30 Monate	20/48	0,4	0,2 - 0,7
Kaufman et al., USA, Canada, Israel, 1989	Krankenhaus Fallkontroll	Keine	302/ 1 687	1,0	
		< 1 Jahr	18/97	1,0	0,6 - 1,8
		1 - 4 Jahre	16/68	1,4	0,7 - 2,5
		5 - 9 Jahre	6/37	0,7	0,3 - 1,8
		≥ 10 Jahre	12/46	1,6	0,8 - 3,2
Whittemore et al., USA, 1992	Gepoolte Population Fallkontroll	Keine	624/2 425	1,0	
		≤ 1 Jahr	65/192	1,2	0,88 - 1,7
		> 1 - 2 Jahre	29/93	1,1	0,66 - 1,7
		> 2 - 5 Jahre	38/145	0,95	0,63 - 1,4
		> 5 - 10 Jahre	35/105	0,93	0,60 - 1,4
		> 10 - 15 Jahre	18/42	1,4	0,74 - 2,5
		> 15 Jahre	17/22	1,5	0,77 - 3,1
Whittemore et al., USA, 1992	Gepoolte Krankenhaus Fallkontroll	Keine	315/1 633	1,0	
		≤ 1 Jahr	25/90	1,1	0,57 - 1,9
		>1 - 2 Jahre	14/72	1,1	0,58 - 2,1
		> 2 - 5 Jahre	17/121	0,6	0,33 - 1,1
		> 5 - 10 Jahre	19/89	1,0	0,58 - 1,8
		> 10 - 15 Jahre	11/54	0,91	0,44 - 1,9
		> 15 Jahre	5/32	0,48	0,17 - 1,3
Rodriguez et al., CPS II, USA, 1995	Kohorte prospektiv	Keine	436*/240 073	1,0	
		≤ 1 Jahr	38*/20 348	1,10	0,79 - 1,55
		2 - 5 Jahre	42/23 567	1,01	0,72 - 1,40
		6 - 10 Jahre	25/9 574	1,40	0,92 - 2,11
		≥ 11 Jahre	18/5 003	1,71	1,06 - 2,77

* Anzahl der Todesfälle

In Tabelle II sind die derzeitig verfügbaren Studien zur Anwendungsdauer einer Östrogensubstitutionstherapie aufgeführt. Die gepoolte Analyse von Bevölkerungs-gestützten Fallkontrollstudien [55] ergab eine erhöhte Risikostufe unter einer Östrogensubstitutionstherapie von mehr als 10 Jahren, das dem der vor kurzen veröffentlichten Analyse der CPS-II Kohortenstudie ähnelt [56]. Diese Zunahmen waren nicht statistisch signifikant, und es wurden keine signifikanten Tendenzen festgestellt. Dieselbe gepoolte Analyse [55], auf Krankenhaus-basierte Fallkontrollstudien begrenzt, stellte unter Langzeitanwendung eine Risikoabnahme fest, wobei die Ergebnisse aber wiederum nich statistisch signifikant waren und auch keine signifikante Tendenz festgestellt wurde. Diese gepoolte Analyse schloß Kaufman [64] et al. nicht mit ein.

Einige der Ergebnisse waren durch die Auswahl der Krankenhaus-basierten Kontrollgruppen beeinflußt. Die oben erwähnte biologische Erklärung für ein erhöhtes Ovarialkarzinomrisiko unter einer Östrogensubstitutionstherapie, die von Cramer und Welch [58] vorgeschlagen wurde, geht davon aus, daß der Karzinogeneseprozeß in zwei Stadien abläuft. Im ersten Stadium werden Einschlußzysten, durch Einfangen der Epitheloberfläche der Ovarien in das Ovarialstruma, gebildet. Im zweiten Stadium unterstützen Östrogene aus extraglandulären Quellen die Proliferation und die maligne Transformation der Einschlußzysten. Diese Therorie wird durch die Identifizierung von Östrogenrezeptoren im Cytosol von sowohl normalen als auch malignen Ovarialtumoren unterstützt [65]. Klinische Versuche zur Behandlung von Ovarialkarzinomen mit Tamoxifen haben jedoch keinen gleichmäßigen Einfluß auf die gesamthafte Überlebensquote gezeigt [66, 67].

Es gibt nur unzureichende Daten über die Anwendung einer Kombination von Östrogenen und Gestagenen zur postmenopausalen Hormonsubstitution. Eine retrospektive deutsche Studie bezieht sich auf 9753 Patientenjahre, zu denen das lokale Krebsregister Matched-pair-Kontrollen liefert. Während das Krebsregister 31 Ovarialkarzinome pro 100 000 Frauen in der Postmenopause berechnete, lag die Inzidenz bei 12 000 Kontrollen in dieser Studie bei 35,6 Fällen auf 279 Östrogenanwenderinnen. Das Risiko wurde auf 26,7 Fälle bei 733 Östrogen-Gestagenanwenderinnen berechnet, doch wurden nur 18,4 Ovarialkarzinome beobachtet [68].

BRUSTKREBS

Eine 50jährige Frau hat eine lebenslängliche Wahrscheinlichkeit von 10%, an einem Mammakarzinom zu erkranken und von 3%, an einem Mammakarzinom zu sterben. Das mittlere Alter, bei welchem ein Mammakarzinom entdeckt wird, ist 69 Jahre.

Östrogensubstitution und Brustkrebs

Seit 1970 sind mindestens 39 epidemiologische Studien zum Thema Östrogensubstitutionstherapie und Mammakarzinom veröffentlicht worden (siehe Tabelle III). Bisher wurden vier Meta-Analysen zum Brustkrebsrisiko bei Östrogenanwenderinnen im Vergleich zu Nicht-Anwenderinnen publiziert [102, 103, 104, 105]. Das berechnete relative Risiko variiert zwischen 1,0 und 1,07. Die Behandlungsdauer betrug bis zu fünf Jahren, im Durchschnitt etwa zwei Jahre. Es

Tabelle III. **Postmenopausale Hormonanwendung und Brustkrebs** [x]

AUTOR, jahr	Anwenderinnen	*REINES ÖSTROGEN* Dauer der Anwendung	
	Relatives Risiko	Jahre der Anwendung	Relatives Risiko
Fallkontroll			
Boston Collaborative Drug Surveillance Program, 1974	1,0		
Mack, 1975	1,6		
Casagrande, 1976	1,2		
Sartwell, 1977	0,8	≥ 5	0,6
Wynder, 1978	1,1		
Ravnihar, 1979	1,0		
Ross, 1980	1,1	1 500“	1,9*
Jick, 1980	1,9*		
Hoover, 1981	1,4	≥ 5	1,7*
Kelsey, 1981	0,9	5% geringeres Risiko/Jahr Anwendung	
Hulka, 1982	1,4	10+	1,7
Sherman, 1983	0,6*		
Hiatt, 1984	0,7	5+	0,8
Horwitz, 1984	0,9		
Kaufman, 1984	0,6	≥ 10	0,5
La Vecchia, 1986	1,8*	> 2	2,0*
McDonald 1986	0,7	≥ 6	0,7
Nomura, 1986	0,9	> 5	1,0
Brinton, 1986	1,0	20+	1,5
Wingo, 1987	1,0	≥ 20	1,8
Ewertz, 1988	1,2	> 12	1,6*
Rohan, 1988	1,0	≥ 2	0,9
Palmer, 1991	1,0	≥ 15	1,5
Kaufman, 1991	1,2	10 à 14	1,0
Nicht-kontrollierte Kohorte			
Hoover, 1976	1,3		
Byrd, 1977	1,4		
Vakil, 1983	0,6*		
Hunt, 1987	1,6*	≥ 10	3,1*
Kohorte			
Bland, 1980	0,4		
Hammond, 1979	1,0		
Thomas, 1982	1,8*	≥ 5	1,9
Gambrell, 1983	0,4*		
Lafferty, 1985	0,2		
Petitti, 1987	0,8		
Dupont, 1989	0,5*		
Bergkvist, 1989	1,1*	≥ 9	1,8*
Mills, 1989	1,4*	> 10	1,5
Colditz, 1990	1,4*#	> 15	1,2
Colditz, 1995		≥ 10	1,46
Stanford, 1995	0,9	≥ 20	1,0
randomisierte kontrollierte Studie			
Nachtigall, 1979			

* P ≤ 0,05
« TMD = durchschnittliche Dosis in Milligramm pro Tag, multipliziert mit den Monaten der Östrogenanwendung
RR für laufende Östrogenanwendung
$ Keine Karzinome
§ Keine Angaben
x Nach Grady et al., 1992

Tabelle III. (Fortsetzung) **Postmenopausale Hormonanwendung und Brustkrebs** x

AUTOR, jahr	Anwenderinnen	*ÖSTROGEN & GESTAGEN* Dauer der Anwendung	
	Relatives Risiko	Jahre der Anwendung	Relatives Risiko
Fallkontroll			
Boston Collaborative Drug Surveillance Program, 1974			
Mack, 1975			
Casagrance, 1976			
Sartwell, 1977			
Wynder, 1978			
Ravnihar, 1979			
Ross, 1980			
Jick, 1980			
Hoover, 1981			
Kelsey, 1981			
Hulka, 1982			
Sherman, 1983			
Hiatt, 1984			
Horwitz, 1984			
Kaufman, 1984			
La Vecchia, 1986			
McDonald 1986			
Nomura, 1986			
Brinton, 1986			
Wingo, 1987			
Ewertz, 1988	1,4*		
Rohan, 1988			
Palmer, 1991	0,6		
Kaufman, 1991	1,7		
Nicht-kontrollierte Kohorte			
Hoover, 1976			
Byrd, 1977			
Vakil, 1983			
Hunt, 1987			
Kohorte			
Bland, 1980			
Hammond, 1979			
Thomas, 1982			
Gambrell, 1983	0,2*		
Lafferty, 1985			
Petitti, 1987			
Dupont, 1989			
Bergkvist, 1989	§	6 bis 9	4,4
Mills, 1989			
Colditz, 1990			
Colditz, 1995	1,41		
Stanford, 1995	0,9		
randomisierte kontrollierte Studie			
Nachtigall, 1979	$		

gibt keine klaren Anzeichen dafür, daß das Brustkrebsrisiko mit Erhöhung der Östrogendosen [75, 77, 78, 79, 83, 87, 88] oder unterschiedlichen Behandlungsschemata [87] zunimmt.

Was die primäre und sekundäre Prävention betrifft, so ist die Langzeitanwendung von besonderer Bedeutung. Zahlreiche Studien zeigen eine geringfügige Risikozunahme bei Frauen, die Östrogene über einen sehr langen Zeitraum einnahmen [15, 75, 77, 79, 84, 87, 88, 89, 91, 96, 99, 100, 101] während andere dies nicht zeigen [72, 81, 83, 85, 86, 90, 92]. Eine neuere Meta-Analyse poolte die Dauer/Antwort-Kurven von 16 Fallkontrollstudien zum Brustkrebsrisiko mit der Dauer der Östrogenanwendung. Eine zusammenfassende Risikoeinschätzung von 1,3 (CI 1,2 bis 1,6) für eine mindestens 15jährige Östrogenanwendung im Vergleich zu Nicht-Anwenderinnen wurde publiziert [104]. Eine andere gepoolte Schätzung von Fallkontroll- und Kohortenstudien bezüglich des Brustkrebsrisikos bei Frauen, die mindestens acht Jahre lang Östrogene erhalten hatten berechnete im Vergleich zu Nicht-Anwenderinnen ein totales relatives Risiko von 1,25 (CI 1,04 bis 1,51) [106]. Die neueste Meta-Analyse bezog sich auf eine 4 bis 8jährige Östrogenanwendung und berechnete ein relatives Risiko von 1,17. Für eine Anwendungsdauer von acht bis zwölf Jahren betrug das relative Risiko 0,91 und für mehr als zwölf Jahre erreichte die Schätzung 1,23 [105].

Die Nurses' Health Study gab für Östrogenanwenderinnen ein relatives Risiko von 1,11 (CI 0,67 bis 1,84) für Todesfälle durch Brustkrebs an. Drei Studien schlossen auf ein vermindertes Risiko für den Tod durch Brustkrebs bei Östrogenanwenderinnen [27, 94, 107]. Es liegen keine Beweise für eine ungünstige Wirkung von Langzeitöstrogenanwendungen auf das Mortalitätsrisiko durch Mammakarzinom vor.

Zwei weitere wichtige Aspekte, der Einfluß von Gestagenen auf das Brustkrebsrisiko und die Frage, ob Überlebende nach Brustkrebs eine HRT erhalten sollten oder nicht, werden in anderen Konferenzberichten behandelt.

SCHLUSSFOLGERUNG

Für die koronare Herzkrankheit und für osteoporosebedingte Frakturen ist eine Langzeitanwendung von Östrogenen und Gestagenen nachgewiesenermaßen von klarem Nutzen. Die Zunahme des Endometriumkarzinomrisikos kann wahrscheinlich durch einen Gestagenzusatz zu den Östrogenen vermieden werden. Nach einer kurzfristigen Östrogenanwendung bis zu fünf Jahren wird keine Risikoveränderung bezüglich Ovarial- und Mammakarzinom festgestellt. Bei einer langfristigen Östrogensubstitution sollte jedoch eine sorgfältige individuelle Risiko-Nutzen-Analyse bezüglich der verschiedenen Organsysteme, insbesondere einer eventuellen geringen Zunahme des Brustkrebs- und, wenn auch weniger wahrscheinlich, des Ovarialkarzinomrisikos vorgenommen werden.

Quellenangaben

[1] Smith DC, Prentice R, Thompson DJ, Herrmann WL - Association of exogenous estrogen and endometrial carcinoma. N Engl J Med. 1975;293:1164-7.

[2] Ziel HK, Finkle WD - Increased risk of endometrial carcinoma among users of conjugated estrogens. N Engl J Med. 1975;293:1167-70.

[3] Mack TM, Pike MC, Henderson BE, Pfeffer RI, Gerkins VR, Arthur M, et al. - Estrogens and endometrial cancer in a retirement community. N Engl J Med. 1976;294:1262-7.

[4] Gray LA Sr, Christopherson WM, Hoover RN - Estrogens and endometrial carcinoma. Obstet Gynecol. 1977;49:385-9.

[5] McDonald TW, Annegers JF, O'Fallon WM, Dockerty MB, Malkasian GD Jr, Kurland LT - Exogenous estrogen and endometrial carcinoma: case-control and incidence study. Am J Obstet Gynecol. 1977;127:572-9.

[6] Horwitz RI, Feinstein AR - Alternative analytic methods for case-control studies of estrogens and endometrial cancer. N Engl J Med. 1978;299:1089-94.

[7] Hoogerland DL, Buchler DA, Crowley JJ, Carr WF - Estrogen use - risk of endometrial carcinoma. Gynecol Oncol. 1978;6:451-8.

[8] Wigle DT, Grace M, Smith ES - Estrogen use and cancer of the uterine corpus in Alberta. Can Med Assoc J. 1978;118:1276-8.

[9] Antunes CM, Stolley PD, Posenshein NB, Davies JL, Tonascia JA, Brown C, et al. - Endometrial cancer and estrogen use. Report of a large case-control study. N Engl J Med. 1979;300;9-13.

[10] Weiss NS, Szekely DR, English DR, Schweid AI - Endometrial cancer in relation to patterns of menopausal estrogen use. JAMA. 1979;242:261-4.

[11] Shapiro S, Kaufman DW, Slone D, Rosenberg L, Miettinen OS, Stolley PD, et al. - Recent and past use of conjugated estrogens in relation to adenocarcinoma of the endometrium. N Engl J Med. 1980;303:485-9.

[12] Hulka BS, Fowler WC Jr, Kaufman DG, Grimson RC, Greenberg BG, Hogue CJ, et al. - Estrogen and endometrial cancer: cases and two control groups from North Carolina. Am J Obstet Gynecol. 1980;137:92-101.

[13] Hulka BS, Kaufman DG, Fowler WC Jr, Grimson RC, Greenberg BG - Predominance of early endometrial cancers after long-term estrogen use. JAMA. 1980;244:2419-22.

[14] Jelovsek FR, Hammond CB, Woodard BH, Draffin R, Lee KI, Creasman WT, et al. - Risk of exogenous estrogen therapy and endometrial cancer. Am J Obstet Gynecol. 1980;137:85-91.

[15] Salmi T - Endometrial carcinoma risk factors with special reference to the use of oestrogens. Acta Endocrinol Suppl. 1980;233:37-43.

[16] Spengler RF, Clarke EA, Woolever CA, Newman AM, Osborn RW - Exogenous estrogens and endometrial cancer: a case-control study and assessment of potential biases. Am J Epidemiol. 1981;114:497-506.

[17] Stavraky KM, Collins JA, Donner A, Wells GA - A comparison of estrogen use by women with endometrial cancer, gynecologic disorders, and other illnesses. Am J Obstet Gynecol. 1981;141:547-55.

[18] Kelsey JL, LiVolsi VA, Holford TR, Fischer DB, Mostow ED, Schwartz PE, et al. - A case-control study of cancer of the endometrium. Am J Epidemiol. 1982;116:333-42.

[19] Henderson BE, Casagrande JT, Pike MC, Mack T, Rosario I, Duke A - The epidemiology of endometrial cancer in young women. Br J Cancer. 1983;47:749-56.

[20] La Vecchia C, Franceschi S, Decarli A, Gallus G, Tognoni G - Risk factors for endometrial cancer at different ages. J Natl Cancer Inst. 1984;73:667-71.

[21] Shapiro S, Kelly JP, Rosenberg L, Kaufman DW, Heimrich SP, Rosenshein NB, et al. - Risk of localized and widespread endometrial cancer in relation to recent and discontinued use of conjugated estrogens. N Engl J Med. 1985;313:969-72.

[22] Buring JE, Bain CJ, Ehrmann RL - Conjugated estrogen use and risk of endometrial cancer. Am J Epidemiol. 1986;124:434-41.

[23] Ewertz M, Schou G, Boice JD Jr - The joint effect of risk factors on endometrial cancer. Eur J Cancer Clin Oncol. 1988;24:189-94.

[24] Rubin GL, Peterson HB, Lee NC, Maes EF, Wingo PA, Becker S - Estrogen replacement therapy and the risk of endometrial cancer: remaining controversies. Am J Obstet Gynecol. 1990;162:148-54.

[25] Voigt LF, Weiss NS, Chu JR, Daling J, McKnight B, van Belle G - Progestagen supplementation of exogenous oestrogens and risk of endometrial cancer. Lancet. 1991;338: 274-7.

[26] Hoover R, Fraumeni JF, Everson R, Myers MH - Cancer of the uterine corpus after hormonal treatment for breast cancer. Lancet. 1976;1:885-7.

[27] Vakil DV, Morgan RW, Halliday M - Exogenous estrogens and development of breast and endometrial cancer. Cancer Detect Prevent. 1983;6:415-24.

[28] Hunt K, Vessey M, McPherson K, Coleman M - Long-term surveillance of mortality and cancer incidence in women receiving hormone replacement therapy. Br J Obstet Gynaecol. 1987;94:620-35.

[29] Hammond CB, Jelovsek FR, Lee KL, Creasman WT, Parker RT - Effects of long-term estrogen replacement therapy. II. Neoplasia. Am J Obstet Gynecol. 1979;133:537-47.
[30] Gambrell RD Jr, Massey FM, Castaneda TA, Ugenas AJ, Ricci CA, Wright JM - Use of the progestogen challenge test to reduce the risk of endometrial cancer. Obstet Gynecol. 1980; 55:732-8.
[31] Lafferty FW, Helmuth DO - Post-menopausal estrogen replacement: the prevention of osteoporosis and systemic effects. Maturitas. 1985;7:147-59.
[32] Petitti DB, Periman JA, Sidney S - Noncontraceptive estrogens and mortality: long-term follow-up of women in the Walnut Creek Study. Obstet Gynecol. 1987;70:289-93.
[33] Ettinger B, Golditch IM, Friedman G - Gynecologic consequences of long-term, unopposed estrogen replacement therapy. Maturitas. 1988;10:271-82.
[34] Paganini-Hill A, Ross R, Henderson B - Endometrial cancer and patterns of use of oestrogen replacement therapy: a cohort study. Br J Cancer. 1989;59:445-7.
[35] Persson I, Adami HO, Bergkvist L, Lindgren A, Pettersson B, Hoover R, et al. - Risk of endometrial cancer after treatment with oestrogens alone or in conjunction with progestogens: results of a prospective study. BMJ. 1989;298:147-51.
[36] Nachtigall LE, Nachtigall RH, Nachtigall RD, Beckman EM - Estrogen replacement therapy II: a prospective study in the relationship to carcinoma and cardiovascular and metabolic problems. Obstet Gynecol. 1979;54:74-9.
[37] Grady D, Rubin SM, Petitti DB, et al. - Hormone therapy to prevent disease and prolong life in postmenopausal women. Ann Intern Med. 1992;117:1016-37.
[38] Stampfer M, Colditz G, Willett W, Rosner B, Hennekens C, Speizer F - A prospective study of exogenous hormones and risk of endometrial cancer [abstract]. Am J Epidemiol. 1986;124:520.
[39] Wingo PA, Tong T, Bolden S - Cancer Statistics 1995. CA. 1995;45:8-30.
[40] Collins J, Donner A, Allen LN, Adams O - Oestrogen use and survival in endometrial cancer. Lancet. 1980;1:961-4.
[41] Samsioe G - The endometrium: Effects of estrogen and estrogen-progestogen replacement therqapy. Int J Fertil. 1994;39 (suppl 2):84-92.
[42] Gambrell RD Jr - Estrogens, progestogens and endometrial cancer. J Reprod Med. 1977;18: 301-6.
[43] Thom MH, White PH, Williams RM, et al. - Prevention and treatment of endometrial disease in climacteric women receiving oestrogen therapy. Lancet. 1979;2:455-7.
[44] Whitehead MI, Townsend PT, Pryse-Davies J, et al. - Effects of estrogen and progestins on the biochemistry and morphology of the post-menopausal endometrium. N Engl J Med. 1981; 305:1599-1605.
[45] Gambrell RD Jr - Prevention of endometrial cancer with progestogens. Maturitas. 1986;8: 159-68.
[46] Wentz WB - Progestin therapy in endometrial hyperplasia. Gynecol Oncol. 1974;2:362-367.
[47] Whitehead MI, Fraser D - The effects of estrogens and progestogens on the endometrium. Obstet Gynecol Clin North Am. 1987;14:299-320.
[48] Gambrell RD Jr - The menopause: benefits and risks of estrogen-progestogen replacement therapy. Fertil Steril. 1982;37:457-94.
[49] Whitehead MI, Hillart TC, Crook D - The role and use of progestogens. Obstet Gynecol. 1990;75:59-76.
[50] Sturdee DW, Barlow DH, Wells M, et al. - Abstract. 7th International Congress on the Menopause, Stockholm. 1993.
[51] Gelfand MM, Ferenczy A - A prospective 1-year study of estrogen and progestin in postmenopausal women: effects on the endometrium. Obstet Gynecol. 1989;74:398-402.
[52] Gambrell RD Jr, Castaneda TA, Ricci CA - Management of postmenopausal bleeding to prevent endometrial cancer. Maturitas. 1978;1:99-106.
[53] Miller BA, Ries LAG, Hankey BF, et al, eds SEER cancer statistics review. 1973 - 90. Bethesda, MD: National Cancer Institute. 1990 (NIH publication no. 93-2789).
[54] John EM, Whittemore AS, Harris R, et al. - Characteristics relating to ovarian cancer risk: collaborative analysis of seven women. J Natl Cancer Inst. 1993;85:142-7.
[55] Whittemore AS, Harris R, Itnyre J, and the Collaborative Ovarian Cancer Group. Characteristics relating to ovarian cancer risk: Collaborative analysis of 12 U. S. case-control studies. II. Invasive epithelial ovarian cancers in white women. Am J Epidemiol. 1992;136: 1184-1203.

[56] RODRIGUEZ C, CALLE EE, COATES RJ, MIRACLE-MCMANILL HL, THUN MJ, HEATH CL Jr - Estrogen replacement therapy and fatal ovarian cancer. Am J Epidemiol. 1995;141:828-35.
[57] FATHALLA MF - Factors in the causation and incidence of ovarian cancer. Obstet Gynecol Surv. 1972;27:751-68.
[58] CRAMER DW, WELCH WR - Determinants of ovarian cancer risk. II. Inferences regarding pathogenesis. J Natl Cancer Inst. 1983;71:717-21.
[59] HARTGE P, HOOVER R., MCGOWAN L, et al. - Menopause and ovarian cancer. Am J Epidemiol. 1988;127:990-8.
[60] SMITH EM, SOWERS MF, BURNS TL - Effects of smoking on the development of female reproductive cancers. JNCI. 1984;73:371-6.
[61] GARDNER WU - Tumorigenesis in transplanted irradiated and nonirradiated ovaries. J Natl Cancer Inst. 1961;26:829-54.
[62] WHITTEMORE AS, HARRIS R, ITNYRE J, et al. - Characteristics relating to ovarian cancer risk: collaborative analysis of 12 US case-control studies. IV. The pathogenesis of epithelial ovarian cancer. Am J Epidemiol. 1992;136:1212-20.
[63] STADEL BV - The etiology and prevention of ovarian cancer. Am J Obstet Gynecol. 1975;123: 772-4.
[64] KAUFMAN DW, KELLY JP, WELCH WR, et al. - Noncontraceptive estrogen use and epithelial ovairan cancer. Am J Epidemiol. 1989;130:1142-51.
[65] YOUNG RC, PEREZ CA, HOSKINS WJ - Cancer of the ovary. In: DeVita VTJ, Heilman S, Rosenberg SA, eds. Cancer principles and practice of oncology. Philadelphia: JB Lippincott. 1993;1226-63.
[66] SLEVIN ML, HARVEY VJ, OSBORNE RJ, et al. - A phase II study of tamoxifen in ovarian cancer. Eur J Cancer Clin Oncol. 1986;22:309-12.
[67] SHIREY DR, KAVANAGH JJ JR, GERSHENSON DM, et al. - Tamoxifen therapy of epithelial ovarian cancer. Obstet Gynecol. 1985;66:575-8.
[68] LAURITZEN C - Das Krebsrisiko unter Hormontherapie. Ther Umsch. 1994;51:755-66.
[69] Surgically confirmed gallbladder disease, venous thromboembolism, and breast tumors in relation to postmenopausal estrogen therapy. A report from the Boston Collaborative Drug Surveillance Program; Boston University Medical Center. N Engl J Med. 1974;290:15-9.
[70] MACK TM, HENDERSON BE, GERKINS VR, ARTHUR M, BAPTISTA J, PIKE MC - Reserpine and breast cancer in a retirement community. N Engl J Med. 1975;292:1366-71.
[71] CASAGRANDE J, GERKINS V, HENDERSON BE, MACK T, PIKE MC - Exogenous estrogens and breast cancer in women with natural menopause. J Natl Cancer Inst. 1975;56:839-41.
[72] SARTWELL PE, ARTHES FG, TONASCIA JA - Exogenous hormones, reproductive history, and breast cancer. J Natl Cancer Inst. 1977;59:1589-92.
[73] WYNDER EL, MACCORNACK FA, STELLMAN SD - The epidemiology of breast cancer in 785 United States Caucasian women. Cancer. 1978;41:2341-54.
[74] RAVNIHAR B, SEIGEL DG, LINDTNER J - An epidemiologic study of breast cancer and benign breast neoplasias in relation to the oral contraceptive and estrogen use. Eur J Cancer. 1979; 15:395-405.
[75] ROSS RK, PAGANINI-HILL A, GERKINS VR, MACK TM, PFEFFER R, ARTHUR M, et al. - A case-control study of menopausal estrogen therapy and breast cancer. JAMA. 1980;243;1635-9.
[76] JICK H, WALKER AM, WATKINS RN, D'EWART DC, HUNTER JR, DANFORD A, et al. - Replacement estrogens and breast cancer. Am J Epidemiol. 1980;112:586-94.
[77] HOOVER R, GLASS A, FINKLE WD, AZEVEDO D, MILNE K - Conjugated estrogens and breast cancer risk in women. J Natl Cancer Inst. 1981;67:815-20.
[78] KELSEY JL, FISCHER DB, HOLFORD TR, LIVOISI VA, MOSTOW ED, GOLDENBERG IS, et al. - Exogenous estrogens and other factors in the epidemiology of breast cancer. J Natl Cancer Inst. 1981;67:327-33.
[79] HULKA BS, CHAMBLESS LE, DEUBNER DC, WILKINSON WE - Breast cancer and estrogen replacement therapy. Am J Obstet Gynecol. 1982;143:638-44.
[80] SHERMAN B, WALLACE R, BEAN J - Estrogen use and breast cancer. Interaction with body mass. Cancer. 1983;51:1527-31.
[81] HIATT RA, BAWOL R, FRIEDMAN GD, HOOVER R - Exogenous estrogen and breast cancer after bilateral oophorectomy. Cancer. 1984;54:139-44.
[82] HORWITZ RI, STEWART KR - Effect of clinical features on the association of estrogens and breast cancer. Am J Med. 1984;76:192-8.
[83] KAUFMAN DW, MILLER DR, ROSENBERG L, HELMRICH SP, STOLLEY P, SCHOTTENFELD D, et al. - Noncontraceptive estrogen use and the risk of breast cancer. JAMA. 1984;252:63-7.

[84] LaVecchia C, Decarli A, Parazzini F, Gentile A, Liberati C, Franceschi S - Non-contraceptive oestrogens and the risk of breast cancer in women. Int J Cancer. 1986;38:853-8.

[85] McDonald JA, Weiss NS, Daling JR, Francis AM, Polissar L - Menopausal estrogen use and the risk of breast cancer. Breast Cancer Res Treat. 1986;7:193-9.

[86] Nomura AM, Kolonel LN, Hirohata T, Lee J - The association of replacement estrogens with breast cancer. Int J Cancer. 1986;37:49-53.

[87] Brinton AL, Hoover R, Fraumeni JF Jr - Menopausal oestrogens and breast cancer risk: an expanded case-control study. Br J Cancer. 1986;54:825-32.

[88] Wingo PA, Layde PM, Lee NC, Rubin G, Ory HW - The risk of breast cancer in postmenopausal women who have used estrogen replacement therapy. JAMA. 1987;257: 209-15.

[89] Ewertz M - Influence of non-contraceptive exogenous and endogenous sex hormones on breast cancer risk in Denmark. Int J Cancer. 1988;42:832-8.

[90] Rohan TE, McMichael AJ - Non-contraceptive exogenous oestrogen therapy and breast cancer. Med J Aust. 198;148:217-21.

[91] Palmer JR, Rosenberg L, Clarke EA, Miller DR, Shapiro S - Breast cancer risk after estrogen replacement therapy: results from the Toronto Breast Cancer Study. Am J Epidemiol. 1991;134:1386-95.

[92] Kaufman DW, Palmer JR, De Mouzon J, Rosenberg L, Stolley PD, Warshauer ME, et al. - Estrogen replacement therapy and the risk of breast cancer: results from the case-control surveillance study. Am J Epidemiol. 1991;134:1375-85.

[93] Hoover R, Gray LA Sr, Cole P, MacMahon B - Menopausal estrogens and breast cancer. N Engl J Med. 1976;295:401-5.

[94] Byrd BF Jr, Burch JC, Vaughn WK - The impact of long term estrogen support after hysterectomy. A report of 1016 cases. Ann Surg. 1977;185:574-80.

[95] Bland KI, Buchanan JB, Weisberg BF, Hagan TA, Gray LA Sr - The effects of exogenous estrogen replacement therapy of the breast: breast cancer risk and mammographic parenchymal patterns. Cancer. 1980;45:3027-33.

[96] Thomas DB, Persing JP, Hutchinson WB - Exogenous estrogens and other risk factors for breast cancer in women with benign breast diseases. J Natl Cancer Inst. 1982;69:1017-25.

[97] Gambrell RD Jr, Maier RC, Sanders BI - Decreased incidence of breast cancer in postmenopausal estrogen-progestogen users. Obstet Gynecol. 1983;62:435-43.

[98] Dupont WD, Page DL, Rogers LW, Part FF - Influence of exogenous estrogens, proliferative breast disease, and other variables on breast cancer risk. Cancer. 1989;63:948-57.

[99] Bergkvist L, Adami HO, Persson I, Hoover R, Schairer C - The risk of breast cancer after estrogen and estrogen-progestin replacement. N Engl J Med. 1989;321:293-7.

[100] Mills PK, Beeson WL, Phillips RL, Fraser GE - Prospective study of exogenous hormone use and breast cancer in Seventh-day Adventists. Cancer. 1989;64:591-7.

[101] Colditz GA, Stampfer MJ, Willett WC, Hennekens CH, Rosner B, Speizer FE - Prospective study of estrogen replacement therapy and risk of breast cancer in postmenopausal women. JAMA. 1990;264;2648-53.

[102] Armstrong BK - Oestrogen therapy after the menopause - boon or bane? Med J Austral. 1988;148:213-4.

[103] Dupont WD, Page DL - Menopausal estrogen replacement therapy and breast cancer. Arch Intern Med. 1991;151:67-72.

[104] Steinberg KK, Thacker SB, Smith SJ, Stroup DF, Zack MM, Flanders WD, Berkelman RL - A meta-analysis of the effect of estrogen replacement therapy on the risk of breast cancer. JAMA. 1991;265:1985-90.

[105] Sillero-Arenas M, Delgado-Rodriguez M, Rodigues-Canteras R, Bueno-Cavanillas A, Galvez-Vargas R - Menopausal hormone replacement therapy and breast cancer: a meta-analysis. Obstet Gynecol. 1992;286-94.

[106] Grady D, Ernster V - Does postmenopausal hormone therapy cause breast cancer? Am J Epidemiol. 1991; 134:1396-400.

[107] Hunt K, Vessey M, McPherson K - Mortality in a cohort of long-term users of hormone replacement therapy: an updated analysis. Br J Obstet Gynaecol. 1990;97:1080-6.

KREBS UND HRT:
WELCHE DATEN FEHLEN?

Gérard BREART*

EINFÜHRUNG

Zahlreiche Arbeiten behandeln den Zusammenhang zwischen Krebs und einer HRT-Anwendung. Dabei werden vier Karzinomtypen besonders beachtet: Mamma-, Kolon- , Ovarial- und Endometriumkarzinom.

Drei Autorengruppen haben vor kurzer Zeit Artikel zu diesem Thema veröffentlicht [1, 2, 3].

Der letzte Satz des Berichtes von Colditz et al. [1], der sich auf Brustkrebs bezieht, lautet:

"Die signifikante Zunahme des Brustkrebsrisikos sowie der Todesfälle durch Brustkrebs bei postmenopausalen Frauen über 55, die zu diesem Zeitpunkt Hormone einnehmen oder über mindestens fünf Jahre eine solche Therapie erhalten haben, legt nahe, daß Risiko und Nutzen einer Hormonbehandlung bei älteren Frauen sorgfältig abgewogen werden sollten."

Der Bericht von C. Rodriguez et al. [2] zum Ovarialkarzinom endet mit der Feststellung:

"Die Ergebnisse dieser Studie sollten vorsichtig interpretiert werden bis sie in anderen Populationen weiter getestet werden können."

Der letzte Satz in dem Bericht von E.E. Calle [3]hingegen lautet:

"Eine sichere protektive Wirkung der postmenopausalen Hormonanwendung gegen das Kolonkarzinom wäre von beträchtlicher Bedeutung für das öffentliche Gesundheitswesen und sollte näher untersucht werden."

Selbst wenn derartige Schlußfolgerungen bei Berichten von Ergebnissen aus epidemiologischen Studien üblich sind, zeigt dies deutlich, daß für den Beweis einer kausalen Beziehung zwischen Risikofaktor und Krankheit zahlreiche Studien benötigt werden.

* Dr. med., MS, INSERM U-149, Epidemiologische Forschungseinheit für die Gesundheit von Frauen und Kindern, 123, Bd de Port-Royal, 75014 PARIS, FRANKREICH.

POTENTIELL UNGÜNSTIGE WIRKUNGEN DER GESTAGENE AUF DAS MAMMAKARZINOMRISIKO

Ingemar PERSSON*

Es gibt umfassende Beweise dafür, daß die Ovarialhormone wesentlich an der Entstehung des Mammakarzinoms beteiligt sind. Erstens weisen verschiedene epidemiologische Beobachtungen auf eine Beziehung zwischen Sexualhormonen und Brustkrebsrisiko hin, so z. B. die protektive Wirkung durch frühe Menopause, bilaterale Ovariektomie und frühe erste ausgetragene Schwangerschaft oder der doppelte Einfluß der Adipositas auf das Brustkrebsrisiko (mit einer prämenopausalen Risikoabnahme und einer postmenopausalen Risikozunahme), sowie die Risikosteigerung nach einer längeren Hormonsubstitutionstherapie [1]. Zweitens wurden bei Brustkrebspatientinnen im Vergleich zu gleichaltrigen gesunden Patientinnen erhöhte Spiegel endogener Hormone, vor allem Östradiol und Östron, gefunden [2].

Die beiden wichtigsten Ovarialhormone, Östradiol und Progesteron, können die Proliferation des Brustepithels stark beeinflussen. Es ist jedoch nicht geklärt, ob der Östrogenwirkung allein die Bedeutung zukommt oder ob Progesteron eine Schlüsselrolle spielt, d.h. entweder dadurch, daß es eine antiöstrogene Wirkung ausübt oder durch eine synergistische Wirkung zusammen mit den Östrogenen zur Steigerung der Zellteilungsaktivität [3].

Ziel der vorliegenden Übersicht ist es, die Anzeichen zu bewerten, die eine ungünstige Wirkung durch den Gestagenzusatz in verschiedenen Behandlungsmethoden unterstützen.

HORMONALE REGULATION DER NORMALEN BRUST

Die Entwicklung des normalen Brustgewebes wird hauptsächlich durch endogene Sexualhormone bestimmt. Dabei wirkt Östrogen auf das Wachstum und die Entwicklung der Milchgänge, und Progesteron fördert das Wachstum der funktionellen lobuloalveolären Einheiten [4]. Die Rolle des Progesterons scheint in der Schwangerschaft von Bedeutung zu sein, denn in der Folge entsteht eine

---

* Dr. med, Dr. phil., Abteilungen für Krebsepidemiologie und für Geburtshilfe und Gynäkologie, Universitätsklinik, 75 1 85 Uppsala, Schweden.

Anmerkung: Diese Arbeit wurde finanziell von der schwedischen Krebsgesellschaft unterstützt.

differenziertere und reifere Parenchymstruktur [5]. Die mitotische Aktivität der Epithelzellen in den Milchgängen und terminalen lobulären Einheiten -- ein Marker für die Wahrscheinlichkeit des Auftretens genetischer Fehler und darauf folgender maligner Zellentransformationen [6] -- variiert in der normalen Brust während des Menstruationszyklus. Die meisten Studien haben gezeigt, daß in wegen benigner Brusterkrankungen oder hyperplastischer Brüste chirurgisch entferntem Gewebe der Mitoseindex in der Lutealphase höher ist als in der Follikulphase [7]. Folglich koinzidieren hohe Proliferationsraten zeitlich mit hohen Progesteronspiegeln, ein Anzeichen dafür, daß der Progesteronzusatz zu Östrogenen möglicherweise die Zellteilungsraten erhöht und dadurch eine ungünstige Wirkung hat [3]. Zudem scheinen die Progesteronrezeptorspiegel während des gesamten Menstruationszyklus relativ stabil zu sein und zeigen folglich keine hemmende Wirkung durch Progesteron [3]. Die Wirkung des Progesterons unterscheidet sich deutlich von dem, was im Endometrium gesehen wird, wo eine ausgeprägte antiöstrogene Wirkung sowohl auf die endometriale Zellproliferation als auch auf die Östrogen- und Progesteronrezeptorspiegel erfolgt [3]. Beschreibende epidemiologische Beobachtungen und klinische Daten zur Regulation des normalen Brustepithels haben Grund zur sogenannten "estrogen-augmented-by-progresterone"-Theorie gegeben [3]. In Übereinstimmung damit wird angenommen, daß Progesteron oder beigegebene exogene Gestagene das Brustkrebsrisiko durch eine Steigerung der Zellteilungsrate erhöhen. Empirische Daten, die eine solche Beziehung unterstützen, können aus analytischen epidemiologischer Studien mit unterschiedlichen Anlagen abgelesen werden, z. B. die Wirkungen von oralen und injizierbaren Kontrazeptiva und von Hormonsubstitutionstherapie.

ORALE KONTRAZEPTIVA

Es gibt zahlreiche epidemiologische Studien zu den möglichen Auswirkungen von kombinierten oralen Kontrazeptiva (COCs) auf das Brustkrebsrisiko bei jungen, prämenopausalen Frauen [8]. Die Ergebnisse sind widersprüchlich und umstritten. In verschiedenen Studien scheint es jedoch Anzeichen dafür zu geben, daß eine langjährige Einnahme, vor allem wenn sie in jungen Jahren oder vor einer ersten ausgetragenen Schwangerschaft begonnen wird, das relative Brustkrebsrisiko bei Frauen im Alter von über 35-40 Jahren steigern kann [8]. Es ist bemerkenswert, daß eine COC-Exposition, welche die Suppression der ovariellen Hormonproduktion sowie die kontinuierliche Gabe eines hochpotenten synthetischen Östrogens und eines Gestagens in drei von vier Wochen pro Monat bedingt, keine Abnahme des Brustkrebsrisikos gezeigt hat [3]. Einige Studien haben versucht, eine Beziehung zwischen Typ und Dosis von Östrogenen und Gestagenen und dem Risikoniveau herzustellen. Dabei wurde aber kein konsistentes Muster sichtbar [9-12]. Ebenso konnte nicht festgestellt werden, daß die Potenz des Gestagens, die im "delay-of-menses-Test" bestimmt wurde, die Wirkungsschwelle auf das Brustkrebsrisiko voraussagt [13]. In klinischen Studien wurde gezeigt, daß die Quote der Zellproliferation während des gesamten Behandlungszyklus mit COC allmählich zunimmt, entweder aufgrund der Dauerrespose des Östrogens oder wegen der Kombination von Östrogenen und Gestagenen [3]. Für die reinen Gestagenpillen, die eine niedrigere Gestagendosis enthalten als die COCs und normalerweise die Hormonproduktion in den Ovarien nicht unterdrücken, wurde kein verändertes Brustkrebsrisiko festgestellt [7].

INJIZIERBARE GESTAGENE ZUR KONTRAZEPTION

Medroxyprogesteronacetat Retard (MPA Retard), alle 3 Monate als Injektion wurde von Millionen von Frauen verabreicht, wird hauptsächlich in den Entwicklungsländern zur Kontrazeption eingesetzt. MPA Retard führt zu einer kontinuierlichen, lang andauernden reinen Gestagenfreisetzung, die die Ovulation unterdrückt und relativ niedrige Östradiolspiegel zur Folge hat. Die Langzeitwirkungen von MPA Retard wurden in drei Fallkontrollstudien aus Costa Rica [14], Neuseeland [15] und aus verschiedenen Entwicklungsländern in einer kollaborativen WHO-Studie [16] untersucht (Tabelle I). In diesen Studien kamen unterschiedliche und bemerkenswerte Beziehungen zum Vorschein. In der Studie aus Costa Rica wurde über eine 2-3fache Steigerung des relativen Risikos für Brustkrebs sowohl bei Kurzzeit- als auch bei Langzeitanwendung berichtet, während die beiden anderen Studien insgesamt und in Kunktion der Anwendungsdauer keine positive Beziehung zeigten. In diesen zwei letzteren Studien lag jedoch bei Untergruppen von Frauen mit Langzeitanwendung oder mit nicht lange zurückliegender Anwendung ein gesteigertes Risiko vor. Am bedeutendsten war die Feststellung in der neuseeländischen Studie [15], daß die Anwendung von MPA Retard über einen Zeitraum von 2-5 Jahren mit einer substantiellen Steigerung des relativen Risikos verbunden war, wenn die Anwendung vor dem 25. Lebensjahr, RR=4,6 (95%Vertrauensintervall 1,4-15,1) oder vor der ersten ausgetragenen Schwangerschaft, RR=3,2 (0,4-24,3), begonnen worden war. Ähnlich dazu stellte die länderübergreifende WHO-Studie [16] ein gesteigertes Risiko für Brustkrebs bei Frauen mit mehrjähriger Anwendung vor dem 25. Lebensjahr fest. (RR=2,4). Wegen der geringen Anzahl von Frauen mit Langzeitanwendung und früher Exposition muß die Interpretation dieser Daten mit Vorsicht erfolgen. Dennoch lassen diese Ergebnisse bei Langzeitexposition von exogenen Gestagenen in den frühen reproduktiven Jahren eine ungüstige Wirkung auf das Brustkrebsrisiko annehmen.

Tabelle I. **Risikobeziehung zwischen Brustkrebs und der Anwendungsdauer von Medroxyprogesteronacetat Retard (MPA Retard) Fallkontrollstudien. Einschätzung des relativen Risikos und 95% Vertrauensgrenzen (95%CI, confidence intervall).**

Autor, Jahr (Quelle)	*Exposition*	*RR*	*95% CI*
Lee, 1987 [14]	"Ever use"	2,6	1,4 - 4,7
	Dauer der Anwendung (Monate):		
	< 12	2,3	1,0 - 5,1
	12 - 23	4,4	1,2 - 15,7
	24 -71	3,4	1,0 - 11,0
	≥ 72	-	
Paul, 1989 {15]	"Ever use"	1,0	0,8 - 1,3
	Dauer der Anwendung (Monate):		
	< 24	1,1	0,8 - 1,5
	24 - 71	0,7	0,4 - 1,2
	≥ 72	1,2	0,6 - 2,2
WHO*, 1991 [16]	"Ever use"	1,21	0,96 - 1,5
	Dauer der Anwendung (Monate):		
	≤ 3	1,67	1,1 - 2,6
	4 - 12	1,19	0,8 - 1,7
	13 - 36	1,28	0,8 - 1,9
	≥ 37	0,93	0,6 - 1,4

* *Weltgesundheitsorganisation*

HORMONSUBSTITUTIONSTHERAPIE

Die Hormonsubstitution mit Östrogenen und Gestagenbeigabe -- gewöhnlich an 7 bis 10 Zyklustagen -- liefert ein wichtiges Modell zur Untersuchung der Gestagenwirkung auf das Brustkrebsrisiko bei postmenopausalen Frauen. Der Gestagenzusatz zum Schutz des Endometriums vor der Entwicklung von Hyperplasie und Neoplasie während der Östrogenbehandlung hat sich seit den 80er Jahren, besonders in den USA, zunehmend verbreitet. Aufgrund der relativ kurz zurückliegenden Einführung und Verbreitung dieser Östrogen-Gestagen-Kombinations-Therapien, sind epidemiologische Studien noch immer durch die geringe Anzahl von Frauen eingeschränkt, die eine solche Behandlung über lange Jahre erhalten haben. Einige relativ neue Studien aus Skandinavien und Nordamerika liefern jedoch neue und wichtige Informationen [17-18, 20-26] (Tabelle II). Die Tabelle faßt die Ergebnisse aus fünf Fallkontroll- [17, 20-21, 23, 27) und fünf Kohortenstudien [18, 22, 24-26] zusammen. In der ersten Fallkontrollstudie aus Dänemark [17] wurde eine positive Risikobeziehung für die Behandlungsformen mit sequentiellem Gestagenzusatz (RR=1,4) und mit anderen kombinierten Behandlungen (RR=1,3) bei Frauen mit "ever use" von Östrogenen, meistens Östradiolverbindungen, verzeichnet. Bergkvist [18] berichtete eine Beziehung zwischen Dauer und Risiko für kombinierte Substitutionstherapien, die in Schweden gewöhnlich aus einem Östradiolbestandteil besteht, der zyklisch mit einer 10tägigen Gabe eines hochdosierten (250 mg) potenten Gestagens (Levonorgestrel) kombiniert wird. Ein 4fach erhöhtes relatives Risiko wurde bei Frauen mit einer Einnahme über mehr als 6 Jahre festgestellt, RR=4,4 (0,9-22,4). Diese Risikoeinschätzung basiert auf nur zehn Fällen. Eine spätere und ausführlichere Nachuntersuchung dieser Kohorte brachte zum Vorschein, daß Frauen, denen zu irgendeinem Zeitpunkt ein kombiniertes Östradiol-Levonorgestrel Präparat verschrieben worden war, in der Follow-up-Zeit ein erhöhtes Risiko aufwiesen, das nach mehr als elf Jahren ein RR=1,6 (1,1-2,1) erreichte [19]. In den zwei Berichten der Nurses' Health Studie 1992 und 1995 [22, 26] wurde die laufende Anwendung von Östrogen-Gestagen-Behandlungen, gewöhnlich mit konjugierten Östrogenen (CE) und Medroxyprogesteronacetat (MPA), mit einem um 40-50% erhöhten relativen Risiko für Brustkrebs in Verbindung gebracht. Diese Risikorelation lag bei der Anwendung von reinem CE in etwa derselben Größenordnung. Eine Up-date Analyse im Rahmen des Breast Cancer Demonstration Detection Programms (BCDDP) [24] zeigte eine Verbindung zwischen Substitutionstherapie und frühen in situ-Tumoren der Brust. Ein mehr als zweifach erhöhtes Risiko zur Entwicklung von in situ-Tumoren wurde bei Frauen mit "ever use" einer kombinierten Östrogen-Gestagen-Behandlung festgestellt, meistens CE in Kombination mit MPA.

In einer kanadischen record-linkage Kohortenstudie [25] wurde für CE ohne Gestagenbeigabe eine signifikante Beziehung mit erhöhtem Brustkrebsrisiko festgestellt, während für das Risiko nach einer kombinierten Therapie keine Veränderung gefunden wurde.

Die neuesten Fallkontrollstudien [20-21, 23, 27] kommen zu unterschiedlichen Ergebnissen. Zwei Studien fanden eine positive Beziehung zwischen früherer Anwendung einer kombinierten Hormonsubstitutionstherapie [20, 23], während die beiden anderen keine Zusammenhänge feststellen konnten [21, 27]. In den neuesten Fallkontrollstudien aus Kalifornien [27], zeigte die Analyse der Beziehung Dauer-Antwort keine Risikozunahme.

Tabelle II. **Risikobeziehung zwischen Brustkrebs und kombinierter (Östrogen plus Gestagen) Hormonsubstitutionstherapie**

Autor, Jahr (Quelle)	*Studientyp*	*Östrogen- und Gestagentyp*	*Exposition*	*RR*	*95% CI*
Ewert, 1988 [17]	Fallkontroll	Irgendein Gestagen Ö+G, kombiniert Ö+G, sequential Ö+G, andere Ö+G, Androgen	"ever use" "ever use" "ever use" "ever use" "ever use"	1,02 0,63 1,41 1,33 1,26	0,5 - 2,2 0,3 - 1,5 0,9 - 2,1 0,8 - 2,1 0,6 - 2,7
Bergkvist, 1989 [20]	Fallkontroll	Gemischt, hauptsächlich Östradiol+ Levonorgestrel	Anwendungsdauer: (Monate) ≤ 6 7 - 36 37 - 72 73 - 108	 0,5 0,7 0,9 4,4	 0,2 - 1,8 0,3 - 1,3 0,3 - 2,6 0,9 - 22,4
Kaufman, 1991 [20]	Fallkontroll	Keine Angaben	"ever use"	1,7	0,9 - 3,6
Palmer 1991 [21]	Fallkontroll	Keine Angaben	"ever use"	0,6	0,2 - 1,9
Colditz 1992 [22]	Kohorte	Reines Gestagen Ö+G kombiniert	"current use" "current use"	2,52 1,54	0,7 - 9,6 0,99 - 2,4
Yang, 1992 [23]	Fallkontroll	Irgendein Gestagen	"ever use"	1,2	0,6 - 2,2
Schairer, 1994 [24]	Kohorte	CE+Gestagen (MPA)	"ever use", in situ-Tumoren	2,3	1,3 - 3,9
Risch 1994, [25]	Kohorte	Keine Angaben	Anwendungsdauer	Keine Beziehung	
Colditz 1995, [26]	Kohorte	CE+Gestagen (meistens MPA)	"ever use" "current use"	1,41	1,15 - 1,74
Stanford, 1995, [27]	Fallkontroll	CE+Gestagen (meistens MPA)	"ever use" Dauer: 1-3 Monate 4 Monate - 2,9 Jahre 3-4,9 Jahre 5-7,9 Jahre ≥8 Jahre	0,9 1,9 1,0 0,6 0,4 0,4	0,7 - 1,3 0,7 - 4,7 0,7 - 1,6 0,3 - 1,3 0,4 - 2,2 0,2 - 1,0

Obwohl eine ziemlich große Anzahl von Studien über die Wirkungen der kombinierten Hormonsubstitutionstherapie vorhanden ist, scheinen unser Verständnis und unsere Kenntnisse noch immer eher begrenzt zu sein [7]. Nur wenige Studien liefern Daten über die Dauer-Risiko-Beziehung [18, 27]. Die statistische Aussagekraft der Analysen der Untergruppen ist im allgemeinen niedrig und schließt detaillierte Analysen aus. Die Interpretation der verfügbaren Daten hat jedoch gezeigt, daß eine Gestagenbeigabe zu den Östrogenen das Brustkrebsrisiko in Verbindung mit einer Langzeitöstrogensubstitution nicht vermindert [17, 18, 26]. Einige wenige Studien lassen annehmen, daß der Gestagenzusatz das Brustkrebsrisiko sogar noch leicht erhöhen könnte [18, 26].

In der Perimenopause werden bisweilen kurzfristig reine Gestagene zur Kontrolle von dysfunktionellen Blutungen gegeben. Daten zu dieser Anwendung sind jedoch rar. In der letzten Überarbeitung der Nurses' Health Studie wurde festgestellt, daß Frauen, die reine Gestagenpräparate einnahmen, ein erhöhtes Risiko für Brustkrebs aufwiesen, RR=2,4 (1,3-4,0) [26]. In der dänischen Fallkontrollstudie [17] gab es bei Anwenderinnen von reinem Gestagen keine Risikoveränderung.

ZUSAMMENFASSUNG UND SCHLUSSFOLGERUNG

Offensichtlich sind Forschungsdaten über die Wirkung der Sexualhormone, insbesondere der Gestagene, auf die normale Brust und auf die Karzinogenese eher knapp und unvollständig. Dennoch gibt es einige bemerkenswerte Feststellungen, die eine ungünstige Wirkung der Gestagene auf das Brustkrebsrisiko zeigen. Besonders wichtig ist die Beobachtung, daß die mitotische Aktivität der normalen Brustepithelzellen wahrscheinlich durch Gestagene noch weiter als durch reine Östrogene gesteigert wird. Weiterhin vermindern exogene Gestagene als Kontrazeptiva oder als Beigabe zu einer Substitutionsbehandlung die Risikobeziehung mit den Östrogenen nicht, sondern erhöhen das Risiko weiter. Die Gesamtheit dieser Daten gibt wichtige Hinweise auf die Langzeitsicherheit von Behandlungen mit Sexualhormonen. Die Anwendung der Gestagene scheint auf das Brustkrebsrisikos, im Gegensatz zu der dokumentierten protektiven Wirkung auf das Endometrium, keine günstige Wirkung zu haben. Deshalb ist es wichtig, das Gleichgewicht von Nutzen und möglichen Risiken einer langfristigen Hormonbehandlung sorgfälltig zu bewerten, insbesondere wenn eine Gestagen-Beigabe in Betracht gezogen wird.

Quellenangaben

[1] Brinton LA, Schairer C, Hoover RN, et al - Menstrual factors and risk of breast cancer. Cancer Invest 1988;6:245-254.

[2] Toniolo PG, Levitz M, Zeleniuch-Jacquotte A, et al - A Prospective Study of Endogenous Estrogens and Breast Cancer in Postmenopausal Women. J Natl Cancer Inst 1995;87;3:190-197.

[3] Pike MC, Spicer DV, Dahmoush L, Press MF - Estrogens, Progestogens, Normal Breast Cell Proliferation, and Breast Cancer Risk. Epidemiologic Reviews 1993;15;1:17-35.

[4] Clarke CL, Sutherland RL - Progestin regulation of cellular proliferation. Endocr Rev 1990;1:266-301.

[5] Russo J, Tay LK, Russo IH - Differentiation of the mammary gland and susceptibility to carcinogenesis. Breast Cancer Res Treat 1982;2:5-73.

[6] Preston-Martin S, Pike MC, Ross RA, et al - Increased cell division as a cause of human cancer. Cancer Res 1990;50:7415-7421.

[7] Stanford JL, Thomas DB - Exogenous Progestins and Breast Cancer. Epidemiologic Reviews 1993;15;1:98-107.

[8] Malone KE, Daling JR, Weiss NS - Oral Contraceptives in Relation to Breast Cancer. Epidemiologic Reviews 1993;15;1:80-97.

[9] The Cancer and Steroid Hormone Study of the Centers for Disease Control and the National Institute of Child Health and Human Development - Oral contraceptive use and the risk of breast cancer. N Engl J Med 1986;315:405-411.

[10] Miller DR, Rosenberg L, Kaufman DW, et al - Breast cancer before age 45 and oral contraceptive use: new findings. Am J Epidemiol 1 989;1 29:269-280.

[11] UK National Case-Control Study Group - Oral contraceptive use and breast cancer risk in young women. Lancet 1 989;1:973-982.

[12] THOMAS DB, NOONAN EA - Breast cancer and specific types ofcombined oral contraceptives: The WHO Collaborative Study of Neoplasia and Steroid Contraceptives. Br J Cancer 1992;65:108-113.

[13] PIKE MC, HENDERSON BE, KRAILO MD, et al - Breast cancer in young women and use of oral contraceptives: possible modifying effect of formulation and age at use. Lancet 1983;2:926-930.

[14] LEE NC, ROSERO-BIXBY L, OBERLE MW, et al - A case-control study of breast cancer and hormonal contraception in Costa Rica. J Natl Cancer Inst 1987;79:1247-1254.

[15] PAUL C, SKEGG DCG, SPEARS GFS - Depot medroxyprogesterone (Depo-Provera) and risk of breast cancer. BMJ 1989;299:759-762.

[16] WHO Collaborative Study of Neoplasia and Steroid Contraceptives - Breast cancer and depot-medroxyprogesterone acetate: a multinational study. Lancet 1991;338:833-838.

[17] EWERTZ M. - Influence of non-contraceptive exogenous and endogenous sex hormones on breast cancer risk in Denmark. Int J Cancer 1988;42:832-838.

[18] BERGKVIST L, ADAMI HO, PERSSON I et al. - The risk of breast cancer after estrogen and estrogen-progestin replacement. N Engl J Med 1989;321:293-297.

[19] PERSSON I, YUEN J, BERGKVIST L, et al - Combined oestrogen-progestogen replacement and breast cancer risk. Lancet 1992;340:1044.

[20] KAUFMAN DW, PALMER JR, DE MOUZON J, et al - Estrogen replacement therapy and the risk of breast cancer: results from case-control surveillance study. Am J Epidemiol 1991;134:1375-1385.

[21] PALMER JR, ROSENBERG L, CLARKE EA, et al - Breast cancer risk after estrogen replacement therapy: results from the Toronto Breast Cancer Study. Am J Epidemiol 1991;134:1386-1395.

[22] COLDITZ GA, STAMPFER MJ, WILLETT WC, et al - Type of postmenopausal hormone use and risk of breast cancer. 12-year follow-up from the Nurses' Health Study. Cancer Causes Control 1992;3:433-439.

[23] YANG CP, DALING JR, BAND PR, et al - Noncontraceptive hormone use and risk of breast cancer. Cancer Causes Control 1992;3:475-479.

[24] SCHAIRER C, BYRNE C, KEYL PM, BRINTON LA, STURGEON SR, HOOVER RN - Menopausal estrogen and estrogen-progestin replacement therapy and risk of breast cancer (United States). Cancer Causes Control 1994;5:491-500.

[25] RISCH HA, HOWE GR - Menopausal Hormone Usage and Breast Cancer in Saskatchewan: A Record-Linkage Cohort Study. Amer J Epidemiol 1994;139;7:670-683.

[26] COLDITZ GA, HANKINSON SE, HUNTER DJ, et al - The use of estrogens and progestins and the risk of breast cancer in postmenopausal women. The New England Journal of Medicine 1995;332;24:1589-1593.

[27] STANFORD JL, WEISS NS, VOIGT LF, DALING JR, HABEL LA, ROSSING MA - Combined estrogen and progestin hormone replacement therapy in relation to risk of breast cancer in middle-aged women. JAMA, in press 1995.

KÖNNEN GESTAGENE BRUSTKREBS VERURSACHEN? NEIN?

André GORINS*

Vor einigen Jahren besuchte ein französischer Arzt ein amerikanischer Krankenhaus. Er bemerkte, daß auf einem Drittel der Krankenblätter die Diagnose "G.O.K." vermerkt war. Was ist das für eine neue und verbreitete Krankheit, fragte er?

Ach, war die Antwort: "G.O.K. bedeutet einfach God Only Knows"!

Ich glaube, daß dieser Satz auch für den Einfluß von Progesteron (P) und synthetischen Gestagenen (SP) auf das Zielorgan "Mamma" und Brustkrebs gelten kann.

Dr. PERSSON hat in seinem Bericht mit dem Titel "Potentielle ungünstige Wirkungen der Gestagene auf das Mammakarzinomrisiko" [Seite 211] dazu ja gesagt.

Ich muß Nein erwidern!

Aber die Frage muß nuanciert werden.

Welche Argumente gibt es? Ich sehe vier Diskussionsfelder:

- *In vitro* Studien
- *In vivo* Studien
- Epidemiologische Studien
- Biochemische Eigenschaften

IN VITRO STUDIEN

Sehen wir uns die Ergebnisse von LONGMANN [1] an, der gezeigt hat, daß:

Östrogene und Östrogen-Gestagen-Verbindungen die Mammazellen stimulierten, und zwar insbesondere die malignen, während SP auf normale Zellen keine Wirkung, auf die Karzinomzellen hingegen aber eine deutlich stimulierende Wirkung hatte.

- Gompell [2] hat dank eines Systems mit isolierten Kulturen von Epithelzellen und Fibroblasten (aus normalen Geweben) gezeigt, daß Östradiol (E2) das Wachstum der Epithelzellen stimulierte. SP hingegen hat eine entgegengesetzte Wirkung und hemmt die Multiplikation der Epithelzellen.
- Vignons Studien [3] über T47D Zellen, die reich an Progesteronrezeptoren sind, unterstützten diese Ergebnisse.

---

* Professor, Centre d'Oncologie et des Maladies du Sein, Hôpital Saint-Louis (Paris, Frankreich).

- Botella [4] hat gezeigt, daß verschiedene synthetische Gestagene (Nomegestrol, MPA-Azetat, Promegeston und Norethindronazetat) - eine strenge antiproliferierende Aktivität auf die T47D Zellen in östrogenem Milieu haben.

IN VIVO STUDIEN ZEIGEN EBENFALLS WIDERSPRÜCHLICHE ERGEBNISSE

Jeder kennt das sehr interessante Ergebnis von Potten et al. [5].

Mit tritiertem Thymidin wurde eindeutig gezeigt, daß die höchste Mitoseaktivität am 21,5ten Zyklustag und die niedrigste am 7,5ten Zyklustag stattfindet. Somit erreicht die Mitoseaktivität des epithelialen Mammagewebes in der Lutealphase, in der eine synergistische Östrogen-Progesteron Wirkung vorliegt, ihr Maximum.

Dennoch zeigte BARRAT [6] in Frankreich in einer Untersuchung von Patientinnen mit benignen Mastopathien, daß die Mitoseaktivität des epithelialen Mammagewebes unter P niedriger war als unter Plazebo oder E2. Unserer Meinung nach liegen seine Ergebnisse an der Signifikanzgrenze.

EPIDEMIOLOGISCHE STUDIEN

a) Behalten wir zunächst die völlig entgegengesetzten Konzepte von Korenmann [7] und seiner "Östrogen-Fensterhypothese" im Auge: die Lutealinsuffizienz begünstige die Entstehung eines Mammakarzinoms; dazu Hendersons Theorie [8], daß Ovulationszyklen mit normaler Lutealphase die Entstehung von Brustkrebs begünstigen.

Wer hat recht? Wer hat unrecht? Pirandello würde sagen

Cosi è (se vi pare) = jedem seine Wahrheit

b) Was muß nun zur Hormonbehandlung gesagt werden?

Kontrazeptiva

Nach PAUL [9] erhöht MPA Retard das relative Risiko (RR) für Brustkrebs in bestimmten Untergruppen von Frauen, und zwar bei denjenigen, die im Alter von 25 bis 34 Jahren über mehr als 6 Jahre eine Behandlung erhalten hatten und bei den unter 25jährigen, die das Kontrazeptivum länger als zwei Jahre angewendet haben. Pauls Ergebnisse sind isoliert, und uns liegen keine Informationen über eine eventuelle Bestätigung vor.

- Vom experimentellen Standpunkt aus kann man jedoch die Geschichte des unglücklichen Beagle-Hundes nicht vergessen [10].
  Nun wissen wir aber, daß der SP-Metabolismus bei Hunden völlig anders ist als bei Menschen. Der Östruszyklus ist für die Hündin sehr wichtig.
- Vor kurzem stellte SELMAN [11] fest, daß MPA bei Hunden die Stimulierung der GH- und IGF1-Sekretion induziert.
- Letztendlich kann die Demonstration von Pike [12], daß EP-Präparate mit einem hohen Gestagenanteil das RR für Brustkrebs erhöhen, nicht akzeptiert werden. Seine Einteilung der Potenz von Gestagenen ist auf einen nicht mehr gültigen Test zurückzuführen, bei dem die Menstruation verzögert wird.

Hormonsubstitutionstherapie in der Menopause, das ist die Hauptfrage dieser Darstellung. Auch hier zitieren wir die Studie von Berkvist et al. [3], die bei Gestagen-Beigabe zu den Östrogenen ein gesteigertes RR für Brustkrebs feststellten. Ihre Ergebnisse befinden sich aber an der Signifikanzgrenze, denn die Anzahl an

Mammakarzinomen ist sehr gering. Zudem scheint die Dauer der Gestagengabe während der einzelnen Behandlungszyklen zu kurz gewesen zu sein.

Auch die Studie von EWERTZ [14] erreicht keine signifikanten Werte.

Im Gegensatz dazu stellte DON GAMBRELL [15] eine protektive Wirkung fest, aber seine Methodik, bei der retrospektive und prospektive Studien zusammengefügt werden, wird kontrovers diskutiert.

Wir müssen die überraschende Studie von PLU-BUREAU et al. [16] mit Frauen, die an benignen Brusterkrankungen leiden, zitieren. Diese Autoren haben eine protektive Wirkung für 19-Nortestosteronderivate, nicht aber für Pregnan- und Norpregnanpräparate gefunden. Aufgrund fehlender Randomisierung ist diese Arbeit jedoch nicht sehr zuverlässig.

So fragen alle: Schützt die Gestagen-Beigabe zu den Östrogenen vor Brustkrebs? Oder wird dadurch das RR vielleicht noch erhöht? Meiner Meinung nach kann niemand eine klare endgültige Antwort darauf geben! Vielleicht liegt die Antwort also in der Mitte, ist also neutral.

In der Studie von COLDITZ et al., die kürzlich in *The New England Journal Of Medicine,* Juni 1995, erschienen war, ist bemerkenswerter Weise das RR für Brustkrebs während der Hormonsubstitutiontherapie für reines Östrogen, Östrogen + Gestagen oder reines Gestagen [16a] gleich.

ANALYSE EINIGER WICHTIGER BIOCHEMISCHER EIGENSCHAFTEN VON P UND SP

Progesteron und synthetische Gestagene haben nicht dieselben Eigenschaften, und ebenso unterscheidet 17β-Östradiol sich von Premarin und synthetischen Östrogenen.

Die Wirkungsstärke des SP ist proportional zur Bindungsintensität an den Progesteronrezeptoren.

Vor kurzem sind jedoch andere Wege entdeckt worden.

- zum Beispiel zeigte JORDAN [17] unter Verwendung von MCFA Zellen, daß einige SP Derivate des Nortestosterons die Zellproliferation über RE stimulierte. Diese Wirkung wird durch Antiöstrogene, nicht aber durch Antigestagene (Mifepristone), blockiert. MPA wirkt nicht auf diese Weise.
- Poulin [18] zeigte unter Verwendung von ZK-75-1 Zellen, daß SP auf RA wirkt. SP hemmt die 17-OH-Steroiddehydrogenase, die E1 in E2 umwandelt, sowie die Östronsulfatase, die E1-Sulfat in E1 verwandelt [19].
  So wird deutlich, daß SP unterschiedliche Wirkungsweisen hat, von denen sich jede durch eigene Charakteristiken auszeichnet.
- Wie Wong [20] gezeigt hat, haben SP und Antiöstrogene eine unterschiedliche Regulierung auf c-myc (mRNA Spiegel) in menschlichen T4 7D Mammakarzinomzellen.
- Andererseits zeigten A Coletta et al. [21], daß Gestoden eine 90fache Steigerung der TGF β-Sekretion durch humane T4 7D Mammakarzinomzellen induziert.
  Wir wissen, daß TGF β ein potenter Inhibitor des Epithelzellenwachstums ist.
- Abschließend muß noch daran erinnert werden, daß die durch reines P induzierten Modifikationen des Mammagewebes sich von den durch eine synergistische Wirkung von Östrogenen + P induzierten Modifikationen unterscheidet. Ein weiteres in vivo Problem besteht darin, daß die Regulierung der Gestagenrezeptoren während des Menstruationszyklus im Mammagewebe anders ist als im Endometrium [22].

- Die Implantation von nichtpathologischem Mammagewebe in athymische Nacktmäuse wurde von Howell et al. [23] durchgeführt. Sie konnten zeigen, daß Östrogene eine mitogene Wirkung auf das Mammaepithel hatten und daß der Zusatz von P weder positive noch negative Modifikationen bewirkte.

Es muß darauf hingewiesen werden, daß E2 und P auf die beiden Zielorgane - Mammagewebe und Endometrium - unterschiedliche Wirkungen haben. Das eine darf dem anderen nicht gleich gesetzt werden.

Meine Schlußfolgerung mit Unterstützung von William Shakespeare könnte daher lauten: Progesteron und Brustkrebs: "VIEL LÄRM UM NICHTS"!

Quellenangaben

[1] Longman SM, Buehring GC - Oral contraceptives and breast cancer. In vitro effects of contraceptive steroids on human mamary cell growth. Cancer 1987;59:281, 281-287.

[2] Gompel A, Malet C, Spritzer P et al - Progestin effects on cell proliferation and 17 hydrosteroid activity in normal human breast cells in culture. J. Clin. Endocrinol. Metab. 1986;63:1174-1180.

[3] Vignon F, Bardon S, Chalbos D, Rochefort H - Antiestrogenic effect of R 50 20, a synthetic progestin in human breast cancer cells in culture. J. Clin. Endocrinol. Metab. 1983;56:1124-1130.

[4] Botella J - Inhibition by Nomegestrol acetate and other synthetic progesterone on proliferation and progesterone receptor content of T- 47 D human breast cancer cells. J. Steroid Biochem. Molec. Biol. 1994;50:41-47.

[5] Potten CS, Watson RJ, William GT et al - The effect of age and menstrual cycle upon proliferative activity of the normal human breast. Br. J. Cancer 1988;58, 163-170.

[6] Barrat J, De Ligneres B, Marpeau L et al - Effets in vivo de l'administration locale de progestérone sur l'activité mitotique des galactophores humains. Résultats d'une étude pilote. J. Gyn. Obstet Biol. Reprod. 1990;19:269-274.

[7] Korenman S - Oestrogen window hypothesis of the etiology of breast cancer. Lancet 1980;1:700-701.

[8] Henderson BE, Ross RK, Judd HL et al - Do regular ovulatory cycles increase breast cancer risk? Cancer 1985;56:1206-1208.

[9] Paul C, Skegg DCC, Spears GFS - Depo medroxy progesterone (depo-provera) risk of breast cancer. B.M.J. 1989;759-762.

[10] Vecchio TJ - These wretched beagles Depo-provera research Newsletter n° 7, Oct. 1973.

[11] Selman PJ, Mol JA, Rutteman GR et al - Progestin treatment in the dog. I effects on growth hormone, insulin like. Europ. J. Endocrinol. 1994;131:413-421.

[12] Pike MC, Henderson BE, Krailo MD et al - Breast cancer in young women and use of oral contraceptive; possible modifying effect of formulation and age at use. LANCET 1983;ii:926-934.

[13] Berkvist L, Adami HO, Persson I et al - The risk of breast cancer after estrogen and estrogen-progestin replacement. New Engl. J. Med. 1989;321:293-297.

[14] Ewertz M - Influence of non contraceptive exogenous and endogenous sex hormones on breast cancer risk in Denmark. Int. J. Cancer 1989;42:832-833.

[15] Don Gambrell R - Hormone replacement therapy and breast cancer Maturitas 1987;9: 123-133.

[16] Plu-Bureau G, Le MG, Sitruk-Ware et al - Progestogen use and decreased risk of breast cancer in a cohort study of premenopausal women with benign breast disease. Br. J. Cancer 1994;70:270-277.

[16 bis] Colditz GA, Hankinson SE, Hunter DJ et al - The use of estrogens and progestins and the risk of breast cancer in post-menopausal women. N. Engl. J. Med. 1995;332:1589-1593.

[17] Jordan VC, Jeng MH, Catherinio WH, Parker JC - The estrogenic activity of synthetic progestins used in oral contraceptives. CANCER 1993;71:1501-1505.

[18] POULIN R, BAKER D, POIRIER D, LABRIE F - Multiple actions of synthetic "progestins" on the growth of ZR 75-1 human breast cancer cells: an in vitro model for the simultaneous assay of androgen, progestin, estrogen, and gluco-corticoid agonistic and anti-agonistic activities of steroids. Breast Cancer Research Ttreatment 1990;17:197-210.

[19] NGUYEN BL et al - Effects of the progestin nomegestrol acetate (lutenyl) on the estrogen sulfatase and 17 B hydroxysteroid dehydrogenase (17 b HSD) activities on MCF 7 and T 47 D hormono-dependant breast cancer cells. 12th Int. Symp. J. Ster. Biochem. Mol. Biol. Berlin (1995) Submitted.

[20] WONG MSJ, MURPHY LC - Differential regulation of c-myc by progestins and antiestrogens in T-47 human breast cancer cells. J. Steroid Biochem. Mol. Biol. 1991;39, 39-44.

[21] COLETTA A A, WAKEFIELD LM, HOWELL FV et al - The growth inhibition of human nature breast cancer cells by a novel synthetic progestin involves the induction of transforming growth factor beta. J. Clin. Invest. 1991;87:277, 283.

[22] SODERQUIST G, SCHOULTZ BO VON, TANI E, SKOOG L - Estrogen and progesterone receptor content in breast epithelial cells from healthy women during the menstrual cycle. Am. J. Obstet. Gynecol. 1993;168:874-879.

[23] HOWELL A, ANDERSON E, LAIDLAN I et al - Cyclical activity and "aging" of the human breast: Clues to risk and strategies for prevention [in press].

DÜRFEN FRAUEN MIT FRÜHEREM ÖSTROGENSENSITIVEN KARZINOM EINE HRT ERHALTEN?

Meinert BRECKWOLDT*

OVARIALKARZINOM

In 30-60% der Ovarialkarzinomzellen wurde die Existenz von Östrogen- und Progesteronrezeptoren durch immunohistochemische oder biochemische Methoden (in-situ-Hybridisierung) nachgewiesen [12]. Die biologische Bedeutung dieser Steroidrezeptoren für die Karzinogenese ist noch unbekannt [9]. Es ließ sich keine Korrelation zwischen Rezeptor-Konzentration, Prognose und klinischem Ergebnis aufstellen. Ovarialkarzinome mit hoher Östrogenrezeptorkonzentration sprachen tendenziell wesentlich besser auf eine Chemotherapie an als rezeptornegative Tumoren. Krebsgewebe, die sowohl Östrogen- als auch Progesteronrezeptoren exprimieren, waren im allgemeinen mit einer besseren Prognose korreliert. Tierexperimentelle Untersuchungen an der Nacktmaus weisen darauf hin, daß Ovariektomie zu einer Akzeleration des Tumorwachstums führt, während Östrogensubstitution das Tumorwachstum supprimiert [16].

Klinische Studien haben gezeigt, daß Tamoxifen, Megestrol und MPA keinen Einfluß auf den Verlauf der Tumorerkrankung auszuüben scheinen. Zudem ist gut bekannt, daß HRT mit einer Verminderung des relativen Risikos des Ovarialkarzinoms in einer Größenordnung von 0,5 korreliert. Basierend auf experimentellen, klinischen und epidemiologischen Daten kann Frauen mit behandelten Ovarialkarzinomen die Substitution mit einer HRT zur Verbesserung ihrer Lebensqualität empfohlen werden.

* Prof. Dr. med., Abteilung für Geburtshilfe und Gynäkologie, Universität Freiburg, Deutschland.

ENDOMETRIUMKARZINOM

Mitte der 70er Jahre machten mehrere epidemiologische Studien darauf aufmerksam, daß die Östrogenanwendung das relative Risiko für ein Endometriumkarzinom erhöht. Das relative Risiko stieg von 4,1 nach 5jähriger nicht-opponierter Östrogenanwendung auf 11,6 nach 10jähriger Östrogeneinnahme [15]. Morphologisch waren diese Endometriumneoplasien in den meisten Fällen gut differenziert [5]. Aufgrund dieser Mitteilung wurde empfohlen und allgemein akzeptiert, die Östrogene mit einem Gestagen zu kombinieren, um das Risiko für ein Endometriumkarzinom herabzusetzen. In der Tat wurde durch die Beigabe eines Gestagens an 12 bis 14 Zyklustagen die Entwicklung einer zystischen und adenomatösen Hyperplasie vollständig gehemmt, und das relative Endometriumkarzinomrisiko sank auf 0,2 bis 0,4. Damit ließ sich eindeutig ein protektiver Effekt nachweisen [8, 10, 11]. Diese Ergebnisse wurden durch zahlreiche epidemiologische und klinische Studien bestätigt. Heute herrscht allgemeine Übereinstimmung darüber, daß Frauen mit früherem Endometriumkarzinom eine Behandlung mit einer Östrogen-Gestagen-Kombination erhalten können. Weder die Prognose noch das Ergebnis des Endometriumkarzinoms werden durch eine HRT negativ beeinflußt.

MAMMAKARZINOM

Die Inzidenz des Mammakarzinoms nimmt mit dem Alter stetig zu. Östrogene können nicht als direkte Karzinominduktoren betrachtet werden. Sie können jedoch unter der Voraussetzung, daß der Tumor auf Östrogene anspricht, die Tumorpromotion stimulieren. Das Mammakarzinomgewebe kann Östrogen- und Gestagenrezeptoren exprimieren Diese Tumoren sind offensichtlich östrogensensitiv, sie scheinen aber weniger aggressiv als östrogenrezeptornegatives Karzinomgewebe zu sein.

Unter physiologischen Bedingungen wird die Zellproliferation und -differenzierung sowohl durch Promotor- als auch durch Suppressorgene reguliert. Im Brustgewebe wird der Zellumsatz sowohl durch Proliferation als auch durch Apoptose reguliert [1]. Die Genexpression für den apoptotischen Mechanismus ist wahrscheinlich Gestagen-induziert.

Die Karzinogenese umfaßt zahlreiche Schritte, insbesondere die Anwesenheit einer uneinheitlichen Expression von Onkogenen und Wachstumsfaktoren, die die unkontrollierte Zellproliferation fördern. Eine genetische Mutation ist die Voraussetzung für maligne Transformationen und unkontrolliertes Zellenwachstum [14]. In Familien mit hoher Brustkrebsinzidenz wurden Mutationen des p53 Suppressorgens auf Chromosom 17 und das Mammakarzinomgen 1 festgestellt. Eine proliferierende Zelle ist in der Phase der DNA-Synthese besonders anfällig für eine Mutation. Wenn Östrogene wachstumsfördernde Faktoren sind, könnten sie das Risiko für eine DNA-Schädigung herabsetzen. Es ist bekannt, daß bei Frauen mit früher Menarche und später erster Schwangerschaft ein erhöhtes Brustkrebsrisiko besteht. Die Beziehung zwischen HRT und Brustkrebsrisiko ist zur Zeit unklar. Wir sind mit zahlreichen epidemiologischen Studien, mehr als 20 Fallkontrollstudien und vier Kohortenstudien konfrontiert, die widersprüchliche Ergebnisse - gesteigertes relatives Risiko, verminderte relative Risikofaktoren oder überhaupt keine Wirkung - zeigen. Die Bewertung dieser Daten mit Hilfe einer Metaanalyse wird durch die Tatsache erschwert, daß die meisten der großen Studien reine Östrogenpräparate verwenden. In einigen Studien wurden Östrogene plus Gestagene verwendet, wobei die Fallzahl und die Behandlungsdauer variieren. Trotz dieser Unterschiede haben Colditz et al. [6] die Daten von 34 epidemiologischen Studien zu diesem Thema ausgewertet. Die Meta-Analyse dieser Daten ergab ein relatives Risiko von 1,02 für frühere Anwenderinnen. Für laufende HRT-Anwendung wurde ein gesteigertes relatives Risiko von 1,4 berechnet. Daten über die kombinierte Anwendung von Östrogenen plus Gestagenen zeigten ein relatives Gesamtrisiko von 1,13. Aus einer kürzlich durchgeführten epidemiologischen prospektiven Kohortenstudie [7] auf der Grundlage der Nurses' Health Study ging hervor, daß der Gestagenzusatz zur Östrogentherapie das Brustkrebsrisiko bei postmenopausalen Frauen nicht verringert. Das Brustkrebsrisiko war bei Frauen, die zu dieser Zeit reine Östrogene (RR 1,32) oder Östrogene plus Gestagene (RR 1,41) einnahmen, im Vergleich zu postmenopausalen Frauen, die niemals Hormone eingenommen hatten, signifikant erhöht. Bei "past users" variierte das relative Brustkrebsrisiko jedoch selbst bei Frauen, die bis zu 10 Jahren Hormone genommen hatten, zwischen 0,9 und 1,03.

Zusammenfassend kann gesagt werden, daß die verfügbaren wissenschaftlichen Daten keine zwingenden Beweise für eine Ursachen- und Wirkungsbeziehung zwischen HRT und Brustkrebsrisiko liefern [2, 4, 8, 10, 11]. Die Brustkrebsinzidenz nimmt im Gegensatz zum Endometriumkarzinom stetig mit dem Alter zu. Beide malignen Erkrankungen werden als östrogensensitive Tumoren betrachtet. Während die Inzidenz des Endometriumkarzinoms durch HRT effizient vermindert werden kann, ist die Inzidenz des Brustkrebses offensichtlich durch exogene Sexualsteroide nicht beeinflußbar. Aus klinischen Studien ist bekannt, daß frühe Menarche und späte Menopause mit einem erhöhten Brustkrebsrisiko in Verbindung stehen, und daß eine vorzeitige Menopause mit einem verringerten Risiko korreliert. Schwangerschaften und lange Stillzeiten werden als Schutzfaktoren für Brustkrebs angesehen.

Trotz dieser Betrachtungen wird der Arzt mit den verfügbaren epidemiologischen Daten allein gelassen. Einige der vor kurzem publizierten epidemiologischen Studien zeigen eine signifikante Gesamttendenz für ein gesteigertes Risiko unter langfristiger HRT-Dauer, mit einem RR von 1,5 nach 20 Behandlungsjahren [6]. Die Ergebnisse einer schwedischen Studie an einem Kollektiv von 23 000 Frauen mit einer Follow-up-Periode von 5,7 Jahren zeigten ein leicht erhöhtes RR von 1,1. Nach über 9jähriger Östrogenanwendung stieg das RR auf 1,7 [3]. Die von der Dauer der Anwendung abhängige Zunahme scheint einleuchtend, da die HRT den Zeitraum von der Menarche zur Menopause künstlich verlängert. Die Tatsache, daß das relative Brustkrebsrisiko bei früheren Anwenderinnen wieder auf Normalwerte abfällt [7], ist jedoch schwer zu verstehen. Die Widersprüchlichkeit epidemiologischer Daten erfordert zwingend weitere Untersuchungen.

Bis vor fünf Jahren galten Endometrium- und Mammakarzinom als absolute Kontraindikationen für eine HRT [13]. Aus heutiger Sicht gibt es keinen Grund, Frauen mit früherem Endometriumkarzinom die Substitutionstherapie mit Östrogen-Gestagenkombinationen vorzuenthalten.

Bei Patientinnen mit Mammakarzinom muß die Empfehlung differenziert gesehen werden. Patientinnen mit Rezeptor-negativen Tumoren können mit einer HRT behandelt werden, da die Tumorgewebe nicht auf Sexualhormone ansprechen.

Bei Patientinnen mit Östrogen- und Progesteron-positivem Mammakarzinom sollte eine adjuvante Therapie mit Antiöstrogenen zur Prognoseverbesserung angewendet werden

Langfristige Tamoxifenbehandlungen sind jedoch mit einem gesteigerten Risiko für Endometriumkarzinome assoziiert. Daher scheint eine zusätzliche sequentielle Behandlung mit Gestagenen im Dreimonatsintervall empfehlenswert [4]. Nach einem dreijährigen krankheitsfreien Intervall ist eine Östrogen-Gestagensubstitution nicht länger kontraindiziert.

Quellenangaben

[1] Anderson FJ, Ferguson DJP, Raab GM - Cell turn over in resting human breast: Influence of parity, contraceptive pill, age and laterality. Br J Cancer 46:376 (1982).

[2] Armstrong BK - Oestrogen therapy after the menopause - boon or bane? Med J Anst 148: 213.19 (1988).

[3] Bergkvist L, Adami HO, Persson I, Hoover R, Schairer C - The risk of breast cancer after estrogen and estrogen progestin replacement. New Engl J Med 321:293-7 (1989).

[4] Breckwoldt M - Hormonsubstitution bei hormonsensitiven Neoplasien. Gynäkologe 26:137-140 (1993).

[5] Chu J, Schweid AI, Weiss NS - Survival among women with endometrial cancer: a comparison of estrogen users and non-users. AM J Obstet Gynecol 143:569-73 (1982)

[6] Colditz GA, Egan KM, Stampfer MJ - Hormone replacement therapy and risk of breast cancer: results from epidemiologic studies. Am J Obstet Gynecol 168:1473-80 (1993).

[7] Colditz GA, et al. - The use of estrogens and progestins and the risk of breast cancer in postmenopausal women. N Engl J Med 332:1589-93 (1995).

[8] Gambrell DR - Role of hormones in the etiology and prevention of endometrial and breast cancer. Acta Obstet Gynecol Scand Suppl 106;37-46 (1982).

[9] Harding M, Cowan S, Hole D, Cassidy L et al - Estrogen and progesterone receptors in ovarian cancer. Cancer 65:486-91 (1990).

[10] Henderson BE - The cancer question: an overview of recent epidemiologie and retrospective data. AM J Obstet Gynecolo 161:1859-64 (1989).

[11] Lauritzen C - Oestrogensubstitution in der Postmenopause vor und nach behandeltem Genital- und Mammakarzinom. Menopause 6:76-88. (1993). Ed.: C. Lauritzen, Aesopus, Basel.

[12] Masood S - Use of monoclonal antibodies in immunocytochemical localization of estrogen receptors in ovarian cancer. Cancer Detect Prev 12:283-90 (1988).

[13] Notelovitz M - Estrogen replacement therapy: indications contraindication and agent selection. AM J Obstet Gynecol 161:1832-41 (1989).

[14] Weinberg RA - Oncogenes and the molecular origin of cancer. Cold Spring Harbor Lab Press, New York (1989).

[15] Ziel HK - Finkle W - Increased risk of endometrial carcinoma among users of conjugated estrogens. N Engl J Med 293:1167-70 (1975).

[16] Zimniski SJ, Garola RE, Fendl K, Peterson CM - Endocrine characterisation of a human ovarian carcinoma (BG-1) established in nude mice. Steroids 54:593-606 (1989).

HRT:
PRAKTISCHE ASPEKTE

BENÖTIGEN WIR UNTERSCHIEDLICHE GALENISCHE FORMEN DER ÖSTROGENE UND GESTAGENE?

John C STEVENSON*

Die Anwendung der Hormonsubstitutionstherapie (HRT) zur Verbesserung akuter menopausaler Symptome wie Wallungen und nächtliches Schwitzen ist weit verbreitet. Die praktischen Ärzte neigen jedoch heute auch dazu, die HRT zur Prävention und Behandlung von Osteoporose und kardiovaskulären Krankheiten zu verschreiben. Hierzu ist eine wesentlich längere HRT-Anwendung erforderlich, und um diese zu erreichen ist die Compliance äußerst wichtig.

Benötigen wir verschiedene galenische Formen der Östrogene und Gestagene? Wenn es Unterschiede in der Wirkung verschiedener Hormone auf das Skelett und auf das kardiovaskuläre System gibt, so müßte die Antwort "ja" lauten. Aber unabhängig davon ist die Verfügbarkeit verschiedener Hormonpräparate und Applikationswege wichtig für die Compliance einer Langzeittherapie.

VERSCHIEDENE HRT-FORMEN UND WIRKUNGEN AUF DAS SKELETT

Die Dosierungen der einzelnen Östrogene für die Prävention des postmenopausalen Knochenverlustes sind genau festgelegt. Die optimale Dosierung für die kardiovaskuläre Protektion ist hingegen zur Zeit noch nicht bekannt. Es scheint jedoch sinnvoll, mindestens die minimalen knochenprotektiven Dosen anzuwenden, wenn eine HRT aus anderen Gründen gegeben wird. Im Hinblick auf das Skelett sind verschiedene Östrogenpräparate und Applikationswege gleich wirksam, unter der Voraussetzung, daß equivalente Dosen gegeben werden. Folglich hat ein bestimmtes Präparat gegenüber einem anderen keinen besonderen Vorteil [1]. Die knochenerhaltenden Dosierungen der einzelnen Östrogene sind heute bekannt [2] und werden in Tabelle I aufgeführt. Der Zusatz verschiedener Gestagene in Dosierungen wie sie zum Endometriumschutz verwendet werden, scheint abgesehen von der eventuellen Ausnahme des

* Wynn Division of Metabolic Medicine, National Heart and Lung Institute, Imperial College, London, GB.

Norethisterons, wenn es in einer kontinuierlichen Kombination mit Östradiol gegeben wird [3], keinen zusätzlichen Nutzen auf das Skelett zu haben.

Tabelle I. **Knochenerhaltende Östrogendosen***

konjugierte equine Östrogene	0,625 mg pro Tag
Östronsulfat	1,5 mg pro Tag
17β-Östradiol, oral	1-2 mg pro Tag
17β-Östradiol, transdermal	0,05 mg pro Tag
17β-Östradiol, Implantat	50 mg alle 6 Monate
Tibolon	2,5 mg pro Tag
* Durchschnittliche Dosis für eine postmenopausale Frau im sechsten Lebensjahrzehnt. Jüngere Frauen können höhere und ältere Frauen niedrigere Dosen benötigen.	

VERSCHIEDENE HRT-FORMEN UND -WIRKUNGEN AUF LIPIDE UND LIPOPROTEINE

Es gibt gewisse Unterschiede zwischen den verschiedenen Östrogenen und Gestagenen und ihrem Applikationsweg in ihren Wirkungen auf metabolische Risikofaktoren für die koronare Herzkrankheit (KHK). Dies sollten praktische Ärzte beim Verschreiben einer HRT zur kardiovaskulären Protektion und für Patienten mit metabolischen Störungen wie Diabetes mellitus oder Hyperlipidämie berücksichtigen.

Bei der Wirkung auf Lipide und Lipoproteine gibt es Unterschiede zwischen den einzelnen Östrogenen, Gestagenen und den Applikationswegen. Alle Östrogene senken, unabhängig vom Steroidtyp oder Applikationsweg, den Gesamtcholesterinwert. Diese Wirkung wird während einer Langzeitbehandlung aufrechterhalten [4]. Der Abfall des Cholesterins ist in erster Linie das Ergebnis einer erniedrigten LDL-Cholesterinkonzentration aufgrund der Hinauf-Regulierung der Apo B100-Rezeptoren. Oral verabreichtes Östrogen erhöht das HDL-Cholesterin und insbesondere die HDL2-Subfraktion, von der angenommen wird, daß sie durch Hemmung der hepatischen Lipaseaktivität und Steigerung der hepatischen Apolipoprotein-A1-Synthese für die protektive Wirkung gegen die Atheroskleroseentwicklung zuständig ist. Transdermales Östradiol scheint eine weniger ausgeprägte Wirkung auf das HDL-Cholesterin zu haben [5]. Konjugierte equine Östrogene erhöhen die Triglyzeridspiegel, während transdermales 17β-Östradiol sie erniedrigt [5]. Orales 17β-Östradiol hat eine geringe Gesamtwirkung auf die Triglyzeride.

Ein Gestagenzusatz zur HRT ist für die Endometriumprotektion bei nicht hysterektomierten Frauen notwendig. Die minimalen Dosen der verschiedenen Gestagene, die für diese Wirkung benötigt werden, sind genau festgelegt (Tabelle II). Meistens sind die Gestagene für die Nebenwirkungen der HRT verantwortlich, und häufig müssen verschiedene Gestagentypen ausprobiert werden, um das Gestagen zu finden, das von der jeweiligen Patientin am besten vertragen wird. Die einzelnen Gestagene haben unterschiedliche metabolische Wirkungen und es ist manchmal notwendig, einer bestimmten Frau ein spezifisches Gestagen zu verschreiben. Gestagene haben unterschiedliche Wirkungen auf Lipide und Lipoproteine, die eher von ihrem androgenen Charakter und eventuell von der Dosisdauer abhängen als vom Applikationsweg. Die Gestagen-Beigabe zur Östrogentherapie hat keine offensichtliche ungünstige Wirkung auf die LDL-Erniedrigung, da dadurch sowohl die LDL-Produktion als auch ihre Clearance gesteigert wird [6]. Gestagene, wie z. Bsp.

Norgestrel vom Testosteron abgeleitet sind, können die HDL-erhöhende Wirkung der Östrogene umkehren [5], da sie die hepatische Lipaseaktivität steigern. Diese Wirkung wird als potentiell nachteilig angesehen, obwohl sie bei Patienten mit hohen HDL2-Spiegeln ausgeprägter ist und paradoxerweise bei solchen mit niedrigen HDL2-Spiegeln nicht auftritt [7]. Weiterhin ist nicht bekannt, ob die Reduzierung der HDL eine Beeinträchtigung der Clearance der Remnants widerspiegelt. Folglich bleibt die Signifikanz der erniedrigten HDL-Moleküle noch zu bestimmen. Im Gegensatz dazu verhindern die weniger androgenen Gestagene die östrogeninduzierte Zunahme des HDL-Cholesterins nur wenig. Androgene Steroide erniedrigen das Lipoprotein (a) [8-10], eine möglicherweise günstige Wirkung.

Tabelle II. **Minimale Gestagendosen zur Endometriumprotektion***

dl Norgestrel	0,15 mg pro Tag
Norethisteron, oral	1 mg pro Tag
Norethisteron, transdermal	0,25 mg pro Tag
Medroxyprogesteronacetat	5 mg pro Tag
Dydrogesteron	10 mg pro Tag
Progesteron, oral	300 mg pro Tag
Trimegeston	0,25 mg pro Tag
*Gegeben an mindestens 12 Tagen pro Kalendermonat	

Abhängig von ihren androgenen Eigenschaften reduzieren Gestagene die VLDL-Sekretion, was eine Abnahme der Triglyzeride zur Folge hat [5]. Dabei handelt es sich um eine eindeutig günstige Wirkung. Eine solche Wirkung wird bei nicht-androgenen Gestagenen nicht gesehen.

VERSCHIEDENE HRT-FORMEN UND WIRKUNGEN AUF GLUKOSE UND INSULIN

Sowohl experimentelle in vitro als auch in vivo Studien haben als Antwort auf eine Östrogen- oder Gestagengabe eine gesteigerte pankreatische Insulinsekretion gezeigt. Während jedoch Oestradiol die Geweberesistenz auf die Insulinwirkung vermindert (Insulinresistenz - eine entscheidende metabolische Störung in Verbindung mit der Entwicklung von KHK und Diabetes) wird diese durch Gestagen gesteigert.

Klinische Studien zur Wirkung des 17β-Östradiols bei postmenopausalen Frauen läßt eine Verbesserung der Insulinresistenz annehmen [11, 12]. Alkylierte Östrogene und konjugierte equine Östrogene können jedoch die Insulinspiegel erhöhen und die Glukosetoleranz beeinträchtigen [13]. Folglich ist der Typ des verabreichten Östrogens für seine Wirkungen auf den Glukose- und Insulinmetabolismus wichtig. Der Gestagenzusatz kann eine gewisse ungünstige Wirkung auf den Glukose- und Insulinmetabolismus ausüben.

Wir haben verschiedene HRT-Schemata verglichen, die orale konjugierte equine Östrogene und zyklisches Norgestrel oder transdermales 17b-Östradiol und zyklisches Norethisteron verwenden [14]. Transdermale Behandlungen haben keine Wirkungen auf die Glukosetoleranz oder Insulinkonzentrationen. Die orale Therapie verursacht eine Reduktion der initialen Antwort des Insulins im Plasma auf intravenöse Glukose, was eine Abnahme der Glukoseeliminationsrate zu Testbeginn und eine Gesamterhöhung der Glukosekonzentrationen zur Folge hat. Dies wiederum erhöht die Stimulierung der pankreatischen Insulinsekretion und folglich die gesamte Insulinantwort. Beide Behandlungen standen mit einer erhöhten hepatischen Insulinaufnahme in Verbindung, aber eine Zunahme der pankreatischen Insulinsekretion in der ersten Phase wurde in der transdermalen Gruppe kompensiert. In der oralen Gruppe wurde eine signifikante Zunahme der Insulinresistenz während der kombinierten Östrogen/Gestagen-Phase im Vergleich zur reinen Östrogenphase festgestellt. Diese Unterschiede zwischen den Therapien spiegelten Unterschiede zwischen den Östrogenen, Unterschiede zwischen den Gestagenen oder unterschiedliche Aplikationswege wider.

Durch Verwendung von nicht-androgenen Gestagenen können diese ungünstigen Veränderungen des Glukose- und Insulinmetabolismus vermieden werden. Wir haben kürzlich die Wirkungen einer oralen Gabe von 17β-Östradiol und zyklischem Dydrogesteron untersucht. Die mittlere Glukosezunahme im oralen Glukosetoleranztest sowie die Antwort von C-Peptid blieben unverändert während der Studie, die Antwort von Insulin hingegen fiel signifikant ab (nicht publiziert). Daraus kann man auf eine Verbesserung der Insulinresistenz und -elimination durch diese Behandlung schließen. Folglich könnte die Verwendung von nicht-androgenen Gestagenen bei Patientinnen mit Diabetes mellitus besonders geeignet sein.

SCHLUSSFOLGERUNGEN

Trotz der metabolischen Unterschiede zwischen den verschiedenen Steroidtypen und zwischen den unterschiedlichen Applikationswegen, ist die optimale HRT-Form für die einzelne Frau die, die sie gerne über einen längeren Zeitraum anwendet. Die einzigen Ausnahmen bilden dabei Frauen mit gewissen metabolischen Störungen wie Diabetes mellitus oder Hypertriglyzeridämie, wobei spezifische Steroide und besondere Applikationswege bevorzugt werden können. Die Durchschnittspatientin kann ihren bevorzugten Applikationsweg - Pflaster oder Tabletten - wählen. Nach dieser Entscheidung können, je nach Toleranz, verschiedene Typen von Östrogenpräparaten angeboten werden. Bezüglich des Gestagenzusatzes ist es, unter der Voraussetzung, daß keine spezifischen Indikationen vorliegen, für die Patientin häufig vorteilhaft, die HRT mit einem festen Östrogen-Gestagen-Kombinationspräparat zu beginnen. Wenn jedoch Nebenwirkungen auftreten, muß der praktische Arzt bereit sein, das erste Gestagen gegen einen anderen Gestagentyp auszuwechseln. Eine kontinuierlich kombinierte HRT oder Tibolon bieten älteren Frauen, vor allem einige Jahre nach der Menopause, die Möglichkeit minimaler oder gar keiner Blutungen. Die Verfügbarkeit verschiedener galenischer Östrogen- und Gestagenformen ermöglicht dem behandelnden Arzt eine gewisse Flexibilität, die HRT auf die individuelle Patientin abzustimmen, was eine optimale Compliance und einen optimalen Nutzen ermöglicht.

Quellenangaben

[1] Stevenson JC, Cust MP, Gangar KF, Hillard TC, Lees B, Whitehead MI - Effects of transdermal versus oral hormone replacement therapy on bone density in spine and proximal femur in postmenopausal women. Lancet 1990;335:265-69.

[2] Stevenson JC, Crook D, Godsttand IF - Cardiovascular and skeletal effects of hormone replacement therapy. In: Seymour CA, Weetman AP, eds, Horizons in medicine N° 5, London: Blackwell Scientific Publications, 1994:92-101.

[3] CHRISTIANSEN C, RIIS BJ. - Five years with continuous combined oestrogen/progestogen therapy: effects on calcium metabolism, lipoproteins and bleeding patterns. Br J. Obstet Gynecol 1990;97:1087-92.

[4] WHITCROFT SIJ, CROOK D, MARSH MS, ELLERINGTON MC, WHITEHEAD MI, STEVENSON JC - Long term effects of oral and transdermal hormone replacement therapies on serum lipid and lipoprotein concentrations. Obstet Gynecol 1994;84:222-26.

[5] CROOK D., CUST MP, GANGAR KF, WORTHINGTON M, HILLARD TC, STEVENSON JC. WHITEHEAD MI, WYNN V - Comparison of transdermal and oral oestrogen/progestin hormone replacement therapy: effects on serum lipids and lipoproteins. Am J Obstet Gynecol 1992;166:950-55.

[6] WOLFE BM, HUFF MW - Effect of low dosage progestin-only administration upon plasma triglycerides and lipoprotein metabolism in postmenopausal women. J. Clin Invest 1993; 92:456-61.

[7] STEVENSON J.C - The metabolic and cardiovascular consequences of HRT. Br J Clin Pract 1995;49:87-90.

[8] FARRISH E, ROLTON HA, BARNES JF, HART D M - Lipoprotein (a) concentrations in postmenopausal women taking norethisterone. Br Med J 1991;303:694.

[9] RYMER J, CROOK D, SIDHU M, CHAPMAN M, STEVENSON JC - Effects of tibolone on serum concentrations of lipoprotein (a) in postmenopausal women. Acta Endocrinol 1993, 128, 259-62.

[10] MARSH MS, CROOK D, WHITCROFT SIJ, WORTHINGTON M, WHITEHEAD MI, STEVENSON JC - Effect of continuous combined estrogen and desogestrel replacement therapy on serum lipids and lipoproteins. Obstet Gynecol 1994;83:19-23.

[11] NOTELOVITZ M, JOHNSTON M, SMITH S, KITCHENS C - Metabolic and hormonal effects of 25 mg and 50 mg 17ß estradiol implants in surgically menopausal women. Obstet Gynecol 1987; 70:749-754.

[12] CAGNACCI A, SOLDANI R, CARRIERO PL, PAOLETTI AM, FIORETTI P, MELIS GB - Effects of low doses of transdermal 17B-estradiol on carbohydrate metabolism in postmenopausal women. J. Clin Endocrinol Metab 1992;74:1396-1400.

[13] SPELLACY WN, BUHI WC, BIRK SA - The effects of estrogens on carbohydrate metabolism: glucose, insulin and growth hormone studies on one hundred and seventy one women ingesting Premarin, mestranol and ethinyl estradiol for six months. Am J Obstet Gynecol 1972;114:378-392.

[14] GODSLAND IF, GANGAR KF, WALTON C, CUST MP, WHITEHEAD MI, WYNN V, STEVENSON JC - Insulin resistance, secretion, and elimination in postmenopausal women receiving oral or transdermal hormone replacement therapy, Metabolism 1993;42:846-53.

VERWENDUNG VON GESTAGENEN ZUR HRT UND MAMMAKARZINOM

Santiago PALACIOS*

EINFÜHRUNG

Die Inzidenz von Karzinomen betrifft bei Frauen am häufigsten die Brust, gefolgt von der Inzidenz von Karzinomen von Kolon-Rektum, Lunge, Uterus und den Ovarien (Tabelle I) [1]. Fortgeschrittenes Alter ist der wichtigste Risikofaktor im Zusammenhang mit Brustkrebs [2]: Mehr als 75% der Mammakarzinome werden bei postmenopausalen Frauen diagnostiziert. Das mag paradox erscheinen, da die Ovarien zu dieser Zeit ihre Östrogenproduktion eingestellt haben [3].

Heutzutage ist anerkannt, daß die permanente Stimulierung des Endometriums durch endogene und exogene Östrogene die Entwicklung einer Endometriumhyperplasie und folglich eines Adenokarzinoms des Endometriums begünstigt [4, 5, 6, 7]. Später wurde festgestellt, daß die Gabe einer kombinierten Östrogen-Gestagen-Therapie die Inzidenz für Endometriumkarzinome bei Frauen, die eine HRT erhalten hatten, verminderte. Dies galt sogar im Vergleich zu nicht-behandelten Frauen [3]. Die endometriumprotektive Wirkung der Gestagene bei kombinierter Anwendung mit Östrogenen hat sie zusammen mit der Inzidenz von Brustkrebs ins Zentrum der Hauptrisiken einer HRT gestellt.

Tabelle I. **Häufigste weibliche Karzinome (1)**

Ort	*Prozent*
Brust	32
Kolon-Rektum	14
Lunge	12
Uterus	8
Ovarien	4

* Leiter des Palacios Instituts für klinische Forschung in Gynäkologie und Metabolismus, c/. Jorge Juan, 36, 28001 Madrid, Spanien.

Eine Beziehung zwischen HRT und Brustkrebs ist nicht bewiesen, aber neue Daten weisen auf eine minimal erhöhte Brustkrebsinzidenz hin [8, 9]. Lange Jahre wurde angenommen, daß der Gestagenzusatz zur HRT die Prognose verbessern oder das Risiko sogar herabsetzen könne [10]. Neuere Arbeiten zeigen die Möglichkeit, einer synergistischen Wirkung von Gestagenen und Östrogenen auf die Brust und damit keine Verminderung des Brustkrebsrisikos [11], sondern eventuell sogar eine Risikozunahme [12]. Hier soll die Frage nach der Wahrheit dieser Hypothese diskutiert werden.

BIOLOGISCHE DATEN

Die Regulierung der mitotischen Aktivität des Epithels und Myoepithels in der Brust und die histologischen Veränderungen sind ein wichtiger Endpunkt. Gestagene können die biologischen Prozesse normaler Brustzellen sowie einiger Mammakarzinome verändern (Abb.1). Die Gestagene setzen die Produktion von Progesteron- [13] und Östrogenrezeptoren [14, 15] herab. Mit anderen Worten, die Gestagene benötigen ein Östrogen, um die Produktion der Progesteronrezeptoren aufrecht zu erhalten, und die Östrogene benötigen zur Verminderung der Zellmitose ein Gestagen.

BIOLOGISCHER PROZESS	*GESTAGENWIRKUNG*
REZEPTOREN	
- PROGESTERON	↓
- ÖSTRADIOL	↓
WACHSTUMSFAKTOR	
- KATHEPSIN D	↓
PROTO-ONKOGENE (c-myc, c-fos)	
- Initial in der Späten G1-Phase....................	↑
- Subsequentiell in der Frühen G1-Phase...........	↓
BRUSTZELLMITOSE	
- Kurzzeitexposition	↑
- Verlängerte Exposition	↓

Abb. 1. Gestagenwirkung auf biologische Prozesse und die Kontrolle des Mammakarzinoms.

Die Gestagene reduzieren die Produktion von Kathepsin D, einem potenten Wachstumsfaktor von Mammakarzinomzellen [16]. Einer der wichtigsten Punkte für das Verständnis der Gestagenwirkung auf Brustkrebs ist, daß Gestagene initial aber zeitlich begrenzt die Produktion von zwei wichtigen Proto-Onkogenen, c-myc und c-fos, steigern. Diese Faktoren sind bekannt dafür, daß sie die maligne Brustzellmitose beschleunigen [17], indem sie die Zellteilung in der späten G-Phase erhöhen. Später erfolgt jedoch in der frühen G-Phase eine Hemmung des Zellenwachstums mit nachfolgender verminderter Produktion von c-myc und c-fos. Dieses würde rechtfertigen, daß, abhängig von der Dauer der Gestagenexposition, eine Zu- oder eine Abnahme der Zellaktivität gefunden werden kann [18, 19].

Die maximale Proliferationsrate des Brustepithels wurde von einigen Autoren in der späten Lutealphase beobachtet [20, 21], andere haben eine Mitosezunahme in der

Follikulphase festgestellt [16]. In keiner dieser Studien wurde jedoch versucht, die beobachtete hohe inter-individuelle Variation der Mitoseaktivität mit individuellen Plasmakonzentrationen von Progesteron- und Östradiol zur Zeit der Biopsie zu korrelieren.

Neuere Studien [21, 23, 24] haben die Fähigkeit verschiedener Gestagene zur Stimulierung der in vitro-Proliferation von östrogenrezeptor-positiven Brustkrebszellen gezeigt. Dies hängt aber vom östrogenen Charakter der einzelnen Gestagentypen ab und wurde zudem auch nur unter Verwendung einer hoch-dosierten Therapie bewiesen [24]. Es wurde ebenfalls demonstriert, daß die mitogene Wirkung der Östrogene [25, 26, 27] nur im physiologischen Bereich gehemmt werden kann.

Die heute verfügbaren Daten aus Tierversuchen und in vitro Studien lassen keine endgültige Schlußfolgerung über die Wirkung der Gestagene auf das relative Brustkrebsrisiko zu. Andererseits ist es noch immer unmöglich, in in vitro Studien die Komplexität der in vivo Interaktionen zwischen glandulären, stromalen und adipösen Geweben auf die menschliche Brust zu reproduzieren [22].

EPIDEMIOLOGISCHE STUDIEN

Vor kurzem weiteten Colditz et al. [11] die Nachuntersuchung der Teilnehmer der Nurses' Health Study von 1992 [8] aus, indem sie 50% mehr prospektive Daten zu ihrem vorhergehenden Bericht hinzufügten. Basierend auf der Nachuntersuchung von 725 550 Personenjahren dokumentierten sie 1 935 Fälle mit frisch diagnostiziertem Brustkrebs. Das berichtigte relative Brustkrebsrisiko bei postmenopausalen Hormonanwenderinnen war im Vergleich zu Frauen, die niemals Hormone erhalten hatten, signifikant erhöht. Das Risiko bei Frauen, die reine Östrogene erhielten, betrug 1,32 und unterschied sich somit nicht signifikant von dem, das bei Frauen beobachtet worden war, die Östrogene plus Gestagene oder Gestagene allein erhalten hatten. Bei Frauen, die seit 5-9 Jahren Hormone einnahmen und solchen, die insgesamt über 10 oder mehr Jahre eine Therapie erhalten hatten, lag das berichtigte relative Brustkrebsrisiko bei 1,46. Bei älteren Frauen stieg das Risiko stärker an.

Eine schwedische prospektive Studie [12] mit 23 000 Frauen fand nach 9jähriger HRT ein relatives Brustkrebsrisiko von 1,7. Dieses erhöhte Risiko wurde allerdings unter Gestagen-Beigabe berechnet. Da bei diesen Daten im Hinblick auf den Gestagenzusatz ernste methodologische Probleme vorlagen [28], (niedrige Korrelation), zeigte ein späterer Bericht derselben Gruppe [29] nach Weiterführung der Studie keine statistischen Unterschiede des relativen Risikos zwischen Frauen, denen reine Östrogene gegeben wurden und solchen, die Östrogene plus Gestagene erhielten.

Wie wir wissen, unterscheiden sich diese Ergebnisse von denen anderer Studien. Gambrell et al. [10] demonstrierten ein vermindertes RR für Brustkrebs und damit eine protektive Gestagenwirkung. Die Ergebnisse von drei patientenkontrollierten Studien zeigen keine Zunahme des relativen Risikos bei Patientinnen, die Östrogene und Gestagene verwendeten. In einer dänischen Studie [9] wurde bei Frauen unter einer Behandlung mit Östrogenen und Gestagenen keine signifikante Zunahme des relativen Brustkrebsrisikos beobachtet. Kaufman et al. [30] stellten einen leichten aber nicht signifikanten Anstieg des RR bei Frauen, die E und P erhielten, fest, und Palmer et al. [31] zeigten ein nicht signifikantes RR für Brustkrebs bei Frauen unter einer HRT.

In einer weiteren neuen, auf einer breiten Population basierenden Fallkontrollstudie berichten Stanford et al. [32], daß sie keine eindeutige Beziehung zwischen dem

Brustkrebsrisiko und der Anwendung von Hormonsubstitutionstherapien entweder mit Östrogenen allein (Langzeitanwendung >20 Jahre) oder mit Östrogen plus Gestagen (Langzeitanwendung >8 Jahre) festgestellt haben.

Diese widersprüchlichen Ergebnisse sind durch Fehler im Design der Studien bedingt (Tabell II). Bei einigen dieser Studien liegen Designfehler vor, die den breiten Populations-basierten Studien inhärent sind: die Frauen der Vergleichs- oder Kontrollgruppe sind sehr verschieden bezüglich Alter, Lebensgewohnheiten, therapeutischen Normen, erhaltenen Dosierungen, Abklärung verfahren, denen sie sich unterziehen, usw. Unserer Meinung nach muß man, um zu schlüssigen Ergebnissen über die aufgestellte Hypothese zu kommen, von einheitlichen Proben aus einer Population ausgehen, um die Faktoren zu analysieren, die einen Einfluß auf die zu untersuchende Krankheit ausüben können

Tabelle II. **Grenzen der derzeitigen Situation**

- Geringe statistische Aussagekraft
- Fehlende Homogenität der Konzepte
- Schwierigkeiten bei der Auswahl der Kontrollgruppe
- "Detection Bias"
- Schwierigkeiten bei der Analyse der Dosisresponse
- Schwierigkeiten bei der Analyse von Präpatatetyp, -dosis, und -behandlung
- Latenzzeit der Relation

Andere wichtige Faktoren wie Adipositas, Ernährungsgewohnheiten (etwa 26-27% aller Mammakarzinome werden dem gesamten Fettgehalt der Ernährung zugeschrieben) [33], Nikotingewohnheiten und Pille müssen mitberücksichtigt werden.

Daher sind wir der Meinung, daß es, abgesehen von anderen nicht-hormonalen Faktoren, vielfältige Gründe dafür gibt, daß Gestagene in der HRT und Brustkrebs noch immer äußerst kontrovers diskutiert werden. Einige haben ihre Ursache in nicht-bewiesenen Konzepten, andere gehen von nicht-vergleichbaren Zuständen aus, wozu sich methodologische Fehler (Tabelle III) gesellen.

Tabelle III. **Die große Kontroverse**

1. Die Aufmerksamkeit wird hauptsächlich auf Gestagene gerichtet
2. Gestagene werden gewöhnlich als Protektoren angesehen
3. OC-Erfahrungen werden auf die HRT übertragen
4. Es werden unterschiedliche Untersuchungsmethoden und verschiedene Gestagene, Dosen, Applikationen, usw. angewendet

SCHLUSSFOLGERUNG

Es ist notwendig, noch 10 bis 20 Jahre abzuwarten, bevor Brustkrebs als eine eventuelle Folge der E + P Exposition betrachtet werden darf. Der Gestagenzusatz wurde seit 1986 allgemein eingeführt. Für eine Schlußfolgerung liegen uns daher keine ausreichend dokumentierten Studien auf Langzeitbasis vor.

Ich denke auch, daß noch 5 bis 10 Jahre vergehen müssen, bevor die eigentliche Wirkung der Gestagene auf die Brust gezeigt werden kann. In der Zwischenzeit sollten wir auf die verschiedenen Forschungsarbeiten bauen, die in der Zukunft erscheinen werden, bis wir wissen, ob die Resultate dieser Studien mit dem Typ, der Dosis und insbesondere der zyklischen und kontinuierlichen Applikationsart des Gestagens in Verbindung stehen.

Quellenangaben

[1] BORING CC, SQUIRES TS, TONG T - Cancer statistics. CA. 1992;42 (1):19.

[2] YOUNG JL, PERCY CL, ASIRE AJ (eds) - Surveillance epidemiology, end results: Incidence and mortality data, 1973-1977, US Department of Health and Human Services Publication, Government Printing Office 1981. No.(NIH) 81-2330.

[3] PALACIOS S, MENÉNDEZ C, JURADO AR - Cancer Surveillance during HRT. Int J Fertil 1994, 39 (supl.):93-98.

[4] BRINTON LA, HOOVER RN and The Endometrial Cancer Collaborative Group - Estrogen replacement therapy and endometrial cancer risk. Obstet Gynecol, 1993;81(2):265-271.

[5] ANTUNES CMF, STOLLEY PD, ROSENSHEIN NB et al. - Endometrial cancer and estrogen use: Reports of a large case-control study. N Engl Med 1979;300:9-13.

[6] KELSEY JL, LIVOLSI VA, HOLFORD TR, et al. - A case-control study of cancer of the endometrium. Am J Epidemiol 1982;116:333-342.

[7] HULKA BS, KAUFMAN DG, FOWLER WC, et al. - Predominance of early endometrial cancers after long-term estrogen use. Jama 1980;244:2419-2422.

[8] GOLDITZ GA, STAMPFER MJ, WILLET WC, et al. - Type of postmenopausal hormone use and risk of breast cancer: 12-year follow-up from the Nurses' Study. Cancer Causes Control 1992;3:433-439.

[9] EWERTZ M - Influence of non-contraceptive exogenous and endogenous sex hormones on breast cancer risk in Denmark. Int J Cancer 1988;42:832-838.

[10] GAMBRELL RD - Hormone replacement therapy and breast cancer. Maturitas 1987;9:123-133.

[11] COLDITZ G, HANKINSON S, HUNTER D, WILLETT W, MANSON J, STAMPFER M, HENNEKENS C, ROSNER B, SPEIZER F - The use of estrogens and progestins and the risk of breast cancer in postmenopausal women. N Engl J Medicine 1995;vol. 332 (24):1589-1593.

[12] BERGQUIST L, ADAMI HO, PERSSON I, et al. - The risk of breast cancer after estrogen and estrogen-progestin replacement. N. Engl J Med 1989;321:293-297.

[13] MALET C, GOMPEL A, YANEVA A, CREN H, FIDJI N, MOWSZOWICZ I, KUTTEN F, MAUVAIS-JARVIS P - Estradiol and progesterone receptors in cultured normal human breast epithelial cells and fibroblast: Immunocytochemical studies. Clin Endocrinol Metab 1991;73:8-17.

[14] MULLICK A, KATZENELLENBOGEN BS - Progesterone receptor synthesis and degradation in MCF-7 human breast cancer cells as studies by dense amino acid incorporation. Evidence for a non-hormone binding receptor precursor. J Biol Chem 1986;261:13236-13243.

[15] NARDULLI AM, GREENE CL, O'MALLEY BW, KATZENELLENBOGEN BS - Regulation of progesterone receptor messenger ribonucleic acid and protein levels in MCF-7 cells by estradiol: Analysis of estrogens effect of progesterone receptor synthesis and degradation. Endocrinology 1988;122:935-944.

[16] CULLEN KJ, LIPPMANN ME - Estrogen regulation of protein synthesis and cell growth in human breast cancer. Vitamins and Hormones 1989;45:127-172.

[17] MUSGROVE EA, LEE CSL, SUTHERLAND RL - Progestins both stimulate and inhibit breast cancer cell cycle progression while increasing expression of transforming growth factor, epidermal growth factor receptor, c-fos and c-myc genes. Mollecular and Cellular biology 1991;11:5032-5043.

[18] MOOLGAVKAR SH, DAY ME, STEVENS RC - Two-stage model for carcinogenesis: epidemiology of breast cancer in females. J Nat Cancer Inst 1980;65:559-569.

[19] VOGEL PM, GEORGIADE NG, FETTER BE, VOGEL FS, MCCARTY KS - The correlation of histologic changes in the human breast with the menstrual cycle. Am J Pathol 1981;104:23-34.

[20] LONGACRE TA, BARTOW SA - A correlative morphologic study of human breast and endometrium in the menstrual cycle. Am J Surg Pathol 1986,10:382-93.

[21] ANDERSON, TJ, BATTERSBY S, KING RJB et al. - Oral contraceptive use influences resting breast proliferation. Hum. Pathol. 1989;20:1139-44.

[22] DE LIGNIÈRES B, LINARES G, BARRAT J - Effects of progesterone on epithelial cell mitotic activity in human breast. In: Progesterone in hormone replacement therapy. R.A.Lobo and F.Naftolin (eds.). 1992;47-56.

[23] JENG MH, PARKER CP, JORDAN VC - Estrogenic potential of progestins in oral contraceptives to stimulate human breast cancer cell proliferation. Cancer Res, 1992;52:6539-6546.

[24] JORDAN VC, JENG MH, CATHERINO WH, PARKER CJ - The estrogenic activity of synthetic progestins used in oral contraceptives. Cancer 1993;71:1501-1505.

[25] VAN DER BUNG B, KALKHOVEN E, .ISBRUCKER L DE LAAT SW - Effects of progestins on the proliferation of estrogen-dependent human breast cancer cells under growth factor-defined conditions. J Steroid Biochem Mol Biol. 1992;42:457-465

[26] GOMPEL A, MALET C, SPRITZER P, et al. - Progestin effect on cell proliferation and 17-hydroxysteroid dehydrogenase activity in normal human breast cells in culture. J Clin Endocrinol Metab 1986;63:1174-80.

[27] CLARKE NG, SUTHERLAND RL - Progestin regulation of cellular proliferation. Endocrine Rev 1990;11:266-301.

[28] SAMSIOE G - The endometrium: effects of estrogen and estrogen-progestogen replacement therapy. Int J Fertil 1994;39 (suppl 2):84-92.

[29] PERSSON I, YUEN K, BERGQUIST L, et al. - Combined oestrogen-progestogen replacement and breast cancer risk. Lancer 1992;340:100-44.

[30] KAUFMAN DW, PALMER JR, DE MOUZON J, et al. - Estrogen therapy and risk of breast cancer. Results from the case control surveillance study. Am J Epidemiol 1991;134:1375-1385.

[31] PALMER JR, ROSENBERG I, CLARKE EA, et al. - Breast cancer risk after estrogen replacement therapy: Results from the Toronto Breast Cancer Study. Am J Epidemiol 1991;134:1375-1385.

[32] STANFORD JL, WEISS NS, VOIGT LF, DALING JR, HABEL LA, ROSSING MA - Combined estrogen and progestin hormone replacement therapy in relation to risk of breast cancer in middle-aged women. JAMA, 1995;274 (2):137-42.

[33] SPEROFF L - The estrogen-breast cancer controversy. Women's Health Digest 1995;1(2):95-99.

WIE WÄHLT MAN DAS RICHTIGE GESTAGEN

Henri ROZENBAUM*

Die Östrogensubstitutionstherapie (ERT) lindert klimakterische Beschwerden, übt einen positiven Einfluß auf den Knochenmetabolismus aus und verringert das Risiko für kardiovaskuläre Erkrankungen in der Postmenopause. Unter einer Therapie mit Östrogenen allein ist jedoch die Bereitschaft für ein Endometriumkarzinom erhöht.

Seitdem gezeigt wurde, daß Gestagene der Entwicklung von Endometriumhyperplasie und Endometriumkarzinom vorbeugen, wird eine sequentielle oder kombinierte Östrogen/Gestagen-Therapie in der Postmenopause für notwendig gehalten.

Den Gestagenen werden jedoch ungünstige metabolische Wirkungen, u.a. negative Veränderungen der Lipoproteinfraktionen und die Bereitschaft für eine Kohlenhydratintoleranz zugeschrieben. Einige dieser Wirkungen neutralisieren eventuell teilweise die günstige Wirkung der Östrogene auf die kardiovaskulären Risiken. Daher scheint die Wahl des Gestagens, die Dosis und die Anzahl der Tage, an denen es gegeben wird, äußerst wichtig zu sein.

STRUKTURELLE EIGENSCHAFTEN UND BIOLOGISCHE AKTIVITÄT DER FÜR DIE HORMONSUBSTITUTIONSTHERAPIE (HRT) GEEIGNETEN GESTAGENE

Mehrere Gestagene sind für die Hormonsubstitutionstherapie geeignet, einige von ihnen sind jedoch in verschiedenen Ländern nicht verfügbar [23,24].

Die Gestagene werden in drei Kategorien unterteilt (Tabelle I):

PROGESTERON UND PROGESTERONVERWANDTE VERBINDUNGEN

- *Natives Progesteron* kann in mikronisierter Form peroral oder vaginal gegeben werden.

* Dr. med., Präsident der Europäischen Menopausegesellschaft und der Association Française pour l'Etude de la Ménopause, 15, rue Daru, 75008 Paris

Tabelle 1. **Chemische Einteilung der Gestagene**

Progesteron und progesteronverwandte Verbindungen

Progesteron

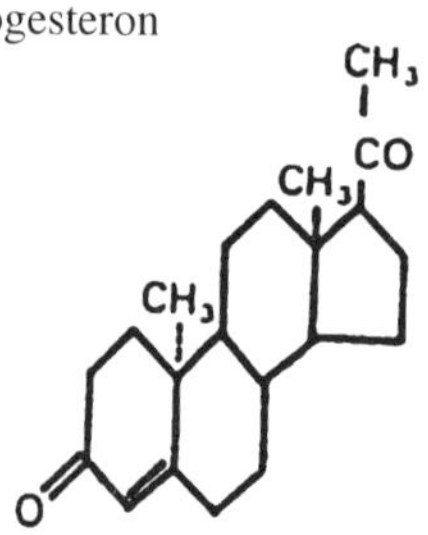

• Dydrogesteron

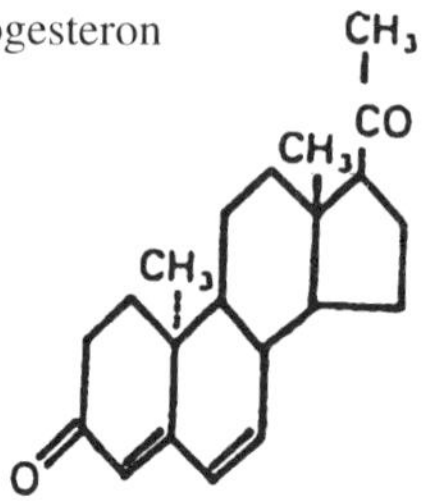

Pregnanderivate

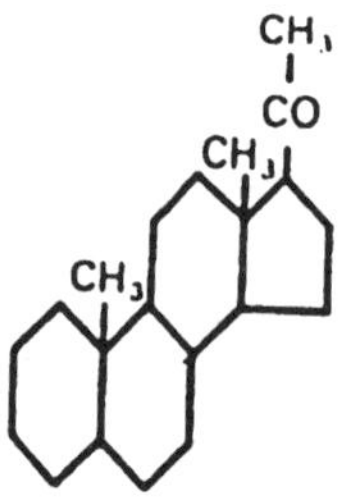

• Chlormadinonacetat
• Cyproteronacetat
• Medroxyprogesteronacetat
• Megestrolacetat
• Medrogestron

Norpregnanderivate

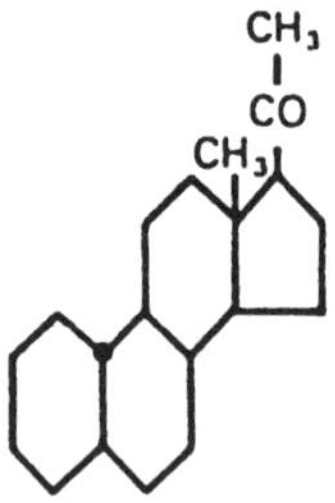

• Demegeston
• Promegeston
• Normegestrolacetat

19 - Nortestosteron - Reihe

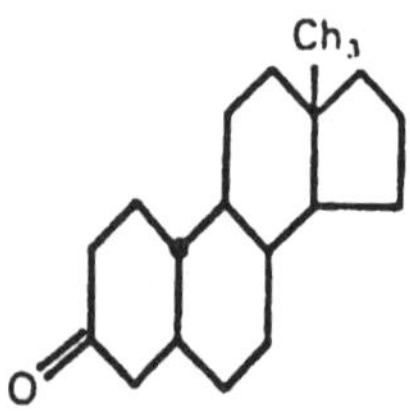

• Ethynodioldiacetat
• Norethisteron
• Norethisteronacetat
] 1. Generation

• Norgestrel
• Norgestrienon
] 2. Generation

• Desogestrel
• Gestoden
• Norgestimat
] 3. Generation

- *Dydrogesteron* ist ein Strukturabkömmling des Progesterons, zwischen C-5 und C-6 wurde eine Doppelbindung eingefügt.
- *Pregnanderivate* sind mit den Progesteronderivaten des 17α-Acetoxy-progesterons verwandt. Zu dieser Reihe von C-21-Verbindungen gehören

Medroxyprogesteronacetat (MPA), Megestrolacetat, Chlormadinonacetat, Medrogeston und Cyproteronacetat.

- Norpregnanderivate bilden eine Gestagenreihe, die sich von der Pregnanstruktur durch Entfernung der Methylgruppe an C-19 ableitet. Sie haben eine stärkere Wirkung als die Gestagene mit Pregnangerüst und keine androgenen Eigenschaften.
- *Die 19-Nortestosterone (19-nor T).* Diese Reihe von testosteronverwandten (T-verwandten) Verbindungen leitet sich von 19-Nortestosteron durch Entfernung der Methylgruppe an C-19 und die Substitution einer Seitenkette an C-17 ab. Es gibt zwei Hauptreihen dieser 18 C-Moleküle: Estrane und Gonane. Die Estrane besitzen eine Ethinylgruppe an C-17, dazu gehören Norethisteron, Norethisteronacetat, Lynestrenol und Ethynodioldiacetat. Norethisteron ist das aktive Molekül für die Progesteronrezeptorbindung *in vivo.* Bei allen anderen Estranen scheint es sich um Prodrugs zu handeln, die *in vivo* in die Wirkform Norethisteron umgewandelt werden.

Wie die Estrane zeichnen sich auch die Gonane durch das Fehlen der Methylgruppe zwischen den Ringen A und B und durch eine Ethinylgruppe in Position 17 aus. Zusätzlich besitzen sie eine Ethylgruppe in Position 13.

Zur Gonanreihe gehören Levonorgestrel, Gestoden, Norgestimat und Desogestrel. Gestoden (15-D-Levonorgestrel) unterscheidet sich vom Norgestrel nur durch die Einführung einer Doppelbindung und ist sofort wirksam. Beim Desogestrel handelt es sich um ein Prohormon, da es zunächst in der Leber in seine Wirkform, das 3-Keto-desogestrel, umgewandelt werden muß (was rasch geschieht). Norgestimat ist in seiner nativen Form biologisch wirksam, aber es verfügt eventuell auch über aktive Metaboliten, u.a. Levonorgestrel.

BIOLOGISCHE AKTIVITÄT

Die einzige gemeinsame Wirkung, die für alle Gestagene beschrieben wird, **ist die Fähigkeit zur Induktion des Sekretionsstadiums an der unter Östrogeneinfluß aufgebauten Uterusschleimhaut.**

Die Gestagene können jedoch, je nach Derivaten, androgene und/oder östrogene Wirkungen oder antiandrogene und/oder antiöstrogene Wirkungen haben.

Verschiedene biologische Wirkungen und die Bindungsaffinität zu den Steroidrezeptoren wurden für die Bewertung der Eigenschaften mehrerer Gestagene herangezogen.

In Tabelle II und III werden die Ergebnisse der i*n vivo*-Versuche und der relativen Bindungsaffinität der für die Hormonsubstitutionstherapie geeigneten Gestagene kurz zusammengefaßt.

Progesteron und Dydrogesteron besitzen keine androgene Aktivität; sie verfügen über eine schwache antiöstrogene Aktivität.

Gestagene, die der *Pregnanreihe* angehören, haben in Tierversuchen praktisch keine androgene Aktivität gezeigt; ihre Bindungsaffinität zu den Androgenrezeptoren ist jedoch etwas höher als die des Progesterons: Medroxyprogesteronacetat hat eine etwas höhere Affinität zu den Androgenrezeptoren als die anderen Gestagene dieser Reihe.

*Norpregnan*derivate besitzen eine starke gestagene und keine androgene Aktivität. Ihre Bindungsaffinität zu den Androgenrezeptoren ist niedriger als die Affinität des Progesterons, was wahrscheinlich durch die Acetylgruppe am C-17 des Progesteronmoleküls bedingt ist.

Tabelle II. **Relative Bindungsaffinitäten der für die Hormonsubstitutionstherapie verwendeten Gestagene Nach Quellenangaben 23-24**

Gestagen	*Progesteronrezeptor*	*Androgenrezeptor*
Progesteron	+	-
Dydrogesteron	+	-
Medrogeston	+	-
Chlormadinonacetat	++	±
Megestrolacetat	++	±
Medroxyprogesteronacetat	++	±
Cyproteronacetat	+	±
Demegeston	++	-
Promegeston	+++	-
Nomegestrolacetat	+++	-
Norethisteron	++	+
Levonorgestrel	+++	++
Norgestimat	+	±
3-Keto-Desogestrel	+++	+
Gestoden ++	++	++

Tabelle III. **Biologische Aktivität der Gestagene**

Gestagen	*Gestagen-wirkung*	*Androgen-wirkung*	*Östrogen-wirkung*	*Antiöstrogen-wirkung*
Progesteron	+	-		+
Dydrogesteron	+	-		+
Medrogeston	++	-		+
Chlormadinonacetat	++	-		+
Megestrolacetat	++	-		+
Medroxyprogesteronacetat	++	-		+
Cyproteronacetat	++	-		+
Demegeston	++	-		+
Promegeston	+++	-		+
Nomegestrol	+++	-		+
Norethisteron	++	++	+	++
Levonorgestrel	+++	+++		+++
Norgestimat	+++	+		++
3-Keto-Desogestrel	+++	+		++
Gestoden	+++	+		++

Die *19-Nortestosterone* haben eine starke gestagene Aktivität; sie verfügen über anti-œstrogene Eigenschaften. Sie haben jedoch auch eine androgene Aktivität; das Verhältnis der Bindungsaffinität zu den Gestagen- und den Androgenrezeptoren ist beim Norgestimat, Desogestrel und Gestoden höher als beim Levonorgestrel.

SCHUTZ VOR ENDOMETRIUMHYPERPLASIE ODER -KARZINOM

Zwei wesentliche Erklärungen bezüglich der Gestagenwirkung auf das Endometrium wurden im "Consensus Statement on Progestin use in Postmenopausal Women" im Anschluß an die Konsenskonferenz aufgenommen, die im September 1988 in Naples, Florida (USA) stattgefunden hat [34].

1. *Grundlagenforschung, klinische und epidemiologische Studien haben gezeigt, daß Gestagenbehandlungen wirkungsvoll sind, und daß sie indiziert sind, um die Östrogenwirkungen auf das Endometrium zu neutralisieren.*
2. *Es herrscht Übereinstimmung darüber, daß die Grundlagenforschung sowie klinische und epidemiologische Studien gezeigt haben, daß eine Gestagen-Beigabe an mehr als 7-10 Tagen pro Zyklus/Monat eine zusätzliche günstige suppressive Wirkung auf die Endometriumproliferation hat.*

Es wurde jedoch als wichtig erachtet, diese Behandlungslänge aufgrund der potentiellen metabolischen Wirkungen und symptomatischer Beschwerden zu individualisieren.

Die Bestimmung der niedrigsten erforderlichen Dosis zum Schutz des Endometriums ist vom Typ des verwendeten Östrogens abhängig. Die Antwort des Endometriums auf Gestagene kann durch die histologische Untersuchung von Biopsieproben des Endometriums, durch Bestimmung der biochemischen Marker der sekretorischen Aktivität in Biopsien oder durch die Messung eines sekretorischen Endometriumproteins, Plazentaprotein 14, im Serum erfaßt werden.

Tabelle IV zeigt die am häufigsten verwendeten Dosierungen der einzelnen Gestagene bei Frauen, welche die minimal wirksame Östrogendosis zur Prävention des Knochenverlustes erhalten.

Tabelle IV. **Übliche Gestagendosen in der peroralen HRT, welche einen annehmen lassen Endometriumschutz**

Gestagen	*Dosis mg/Tag*	*Quelle 1. Autor*		*Quelle*
Mikronisiertes Progesteron	200-300	Moyer	1993	17
Dydrogesteron	10 ou 20	Van der Mooren	1995	29
Medrogeston	10	Gorins	1981	11
Chlormadinonacetat	10	Pelissier	(sous presse)	
MPA	5-10	Woodruff	1994	32
Cyproteronacetat	1	Koninckx	1993	14
Demegeston	1			
Promegeston	0,5	Pelissier	1988	20
Nomegestrolacetat	5	Thomas	1993	27
Norethindron oder Norethindronacetat	1	Fraser	1990	9
Levonorgestrel	0,15	Fraser	1989	8
Desogestrel	0,15	Byrjalsen	1992	3

GESTAGENE UND KARDIOVASKULÄRES RISIKO

Die Erklärung Nr.15, die aus der "Consensus Conference on Progestin use in Postmenopausal Women" 1988 [34] hervorgegangen ist, lautet: "Epidemiologische Anzeichen lassen vermuten, daß die kardioprotektive Wirkung der Östrogene teilweise über eine Veränderung des Lipid- und Lipoproteinmetabolismus erhalten wird. Die Bedeutung anderer mechanismen ist unklar Einige Gestagene können in hohen Dosen den Lipid- und Lipoproteinmetabolismus nachteilig beeinflussen und die günstige Wirkung teilweise aufheben. Es gibt nicht genügend Daten über eine Beeinflussung anderer kardioprotektiver Mechanismen durch Gestagene".

METABOLISCHE WIRKUNGEN DER GESTAGENE

Estran-, Pregnan- und Norpregnanverbindungen haben unterschiedliche Wirkungen auf den Lipid- und Kohlenhydratmetabolismus.

Lipidmetabolismus

Die Östrogentherapie reduziert den Gesamtcholesterinspiegel und die LDL-Fraktion und steigert die HDL-Fraktion.

Androgene Gestagene beeinflussen den Lipidmetabolismus nachteilig, sind für die Zunahme der LDL-Cholesterinspiegel und die Abnahme der HDL-Cholesterinspiegel, insbesondere der HDL2-Subfraktion verantwortlich [10, 24, 31].

Die Wirkung des Gestagenzusatzes zur Östrogentherapie ist abhängig von der Art, der Dosis und der Dauer der Gestagensequenz: die androgene Potenz ist der wichtigste Faktor in Korrelation mit der ungünstigen Gestagenwirkung: Levonorgestrel > Norethindron > MPA.

Durch Verringerung der verwendeten Gestagendosis wird die nachteilige Wirkung auf den Lipidmetabolismus vermindert, bleibt aber weiterhin bestehen.

Die Wirkung der androgenen Gestagene auf den Lipidmetabolismus steht nicht in Verbindung mit einem "hepatischen First-pass-Effekt", da NG-Implantate oder injizierbares NET-Enanthat dieselben ungünstigen Veränderungen auslösen.

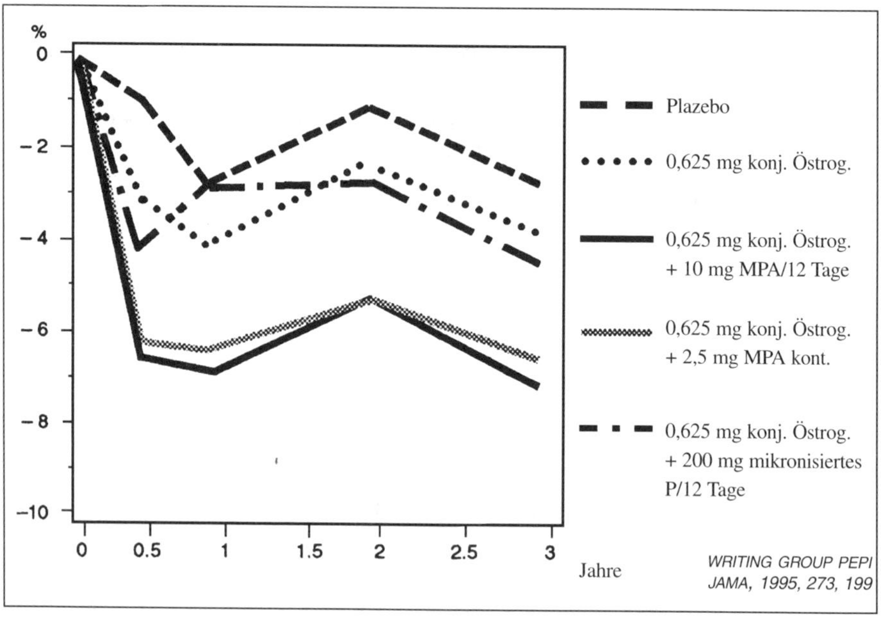

Abb. 1. Mittlere prozentuale Veränderung des Gesamtcholesterins je nach Behandlungsmethode - Pepi-Studie.

Nicht-androgene Gestagene haben keine solche nachteilige Wirkung auf den Lipidmetabolismus.

Im PEPI-Versuch [33] beeinflußte eine Gabe von 200 mg mikronisierter Gestagene an 12 Tagen/Monat die günstige Wirkung von 0,625 mg konjugierter Östrogene auf den HDL-C-Spiegel nicht ungünstig (Abbildungen 1, 2, 3). Frauen, die 10 mg MPA an 12 Tagen pro Monat oder 2,5 mg MPA kontinuierlich einnahmen, hatten signifikant niedrigere HDL-C-Spiegel. Dieses kann durch eine geringfügig androgene Aktivität des MPA bedingt sein. Sherwin et al. [25] beobachteten jedoch unter der Verwendung von 5 mg MPA an 10 Tagen keine ungünstige Wirkung auf den Lipidmetabolismus.

10 mg Dydrogesteron, gegeben an den letzten 14 Tagen, hob die günstige Wirkung von 2 mg 17b E2 auf die Lipidparameter [28] nicht auf, ebenso nicht bei 95 Frauen, die 0,625 oder 1,25 mg konjugierte Östrogene an den Tagen 1-25 erhielten,.

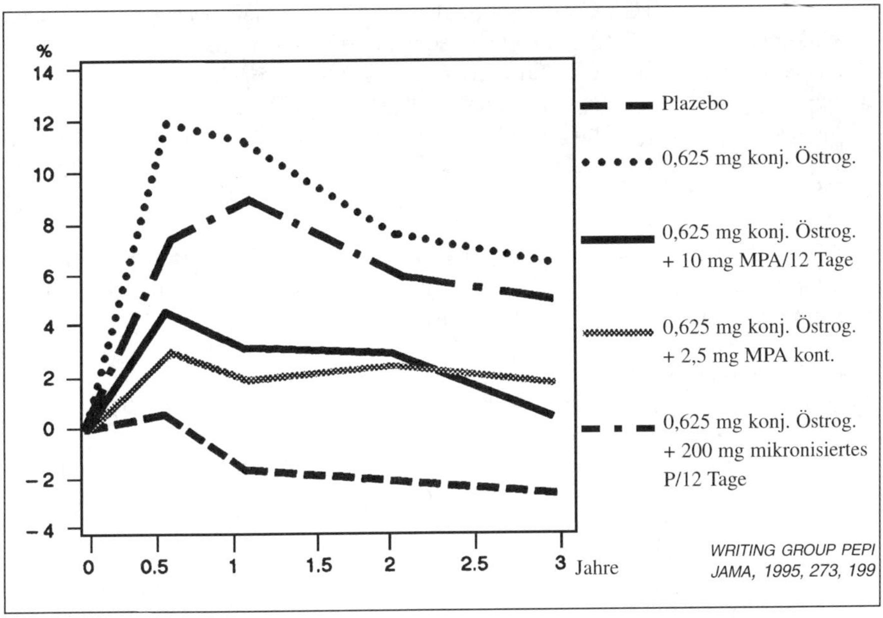

Abb. 2. Mittlere Prozentuale der Veränderung des Gesamtcholesterins je nach Behandlungsmethode - Pepi-Studie.

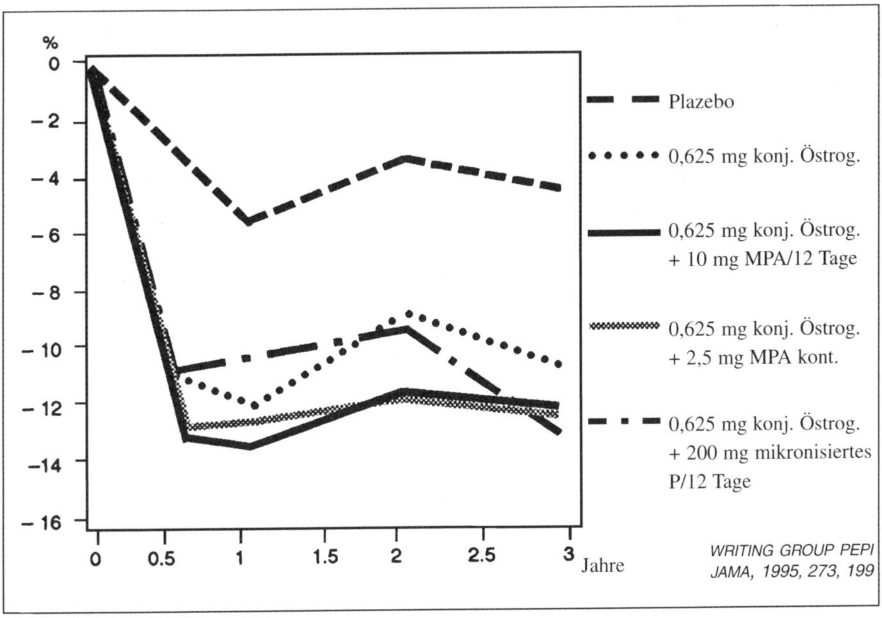

Abb. 3. Mittlere Prozentuale der Veränderung des Gesamtcholesterins je nach Behandlungsmethode - Pepi-Studie.

Für andere Pregnanderivate gibt es nur unzureichende Daten:

- Chlormandinonacetat, allein verwendet (10 mg/Tag vom 6.-8. bis zum 25. Zyklustag) bei 10 prämenopausalen Frauen über 30 Monate hatte keine Wirkung auf Gesamtcholesterin, HDL- und LDL-Cholesterin, Apolipoprotein A1 und B [19].

- In einer doppelblinden Cross-over-Studie verglichen Sonnendecker et al. [26] die Wirkungen von 0,625 mg konjugierter equiner Östrogenen über 21 Tage plus einem Plazebo an den letzten 10 Zyklustagen mit derselben Östrogenbehandlung und einer täglichen Gabe von 5 mg Medrogeston an 10 Tagen. Beide Therapien wurden 6 Monate lang durchgeführt. Konjugierte equine Östrogene allein führten zu einer signifikanten Zunahme des HDL-Cholesterin-Spiegels und verminderten die Gesamtcholesterin-, LDL-Cholesterin- und Apolipoprotein-B-Spiegel. Medrogeston schwächte diese Lipoproteinveränderungen nicht ab.
- 1 mg Cyproteronacetat induzierte keine ungünstige Wirkung auf den Lipidmetabolismus von 28 Frauen, die Gestagene + 2 mg Östradiol-Valerat kontinuierlich über 6 Monate einnahmen [16].

Norpregnanderivate

Diese Gestagene sind frei von jeglichen nachteiligen metabolischen Wirkungen auf den Lipidstoffwechsel:

- Promegeston, allein verwendet (1 mg/Tag vom 8. bis zum 25. Zyklustag) bei 17 prämenopausalen Frauen über vier Zyklen hatte keine Wirkung auf HDL- und LDL-Cholesterin, Apolipoprotein A1 und B und Triglyzeride [1].
  Vor kurzem behandelten Trémollières et al. [27b] 35 postmenopausale Frauen in einer kontrollierten Studie. Sie erhielten randomisiert eine zweijährige Behandlung mit 500 mg Promegeston oder einen Plazebo an 21 Tagen eines 28tägigen Behandlungszyklus. Die Serumlipid-, SHBG-, Reninsubstrat- und Antithrombin III-Spiegel wurden gemessen (Tabelle V, VI). Nach zwei Behandlungsjahren wurden weder in der Verum- noch in der Plazebogruppe signifikante Veränderungen der Basiswerte beobachtet.
- Nomegestrolacetat auf dieselbe Art appliziert (5 mg/Tag), eingenommen von 36 prämenopausalen Frauen (vom 7. bis 25. Zyklustag über 6 Zyklen): keine Veränderungen des Cholesterins, HDL- und LDL-Cholesterins und Apolipoproteins B sowie eine leichte Abnahme der Triglyzeride und des Apolipoproteins A1, wahrscheinlich das Ergebnis des durch die Therapie induzierten hypoöstrogenen Stadiums. Es gab keine Veränderung des Apo A1/Apo B Verhältnisses [2]. Bei 20 menopausalen Frauen wurde die günstige Wirkung durch 2 mg Östradiolvalerat, die an 21 Tagen eingenommen wurde nicht durch 5 mg Nomegestrolacetat neutralisiert, die an den letzten zehn Tagen eingenommen wurden [6].

Tabelle V. **Lipidprofile bei mit Promegeston behandelten postmenopausalen Frauen und in der Plazebogruppe während einer 2jährigen Studie.**

	Grundwert		*12 Mo*		*24 Mo*	
	PM	*P*	*PM*	*P*	*PM*	*P*
mmol/l CT	6,7±0,9	6,1±0,8	6,5 ± 1	5,9 ± 0,9	6,3 ± 0,7	5,8 ± 1,2
TG	0,8 ± 0,4	0,9 ± 0,4	0,8 ± 0,3	1 ± 0,4	0,9 ± 0,3	1 ± 0,5
LDL	4,5 ± 0,9	4,2 ± 0,6	4,3 ± 0,8	3,8 ± 0,7	4,3 ± 0,9	3,9 ± 0,9
VLDL	0,4 ± 0,2	0,4 ± 0,2	0,4 ± 0,1	0,5 ± 0,2	0,3 ± 0,1	0,4 ± 0,2
HDL	1,9 ± 0,3	1,8 ± 0,3	1,8 ± 0,4	1,7 ± 0,3	1,7 ± 0,4	1,7 ± 0,5

PM, Promegeston: 500 µg/Tag, 21 Tage/Zyklus
P, Plazebo

TRÉMOLLIÈRES & AL.
AM J OBSTET GYNECOL 1995, 173, 85-89

Tabelle VI. **Plasma-Anthithrombin-III-Aktivität, SHBG und Plasmareninsubstratspiegel bei mit Promegeston behandelten postmenopausalen Frauen und in der Plazebogruppe während einer 2jährigen Studie.**

	Grundwert		*12 Mo*		*24 Mo*	
	PM	*P*	*PM*	*P*	*PM*	*P*
Apo A-1 (g/l)	1,7 ± 0,2	1,5 ± 0,2	1,6 ± 0,2	1,7 ± 0,2	1,6 ± 0,3	1,7 ± 0,3
Apo B (g/l)	1,3 ± 0,2	1,2 ± 0,3	1,3 ± 0,2	1,2 ± 0,2	1,3 ± 0,2	1,2 ± 0,3
AT III (%)	108 ± 11	107 ± 11	104 ± 9	105 ± 13	104 ± 14	100 ± 8
SHBG (ng/ml)	15 ± 5,4	12,2 ± 4	14,9 ± 7,4	13 ± 5,6	14,5 ± 7,7	12,6 ± 5,5
Renin-substrat (ng Angiotensin/i/ml)	1432 ± 373	1360 ± 271	14 954 ± 375	1 454 ± 218	1 405 ± 369	1 371 ± 220

PM, Promegeston: 500 µg/Tag, 21 Tage/Zyklus
P, Plazebo

TRÉMOLLIÈRES & AL.
AM J OBSTET GYNECOL 1995, 173, 85-89

KOHLENHYDRATSTOFFWECHSEL

Natürliche Östrogene verbessern die Glukosetoleranz.

Gestagene mit androgener Partialwirkung

Es ist hinreichend bekannt, daß Gestagene, die in kombinierten, hoch dosierten Kontrazeptiva enthalten sind, das Risiko für eine Beeinträchtigung der Glukosetoleranz erhöhen. Selbst in niedrigen Dosen, so wie in der "Mikropille", verschlechtern 19-Nortestosteronderivate die Glukosetoleranz und steigern die Plasmainsulinspiegel.

Nicht-androgene Gestagene

In einer Studie wurde berichtet, daß das natürliche Progesteron selbe die Nüchtern-Insulinspiegel erhöht und die Insulinantwort auf Glukose steigert, doch wurde Progesteron in hoher Dosierungen verabreicht [13].

Während der PEPI-Studie [33] stiegen die Glukosespiegel nach zwei Stunden unter allen aktiven Behandlungen an. Es gab keinen Unterschied zwischen der Plazebogruppe und den Frauen, die 200 mg mikronisiertes Progesteron an den ersten 12 Behandlungstagen mit 0,625 mg/Tag konjugierten Östrogenen einnahmen.

- Dydrogesteron, 20 mg/Tag an 12 Tagen pro Monat über einen Zeitraum von 6 Monaten bei 20 postmenopausalen Frauen, die 0,625 mg konjugierte Östrogene erhielten, änderte die Insulinwerte nach einem oralen Glukosetoleranztest nicht [4].
- Chlormandinonacetat, 10 mg/Tag, 20 Tage/Monat über einen Zeitraum von 12 Monaten änderte die konstanten Glukose- und Insulinwerte nicht [19].
- MPA, insbesondere, wenn hohe Dosen angewendet werden, kann eine verminderte Glukosetoleranz und einen leichtgradigen Hyperinsulinismus induzieren. Während des PEPI-Versuches stiegen die zwei-Stunden-Werte der Glukose jedoch unter allen aktiven Behandlungen. Der größte Unterschied im Vergleich zum Plazebo wurde bei den Frauen festgestellt, die konjugierte Östrogene plus MPA erhielten. Nach der Exposition nahmen die Insulinspiegel in allen Gruppen ab, einschließlich der Plazebogruppe.
- Norpregnangruppe: bei 20 postmenopausalen Frauen induzierten 5 mg Nomegestrolacetat, die an 20 Tagen/Monat über 6 Monate gegeben wurden, weder signifikante Veränderungen der Plasmaglukose- oder der Insulinwerte während des oralen Glukosetoleranztestes noch der Fläche unter der Kurve von Glukose und Insulin oder spiegel glykosilierter Proteine [5].

Die Ergebnisse erlauben den Schluß, daß 19-Norprogesteronderivate, die frei von androgenen und glukokortikoiden Eigenschaften sind, keine signifikanten Störungen des Kohlenhydratmetabolismus induzieren. Dies wurde durch den oralen Glukosetoleranztest und die Parameter der Langzeitglukosetoleranz nach sechs Behandlungszyklen gezeigt.

GESTAGENWIRKUNGEN AUF DIE ARTERIENWAND

Die protektive Wirkung der Östrogene auf das kardiovaskuläre Risiko wird zumindest teilweise durch eine direkte Wirkung auf das arterielle System vermittelt. Es sind jedoch wenige Studien über die Wirkungen der Gestagene auf die Arterienwand verfügbar.

Östrogene setzen den Pulsatilitäts-Index der Arterien herab. Eine leichte Steigerung wurde durch den Zusatz von 0,7 mg NETA oder 10 mg MPA beobachtet [12]. Penotti et al. [21] beobachteten jedoch keine signifikante Veränderung der östrogeninduzierten Verminderung des Pulsatilitäts-Index nach einer 12tägigen Gabe von 10 mg MPA pro Tag.

Die vaginale Applikation von 300 mg Progesteron pro Tag veränderte die günstige Wirkung von transdermalem E2 auf die Arteria brachialis nicht [15].

Der zyklische Zusatz von 5 mg/Tag Nomegestrolacetat, einem Norpregnanderivat, änderte die Wirkung von 50 mg/Tag E2 auf die Arteria uterina bei transdermal behandelten Frauen nicht [4b] (Abbildung 4).

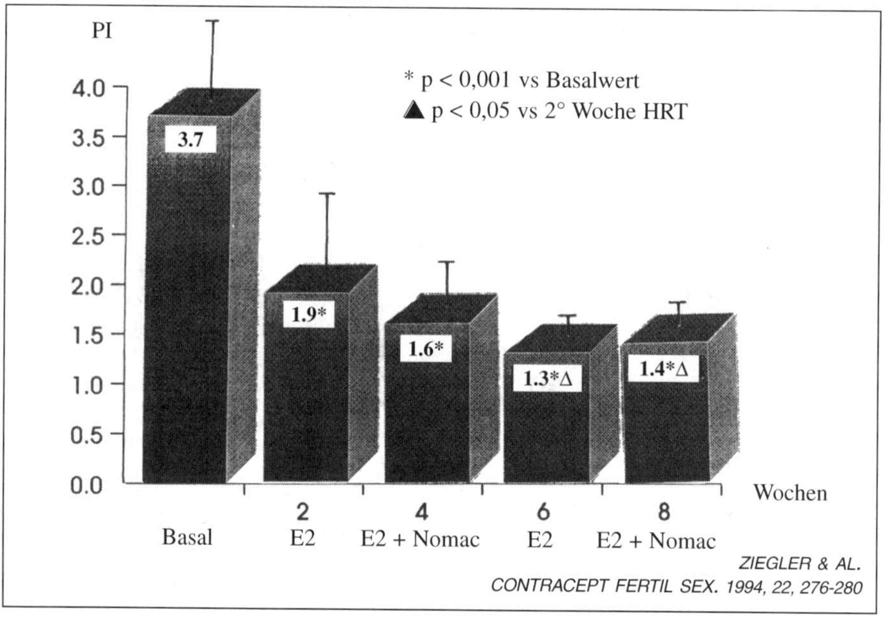

Abb. 4. Pulsatilitäts-Index der Arteria uterina während einer transdermalen Applikation von E2 (50 mg/Tag) und E2 + Nomegestrolacetat (=Nomac, 5 mg/Tag).

WIRKUNGEN DER GESTAGENE AUF DEN KNOCHENVERLUST

Postmenopausale Monotherapien sowohl mit Pregnan- als auch mit Nortestosteronderivaten haben mit beiden Gruppen eine Verminderung der biochemischen Parameter der Knochenresorption gezeigt.

Es wurden zwei kontrollierte Studien mit postmenopausalen Frauen durchgeführt: Gallagher et al [9b] berichtete bei einer zweijährigen Behandlung mit hohen MPA-Dosen von einer protektiven Wirkung auf den kortikalen, nicht aber auf den trabekulären Knochenverlust bei postmenopausalen Frauen [11b-21b].

Zwei offene Studien haben jedoch eine protektive Wirkung von MPA auf den vertebralen Knochenverlust gezeigt.

Die zweite kontrollierte Studie, die von Trémollières et al. [27c] durchgeführt wurde, hat gezeigt, daß Promegeston, ein Norpregnanderivat ohne jegliche androgene Eigenschaften, an drei Wochen pro Monat appliziert, den postmenopausalen Knochenverlust im Vergleich zu Plazebo reduzieren kann (Abbildung 5).

SCHLUSSFOLGERUNG

Obwohl Gestagene vielleicht einige ungünstige metabolische Wirkungen induzieren, ist es in Bezug auf die vaskulären Risiken schwierig, Schlußfolgerungen zu zielen. Einige Daten haben gezeigt, daß der Zusatz von Gestagenen die günstigen Wirkungen der Östrogene nicht neutralisiert:

- In Tierversuchen wurde gezeigt, daß die kombinierte Östrogen-Gestagen Behandlung die Akkumulation von LDL-Cholesterin in den Koronararterien von Affen vermindert [30].
- Nabulsi et al. [18] beobachteten , daß die synergistische Wirkung von Östrogenen und MPA auf die erhöhte Produktion von günstigen antiatherogenen Lipoproteinmustern stärker ist als die Wirkung von Östrogenen allein. Vor kurzem wurde in einer epidemiologischen Studie berichtet, daß eine E2-Levonorgestrel-Behandlung das Myokardinfarktrisiko vermindert [7].
- Punnonen et al. [22] schloß nach einer Untersuchung der Wirkung von 2 mg E2V + 0,25 mg LNG, daß diese Behandlung die Zunahme der Atherosklerose bei 40 postmenopausalen Frauen aufzuhalten schien. Bei dieser Untersuchung wurden Ultraschallüberwachungen der atherosklerotischen Plaques durchgeführt.

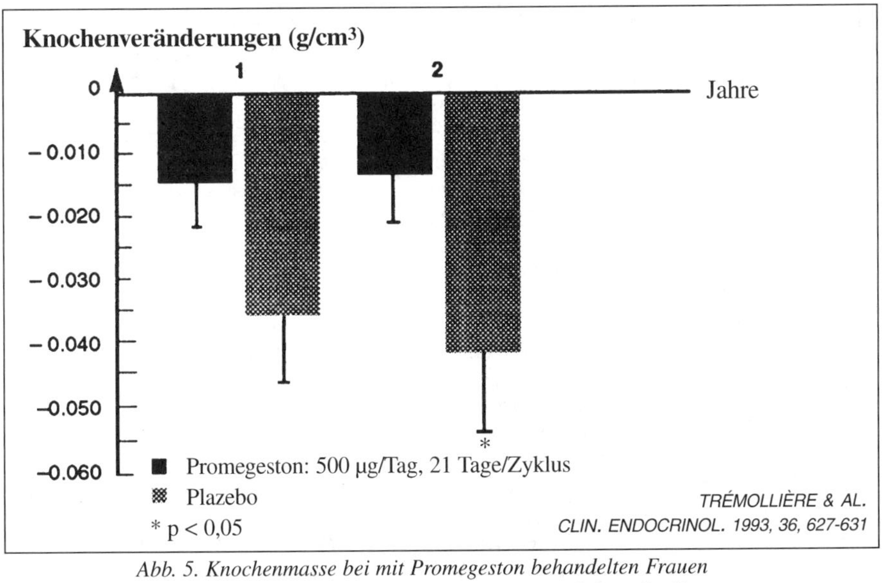

Abb. 5. Knochenmasse bei mit Promegeston behandelten Frauen und in der Plazebogruppe während einer zweijährigen Studie.

ZUSAMMENFASSUNG

In Europa sind zahlreiche Gestagene für die HRT verfügbar. Obwohl es nur unzureichende epidemiologische Daten über den Einfluss eines gestagenzusatzes zu Östrogenen auf das vaskuläre Risiko gibt, scheint es vorteilhaft, Gestagene ohne androgene Partialwirkung zu verwenden.

Mikronisiertes Progesteron, Dydrogesteron, Pregnan- und Norpregnanderivate sind bei nicht-hysterektomierten Frauen die beste Wahl.

Quellenangaben

[1] Basdevant A, Conard J. Denis C, et al. - Effets métaboliques et hormonaux de l'administration de 1 mg/24 h de promégestone (RU 5020). Gynécologie 1989; 40 (suppl.#2):17-21.

[2] Basdevant A, Pellssier C, Conard J, et al. - Effects of nomegestrol acetate (5 mg/d) on hormonal, metabolic and hemostatic parameters in premenopausal women. Contraception 1991;44:599-605.

[3] Byrjalsen I, Thormann TL, Meinecke B, et al. - Sequential estrogen and progestogen therapy: assessment of progestational effect on the postmenopausal endometrium. Obstet Gynecol 1992;79:523-8.

[4] De Cleyn K, Buytaert P, Commens M - Carbohydrate metabolism during hormonal substitution therapy. Maturitas 1989;11:235-42.

[4b] De Ziegler D, Zartarian M, Micheletti MC, et al. - L'administration cyclique de nomegestrol acétate n'altère pas les effets vasodilatateurs de l'estradiol sur l'artère utérine. Contracept Fertil Sex 1994;22:767-770.

[5] Dorangeon P, Thomas JL, Choisy H, et al. - Effects of nomegestrol acetate on carbohydrate metabolism. Diabète et Métabolisme 1993;19:441-5.

[6] Dorangeon P, Thomas JL, Gillery P, et al. - Short-term effects on lipids and lipoproteins of two progestogens used in postmenopausal replacement therapy. Europ J Clin Res 1992;3: 187-193.

[7] Falkerborn M, Persson I, Adami HO, et al. - The risk of acute myocardial infarction after estrogen and estrogen- progestogen replacement. Br J Obst Gynaecol 1992;99:821-828.

[8] Fraser D, Whttehead MI, Endacott J - Are fixed-dose oestrogen/progestogen combinations ideal for all HRT users? Br J Obstet Gynaecol 1989;96:776-782.

[9] Fraser DI, Parsons A, Whitehead MJ, et al. - The optimal dose of oral norethindrone acetate for addition to transdermal estradiol: a multicenter study. Fertil Steril 1990;53:460-468.

[9b] Gallagher JC, Kable WT - Effect of progestin therapy on cortical and trabecular bone; comparison with estrogen. Am J Med 1991;90:171-178.

[10] Godsland IF, Crook D - Update on the metabolic effects of steroidal contraceptives and their relationship to cardiovascular disease risk. Am J Obstet Gynecol 1994;170:1528-36.

[11] Gorins A, De Brux J - Traitement des troubles de la ménopause par l'association séquentielle d'un estrogène naturel et d'un progestatif de synthèse. Gynécologie 1981;32:155-60.

[11b] Grecu E, Simmons R, Baylinck DJ, et al. - Effects of medroxyprogesterone acetate on some parameters of calcium metabolism in patients with glucocorticoid-induced osteoporosis. Bone and Mineral 1991;13:153-161.

[12] Hillard TC, Bourne TH, Whltehead ML, et al. - Differential effects of transdermal estradiol and sequential progestogens on impedance in flow within the uterine arteries of postmenopausal women. Fertil Steril 1992;58:959-963.

[13] Kalkhoff RK, Jacobson M, Lemper D - Progesterone, pregnancy and the augmented plasma insulin response. J Clin Endocrinol 1970;31:24-28.

[14] Koninckx PR, Lauweryus JM, Cornille FJS - Endometrial effects during hormone replacement therapy with a sequential estradiol valerate/cyproterone acetate preparation. Maturitas 1993;16:97-110.

[15] Megnien JL, De Ziegler D, Levenson J, et al. - Effets hémodynamiques sur l'artère humérale d'une substitution physiologique d'estradiol et de progestérone chez la femme ovarioprive. Contracept Fertil Sex 1993;21:313-316.

[16] METKA M, HANES V, HEYTMANEK G - Hormone replacement therapy: lipid responses to continuous combined oestrogen and progestogen versus oestrogen monotherapy. Maturitas 1992;15:53-59.

[17] MOYER DL, DE LIGNIERES B, DRIGUEZ P, et al. - Prevention of endometrial hyperplasia by progesterone during long term estradiol replacement: influence of bleeding pattern and secretory changes. Fertil Steril 1993;59:992-7.

[18] NABULSI AA, FOLSOM AA, WHITE A, et al. - For the Atherosclerosis Risk in Communities Study—Association of hormone-replacement therapy with various cardiovascular risk factors in postmenopausal women. N Engl J Med 1993;328:1069-1075.

[19] PELISSIER C, BASDEVANT A. CONARD J, et al. - Administration prolongée d'acétate de chlormadinone. Effets métaboliques, tensionnels et hormonaux. Gynécologie 1991;42:79-86.

[20] PELISSIER C, KAHN-NATHAN J, ROBIN M, et al. - Intérêt de la biopsie de l'endomètre dans l'adaptation du traitement hormonal séquentiel de la ménopause. A propos de 44 patientes traitées par la séquence 17b estradiol et promegestone. Gynécologie 1988;39(2):81-86.

[21] PENOTTI M, NINCIONI T, GABRIELLI L, et al. - Blood flow variations in internal carotid and middle cerebral arteries induced by postmenopausal hormone replacement therapy. Am J Obstet Gynecol 1993;169:1226-32.

[21b] PRIOR JC, VIGNA YM, SCHECHTER MT, BURGESS AE - Spinal bone loss and ovulatory disturbances. N Eng J Med 1990;323:1221-1227.

[22] PUNNONEN RH, JOKELA HA, DASTIDAR PS, et al. - Combined oestrogen-progestin replacement therapy prevents atherosclerosis in postmenopausal women. Maturitas 1995;21:179-187.

[23] RAYNAUD JP, AZADIAN-BOULANGER G, OJASOO T - Progestatifs de synthèse. In Pharmacologie clinique, Giroud et al., Vol. 1, Expansion Scientifique Française édit, Paris 1988; pgs. 2093-2119.

[24] ROZENBAUM H - Les progestatifs. Vol. 1, L. Pariente édit. Paris, 1982.

[25] SHERWIN BB, GELFAND MM - A prospective one-year study of estrogen and progestin in postmenopausal women: effects on clinical symptoms and lipoprotein lipids. Obstet Gynecol 1989;73:759.

[26] SONNENDECKER EWW, POLAKOW ES, SPINNLER BENADE AJ, et al. - Serum lipoprotein effects of conjugated estrogen and a sequential conjugated estrogen-medrogestone regimen in hysterectomized postmenopausal women. Am J Obstet Gynecol 1989;160:1128-34.

[27] THOMAS JL, BERNARD AM, DENIS C - Postmenopausal hormone replacement therapy with estrogens and nomegestrol acetate. A multicentric study. 7th International Congress on the Menopause, Stockholm, 20-24 June 1993.

[27b] TREMOLLIERES FA, POUILLES JM, RIBOT CA - A prospective two-year study of progestin given alone in postmenopausal women: effect on lipid and metabolic parameters. Am J Obstet Gynecol 1995;173:85-9.

[27c] TREMOLLIERES F, POUILLES JM, RIBOT C - Effect of long term administration of progestogen on postmenopausal bone loss: result of a two-year controlled randomized study. Clin Endocrinol 1993;38:627-31.

[28] VAN DER MOOREN J, DEMACKER PNM, THOMAS CMG, et al. - Beneficial effects on serum lipoproteins by 17b oestradiol-dydrogesterone therapy in postmenopausal women: a prospective study. Europ J Obstet Gynecol Reprod Biol 1992;47:153-160.

[29] VAN DER MOOREN MJ, HANSELAAR GJM, BORM GF, ROLLAND R - Changes in the withdrawal bleeding pattern and endometrial histology during 17b estradiol-dydrogesterone therapy in postmenopausal women: a 1-year prospective study. Maturitas 1995;20:175-180.

[30] WAGNER JD, ST CLAIR RW, SCHENKE C, et al. - Regional differences in arterial low density lipoprotein metabolism in surgically postmenopausal cynomolgus monkeys. Effects of estrogen and progesterone replacement therapy. Arterioscl Thromb 1992;12:717-726.

[31] WHITEHEAD M - Progestins and androgens. Fertil Steril 1994;62 (suppl 2), 1618-78.

[32] WOODRUFF JD, PICKAR JH - Incidence of endometrial hyperplasia in postmenopausal women taking conjugated estrogens (Premarin) with medroxyprogesterone acetate or conjugated estrogens alone. Am J Obstet Gynecol 1994;170:1213-1223.

[33] The Writing Group for the PEPI Trial. Effects of estrogen or estrogen/progestin regimens on heart disease risk factors in postmenopausal women. The postmenopausal estrogen/progestin interventions (PEPI) trial. JAMA 1995;273:199-208.

[34] Consensus statement on progestin use in postmenopausal women. Maturitas 1988;11:175-177.

HORMONSUBSTITUTIONSTHERAPIE MIT LEVONORGESTREL-FREISETZENDEN INTRAUTERINPESSAREN UND TRANSDERMALEM ÖSTROGEN: KLINISCHE RESULTATE UND ANTWORT VON ENDOMETRIUM UND LIPIDMUSTER

Timo LAATIKAINEN*, Tytti RAUDASKOSKI**

Die Beigabe eines Gestagens zur Östrogensubstitutionstherapie (ERT) ist notwendig, um das Endometrium vor Proliferation zu schützen und das Endometriumkarzinomrisiko zu minimalisieren Die unerwünschten Nebenwirkungen der Gestagene können durch ihre direkte Applikation in die Uterushöhle mittels eines Intrauterinpessares (IUP) stark vermindert werden. Es wurde gezeigt, daß diese Applikationsart bei perimenopausalen Frauen, die kontinuierlich orale Östrogene erhielten, zu einer Endometriumatrophie führte [1]. Die transdermale Östrogenapplikation ist eine verbreitete HRT-Methode. Wir entschieden uns, transdermales Östrogen mit einem Levonorgestrel-freisetzenden IUP zu kombinieren, um die Östrogen-Gestagen Therapie auf einem nicht-oralen Weg zu erreichen. Es wurden die klinische und die endometriale Antwort bewertet und die Serumspiegel von Lipiden und Lipoproteinen bestimmt [2, 3].

40 postmenopausale Frauen, die Kinder geboren hatten, wurden randomisiert in zwei Gruppen von je 20 Frauen unterteilt. Eine Gruppe erhielt eine Kombination aus einem Patch, das transdermal 50 µg Östradiol freigesetzt (Estraderm TTS, Ciba-Geigy, Basel, Schweiz) und einem IUP, das 20 µg Levonorgestrel pro 24 Stunden freisetzt (Levonova, Huhtamäki OY, Leiras, Turku, Finnland). Um das Einlegen des IUPs zu erleichtern, wurde einen Monat lang mit Östrogenen vorbehandelt. Diese Kombination wurde über ein Jahr gegeben. Die andere Gruppe aus 20 Frauen (die

* Dr. med., Dr. Phil., Chefarzt, Entbindungskrankenhaus Helsinki Mitte, Sofianlehdonkatu 5 A - FIN-00610 Helsinki, Finnland.

** Dr. med., Dozent, Abteilung für Geburtshilfe und Gynäkologie - Universitätskrankenhaus Oulu, Oulu, Finnland.

orale Behandlungsgruppe) erhielt eine etablierte Form aus kontinuierlichem oralen Östrogen und Gestagen mit einer täglichen Dosis von 2 mg Östradiol und 1 mg Norethisteronacetat (Kliogest, Novo Nordisk, Kopenhagen). Kontrolluntersuchungen wurden nach 3, 6 und 12 Monaten durchgeführt und umfaßten klinische Untersuchungen und vaginale Ultraschallmessungen der Endometriumhöhe. In beiden Gruppen wurden Blutproben zur Bestimmung der Serumöstradiol-, Lipid-, und Lipoproteinspiegel und in der IUP-Gruppe zur Bestimmung des Levonorgestrels im Serum genommen. Vor der Behandlung und bei den Untersuchungen nach 6 bzw. 12 Monaten wurden Endometriumbiopsien mit Hilfe der Pistolet-Methode durchgeführt. Die Patientinnen wurden aufgefordert, das Auftreten von starken Blutungen, menstruationsartigen Blutungen und Schmierblutungen in spezielle Karten einzutragen. Symptome wie Wallungen, Schwitzen, Schlafstörungen und Reizbarkeit wurden bei jeder Visite aufgezeichnet.

Unter beiden kontinuierlichen Östrogen-Gestagen-Behandlungen verbesserten sich die klimakterischen Beschwerden effizient. Die Abbruchrate bei den IUP-Anwenderinnen lag mit 12% ähnlich hoch wie bei Frauen die das Pessar zur Kontrazeption verwenden (13,7%) [4]. Die Gründe für einen Abbruch waren Blutungen und Schmerzen. Die Patientinnen mit IUP hatten mehr Blutungstage als diejenigen, die eine kontinuierliche orale Östrogen-Gestagen-Therapie erhielten. Der Unterschied verschwand allerdings nach 3 Monaten. Anfangs traten Schmierblutungen auf, die den Hämoglobinwert im Blut nicht verminderten. Frauen mit zahlreichen Schmierblutungstagen in der IUP-Gruppe hatten häufig kleinere Uterushöhlen.

Unter beiden Behandlungsschemata mit kontinuierlicher Östrogen-Gestagen-Gabe wurde eine dünne Endometriumhöhe aufrecht erhalten, die mit vaginaler Ultraschalldiagnostik Bestimmt werden war. Die Endometriumhöhe unterschied sich zwischen den Patientinnen mit und ohne Blutungen nicht. Beide Behandlungen führten in allen Fällen, bei denen das Endometrium proliferation war, zur Endometriumatrophie. In der IUP-Gruppe wurden gestagenabhängige Modifikationen wie sekretorische Veränderungen in den Epitheldrüsen und geschwollenes Stroma beobachtet, während man in der oralen Behandlungsgruppe nach 12 Monaten einheitlich eine Atrophie feststellte. Die Proliferation als Folge der Östrogenwirkung wurde daher durch beide Behandlungsschemata wirksam verhindert.

Die Levonorgestrel-Serumkonzentration lag bei den postmenopausalen Frauen der IUP-Gruppe bei etwa 200 pg/ml und änderte sich während der einjährigen Follow-up-Periode nicht signifikant. Diese Konzentration entspricht derjenigen, die schon früher für Frauen, die Levonorgestrel-freisetzende IUP zur Kontrazeption verwendet hatten, angegeben worden war [5]. Folglich gelangt das Levonorgestrel, das in die Uterushöhle freigesetzt wird, teilweise in den Blutkreislauf. Suhonen et al. [6] verglichen die Wirkungen von intrauterin und subkutan appliziertem Levonorgestrel auf die Blutungen und auf das Endometrium bei postmenopausalen Frauen, die eine kontinuierliche orale tägliche Dosis von 2 mg Östradiolvalerat erhielten. Trotz ähnlicher Levonorgestrel-Serumkonzentrationen ergab die intrauterine Levonorgestrelkonzentration eine bessere Blutungskontrolle sowie eine effektivere Endometriumsuppression als die subkutane Applikation.

Während der einjährigen Studiendauer nahm das Gesamtcholesterin in der IUP-Gruppe um 5,5% und in der oralen Behandlungsgruppe um 10,6% ab. HDL-Cholesterin sank um 10,9% bzw. 12,5% und HDL2-Cholesterin um 18,1% bzw. 26,9%. Die LDL-Cholesterinwerte änderten sich in der IUP-Gruppe nicht, während in der oralen Behandlungsgruppe eine 10,3%ige Zunahme festgestellt wurde. Die Triglyzeridwerte änderten sich in beiden Gruppen nicht. Während der Behandlung gab es zwischen den Gruppen keine signifikanten Unterschiede bezüglich der Lipoproteinveränderungen im Serum. Ein Vorteil der Levonorgestrel-freisetzenden IUPs und des transdermalen Östrogens ist, daß der Gesamtcholesterinspiegel abnimmt und die Serum-Triglyzerid-Spiegel stabil bleiben. Eine Abnahme des HDL-Cholesterinspiegels und eine Zunahme Quotienten von LDL/HDL-Cholesterin können als ungünstige Wirkungen angesehen werden. Auch durch den Ersatz von oralem Gestagen durch intrauterin freigesetztes Gestagen scheint es nicht möglich zu sein, die hepatische Gestagenwirkung völlig auszuschalten.

Die hier gezeigten Beobachtungen lassen annehmen, daß in einer ausgewählten Gruppe von postmenopausalen Frauen die Levonorgestrel-freisetzenden IUPs eine mögliche Methode für eine kontinuierliche Gestagenapplikation zur Hormonsubstitutionstherapie darstellen. Es wurde festgestellt, daß diese Methode die proliferierende Wirkung der Östrogene wirksam verhindert. Obwohl zu Behandlungsbeginn Schmierblutungen häufig waren, wurde im weiterem Verlauf eine Amenorrhoe erreicht.

Quellenangaben

[1] Andersson K, Mattson L-Å, Rybo G, Stadberg E - Intrauterine release of levonorgestrel - A new way of adding progestogen in hormone replacement therapy. Obstet Gynecol 79:963-967, 1992.

[2] Raudaskoski T, Lahti E, Kauppila A, Apaja-Sarkkinen M, Laatikainen T - Transdermal estrogen with a levonorgestrel-releasing intrauterine device for climacteric complaints: Clinical and endometrial responses. Am J Obstet Gynecol 172:114-119, 1995.

[3] Raudaskoski TH, TomÁs EI, Paakkari IA, Kauppila AJ, Laatikainen TJ - Serum lipids and lipoproteins in postmenopausal women receiving transdermal oestrogen in combination with a levonorgestrel releasing intrauterine device. Maturitas 1995, in press.

[4] Rybo G, Andersson K, Odling V - Hormonal intrauterine devices. Ann Med 25:143-147, 1993.

[5] Nilsson CG, Lähteenmäki P, Luukkainen T - Levonorgestrel plasma concentration and hormone profiles after insertion and after one year treatment with a levonorgestrel-IUD. Contraception 21:225-233, 1980.

[6] Suhonen SP, Holmström T, Allonen HO, Lähteenmäki P - Intrauterine and subdermal progestin administration in postmenopausal hormone replacement therapy. Fertil Steril 63: 336-342, 1995.

WIE LÄSST SICH DIE AKZEPTANZ VERBESSERN: DIE ROLLE DER NICHT-ONKOLOGISCHEN NEBENWIRKUNGEN

Andrea Riccardo GENAZZANI*, Adriana SPINETTI*

EINFÜHRUNG

Der Prozentanteil an Frauen, die eine Hormonsubstitutiontherapie (HRT) erhalten, variiert in den verschiedenen Ländern zwischen einem Minimum von 1% und einem Maximum von 35% [1]. Eine neuere Studie, die in Italien an einer definierten Population durchgeführt wurde, zeigte in den letzten sechs Jahren eine signifikante Zunahme der HRT-Anwendung [2]. Die Haupterklärung dafür scheint die Einführung von transdermalen Patches zu sein (Abb. 1). Abgesehen von der begrenzten HRT-Anwendung wird in verschiedenen Ländern, so auch in Italien, häufig festgestellt, daß die Frauen die Therapie nach wenigen Monaten abbrechen [1-3]. Der häufigste Grund für eine Ablehnung oder einen Abbruch der HRT ist Angst vor Brustkrebs oder einem anderen gynäkologischen Karzinom. Es spielen jedoch auch verschiedene andere Nebenwirkungen für die begrenzte HRT-Akzeptanz eine Rolle. Die sogenannten nicht-onkologischen Nebenwirkungen umfassen eine breite Palette von Befunden und Symptomen, die mit der Einführung einer HRT in Verbindung stehen. Diese Nebenwirkungen lassen sich unterschiedlich einteilen. Das vorliegende Kapitel gibt einen Überblick über die klinischen Bilder entsprechend den einzelnen Östrogentypen, den unterschiedlichen Gestagenen, dem Applikationswege oder dem Behandlungsschema.

ÖSTROGENABHÄNGIGE NEBENWIRKUNGEN

In medizinischen Nachschlagewerken, die bereits vor einigen Jahren erschienen sind, ist die Liste von Nebenwirkungen und Kontraindikationen der Östrogene sehr lang. In den letzten Jahrzehnten führten sowohl die Dosisreduktion als bei den Oestrogenen auch der Gestagenzusatz zu einer Abnahme der Östrogen-Nebenwirkungen.

* Abteilung für Geburtshilfe und Gynäkologie, Universität von Pisa, Pisa, Italien, Via Roma 35, 56100 Pisa, Italien.

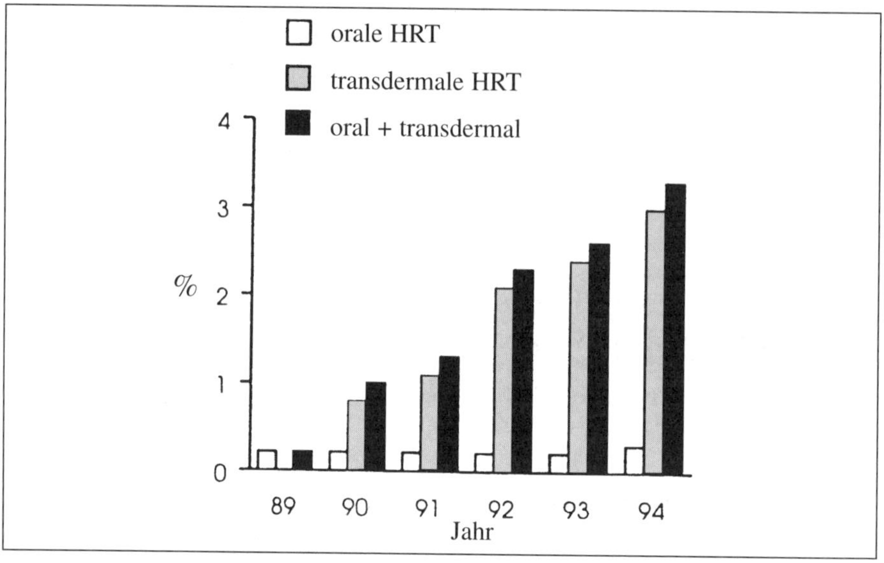

Abb. 1. Prozentanteil an Frauen ab 1989, die in Italien eine HRT erhalten (Quelle 2).

Kopfschmerzen, Gewichtszunahme und Übelkeit bleiben die häufigsten Östrogen-abhängigen Gründe für den Abbruch einer HRT.

Opioidpeptide, welche die Schmerzempfindung regulieren und deren Konzentrationen bei Frauen mit Kopfschmerzen vermindert sind, sind östrogen-sensitiv [4]. In der Tat erhöht die dauernde Applikation von Östradiol die Konzentration von zentralem und peripherem Beta-Endorphin, was annehmen läßt, daß Östrogene die Analgesie beeinflussen. Bei Frauen mit früherem Menstruationskopfschmerz, der durch den klimakterischen Östrogenmangel verstärkt wird, kann eine HRT Abhilfe schaffen. Im Gegensatz dazu lassen Migräne oder migräneartige Kopfschmerzen während der reproduktiven Jahre nach der Menopause häufig nach und können nach Beginn einer HRT wieder auftreten. In diesem Fall wird empfohlen, mit sehr geringen Dosen zu beginnen und diese allmählich zu steigern.

Frauen können sich während der HRT über Gewichtszunahme beklagen. Zweifellos kommt es durch Flüssigkeitsretention, Appetitzunahme und vermehrtes Wohlbefinden zu einem leichten Gewichtsanstieg. Es ist aber sehr wichtig, die Patientinnen darauf aufmerksam zu machen, daß bedingt durch den Alterungsprozeß die täglich notwendige Kalorienmenge allmählich abnimmt, was in diesem Lebensabschnitt zur Gewichtszunahme beitragen kann. Aus diesem Grunde sollten Frauen sich möglichst viel körperlich betätigen. Zudem müssen die Ärzte erklären, daß die HRT der altersabhängigen Tendenz zur Zunahme des Stammfetts vorbeugt [5].

Übelkeit kann mit oraler Östrogengabe auftreten und verschwindet nach Ersatz der Tabletten durch eine transdermale Applikation oder ein subkutanes Implantat. Im Gegensatz dazu kann es bei der Anwendung von Hormonpatches zu Hautreizungen kommen.

In den perimenopausalen Jahren können Schmerzen in der Brust auftreten, ein Symptom, das durch die HRT verbessert oder aufgehoben werden kann. Bei einem geringen Prozentanteil von älteren Frauen oder solchen, bei denen die Menopause lange zurückliegt, sind Schmerzen in der Brust, die mit der HRT auftreten, wahrscheinlich durch histologische Veränderungen in involutiv rückgebildeten Brüsten bedingt.

GESTAGEN-ABHÄNGIGE NEBENWIRKUNGEN

Es wurde berichtet, daß Gestagene die günstigen Wirkungen der Östrogene auf das kardiovaskuläre System hauptsächlich durch eine nachteilige Wirkung auf Lipide und Lipoproteine einschränken oder ausschalten können [6, 7]. Insbesondere für Präparate mit ausgeprägter androgener Wirkung, z. B. 19-Nor-Derivate, wurde ein ungünstiges Lipoproteinmuster mit erhöhten LDL- und verminderten HDL-Spiegeln gezeigt [6, 7]. Im allgemeinen scheinen Progesteron, das einzige natürliche Gestagen, und Progesteronderivate eine geringere Wirkung auf den Kohlenhydrat- und Lipidstoffwechsel zu haben als Testosteronderivate [6-9]. Zudem wurde berichtet, daß Gestagene eine antiöstrogene Wirkung auf die Blutgefäßwand haben können, so daß die Vasodilatation, die durch die alleinige Gabe von Östrogenen erreicht wird, wieder rückgängig gemacht wird [10]. Es gibt jedoch immer mehr Anzeichen dafür, daß der metabolische Einfluß aller Gestagenkombinationen sehr stark von der Dosis und der Anwendungsdauer abhängig ist [3].

Selbst wenn die therapeutischen Gestagendosen, die von postmenopausalen Frauen gewöhnlich angewendet werden, geringe metabolische Wirkungen zu haben scheinen, treten bei etwa 15-20% der Frauen während der zyklischen Gestageneinnahme Symptome vom prämenstruellen Typ, einschließlich psychologischer, physischer und fuktioneller Nebenwirkungen auf.

Negative psychologische Nebenwirkungen sind am häufigsten: Reizbarkeit, Depressionen, Stimmungsschwankungen, Angst, Weinen, Einsamkeit, Lethargie. Ein Teil dieser Wirkungen kann darauf zurückgeführt werden, daß Progesteron und Gestagene den Neurohormon- und Neuropeptidgehalt im Gehirn verändern [11]. Insbesondere Progesteron und Gestagene regulieren die Östrogen-induzierten Veränderungen des Beta-Endorphin-Gehalts im Gehirn und beeinflussen somit Stimmung, Sexualverhalten, Eßgewohnheiten und Schmerzempfinden [11].

Migräne-Typen, die ist wahrscheinlich auf die Flüssigkeitsretention zurückzuführen sind, können durch Gestagene verursacht sein. In der Tat wurde gezeigt, daß Veränderungen im Renin-Aldosteron-System unter verschiedenen Gestagenen auftraten [12]. Die Wirkungen der Gestagene auf den Wasser/Salz-Stoffwechsel erklären die Füssigkeitsretention und verwandte Symptome wie Spannungen in der Brust, Ödeme, abdominale Blähungen und Gewichtszunahme. Paradoxerweise können Spannungen in der Brust durch die Gestagen-Beigabe sowohl verschlechtert als auch verbessert werden [13]. Obwohl die Spannungen vorübergehend sind, können sie Angst verursachen, was einen Therapieabbruch zur Folge haben kann.

Bei der Anwendung von Nortestosteronderivaten kann es zu Akne oder fettiger Haut kommen.

Gestagen-induzierte Nebenwirkungen verschwinden meist innerhalb einer angemessenen Versuchszeit (2-3 Monate). In vielen Fällen sind sie durch höhere Gestagendosen bedingt. Wechseln des Gestagentyps, eine verminderung Dosierung und/oder eine Reduktion der Tage pro Monat, an denen eine Gestagen-Beigabe erfolgt, kann zu einer Abschwächung dieser Nebenwirkungen beitragen. Zudem sind bezüglich der Flüssigkeitsretention-abhängigen Symptome eine Verminderung der diätetischen Salzzufuhr, gesteigerte körperliche Aktivität und Vitamin B6-Zusatz (500 mg/Tag), das eine milde diuretische Wirkung hat, häufig wirkungsvolle Maßnahmen. Die Beigabe von niedrig dosierten Diuretika zu den Gestagenen kann Symptome in Verbindung mit der Flüssigkeitsretention verbessern. Schließlich wurde eine drastische Verminderung der Häufigkeit der Gestagene (vierteljährlich) oder eine alleinige Östrogengabe bei hartnäckig persistierenden Nebenwirkungen vorgeschlagen.

APPLIKATIONSWEG

Milde bis moderate Hautreizungen und gelegentlich stärkere Allergien sind typisch für Hormonpatches. Die häufigsten Hautreizungen sind Erytheme. Zudem kann Schwitzen bei hohen Temperaturen im Sommer die Ablösung des Patches verursachen. Diese Beschwerden können einige Frauen dazu veranlassen, die HRT abzubrechen. Vor kurzem wurde eine neue Pflasterzusammensetzung (Matrix-Patches) ohne das Ethanolreservoir-System vorgeschlagen, das eventuell für die Hautreizungen verantwortlich ist. Diese zweite Generation transdermaler Systeme verwendet ein akrylhaltiges Adhäsivum und keine hautreizenden Trägersubstanzen, was der Compliance förderlich ist (sog. Matrix-Pflaster).

THERAPIESCHEMA-ABHÄNGIGE NEBENWIRKUNGEN

Die Therapie sollte individualisiert werden und auf die Bedürfnisse jeder einzelnen Frau abgestimmt sein.

Im allgemeinen sind zu Therapiebeginn die Nebenwirkungen einer kontinuierlich kombinierten Therapie häufiger als die einer zyklisch sequentiellen Therapie. Andererseits sind kontinuierlich sequentielle Behandlungen notwendig, wenn menopausale Symptome in der Woche ohne Östrogengabe auftreten. Und schließlich sind bei Frauen, die Menstruationsblutungen ablehnen oder die sich über starke Blutungen beklagen, kontinuierlich kombinierte Therapien oder Kombinationen angezeigt, die sich durch die fehlende stimulierende Wirkung auf das Endometrium auszeichnen.

WIE KÖNNEN WIR DIE AKZEPTANZ VERBESSERN?

Der Hauptgrund für die schwierige Akzeptanz der HRT ist mangelnde Aufklärung über das Klimakterium und die HRT. Zur Verbesserung der Compliance ist es sehr wichtig, sich Zeit dafür zu nehmen, die Patientinnen über den Nutzen und die Risiken einer HRT zu informieren. Aus demselben Grunde können auch gedruckte Informationen oder Videomaterial hilfreich sein.

Es ist sehr wichtig, die Einstellung der Frauen zum Klimakterium zu kennen: einige Patientinnen sehen in der Verlängerung der Menstruationsblutung eine Verlängerung der Weiblichkeit, andere Frauen sehen im Klimakterium das Ende vieler Probleme wie Angst vor unerwünschter Schwangerschaft und menstruellen Beschwerden. In jedem Fall sollten die Patientinnen über das mögliche Auftreten von unregelmäßigen Blutungen in den ersten 3 bis 4 Behandlungsmonaten informiert sein.

Wenn ein Arzt das Vertrauen seiner Patientinnen genießt und eine gute Zusammenarbeit stattfindet, so können psychologische Nebenwirkungen in Verbindung mit Angst vor einer Hormontherapie ausgeschaltet werden. Zudem ist eine gut informierte Patientin weniger leicht durch negative Bemerkungen von Bekannten und der Familie beeinflußbar und eher bereit, schwache Nebenwirkungen in Kauf zu nehmen.

Quellenangaben

[1] HARRIS RB, et al. - Are women using postmenopausal estrogens? A community survey. Am J Publ. Health. 1990;80:1266-8.

[2] SERRA G, et al. - Proceedings of the LXXI National Congress of SIGO, Palermo 6-10 September (1995); in press.

[3] GAMBRELL RD - Management of hormone replacement therapy: side effects. Menopause 1; 1994;2:67-72.

[4] GENAZZANI AR, et al - Endogenous opioids peptides and pain disorders in humans. In Pain and Reproduction (1989), Parthenon Publishing Group;15-22.

[5] HAARBO J, et al. - Postmenopausal hormone replacement therapy prevents central distribution of body fat after menopause. Metabolism (1991);40:1323-9.

[6] CRONA N, et al. - Progestogens and lipids metabolism. Maturitas 1986;8:176-91.

[7] LOBO RA - Cardiovascular implications of estrogen replacement therapy. Obstet Gynecol (1990); 75 (suppl):18-25S.

[8] SHERWIN BB, et al. - A prospective 1-year study of estrogen and progestin in postmenopausal women: effects on clinical symptoms and lipoprotein lipids. Obstet Gynecol (1989);73:759-66.

[9] FLETCHER CD, et al. - A comparison of the effects on lipoproteins of two progestogens used during cyclical hormone replacement therapy. Maturitas 1987;9:253-58.

[10] MESSINISIS IE, et al. - Effect of estrogen and progesterone treatment on the depressor response to prostaglandin E2 in ovariectomized women. Prostaglandin 1982;24:537-542.

[11] GENAZZANI AR, et al. - Effects of steroid hormones and anti-hormones on hypotalamic beta-endorphin concentrations in intact and castrated female rats. J Endocrinol. Invest. 1990;13; 91-96.

[12] OELKERS W, et al. - Effect of progesterone and progestagens on sodium balance and the renin aldosterone in man. J clin Endocrinol Meta. 1974;39:882-90.

[13] MARSH MS, et al. - Paradoxical effects of hormone replacement theraphy on breast tenderness in postmenopausal women. Maturitas 1994;19:97-102.

AUSBLICK UND ZUKUNFT

DIE ZUKUNFT VON HORMONELLER SUBSTITUTIONSTHERAPIE UND OSTEOPOROSE: EIN EPIDEMIOLOGISCHER AUSBLICK

John A KANIS*

EINFÜHRUNG

Osteoporose und Frakturen treten weit häufiger bei Frauen als bei Männern auf. Für weiße Frauen im Alter von 50 Jahren beläuft sich das verbleibende Risiko, im Laufe ihres Lebens eine osteoporotische Fraktur zu erleiden, auf 30-40% und ist somit dreimal höher als bei Männern [1]. Es existieren verschiedene Gründe für die höhere Prävalenz von Frakturen bei Frauen als bei Männern. Erstens haben Männer im Alter im Vergleich zu Frauen eine höhere Knochenmasse. Zweitens ist der Knochenverlust im Alter, obwohl er bei beiden Geschlechtern vorkommt, bei Frauen ausgeprägter als bei Männern. Drittens ist die Lebenserwartung der Frauen höher als die der Männer sodass, sie einer längeren Risikoperiode ausgesetzt sind. Und schließlich scheinen ältere Frauen aus noch zu bestimmenden Gründen häufiger zu fallen als ältere Männer. Deshalb wurden den Ursachen von und den Vorgehen Osteoporose bei der Frau viel Aufmerksamkeit gewidmet.

Es besteht ein enger ursächlicher Zusammenhang zwischen Menopause und bei postmenopausaler Osteoporose. Prospektive Untersuchungen belegen, daß Östrogenmangel den Knochenumsatz erhöht und ein Ungleichgewicht zwischen Resorption und Neubildung hervorruft, wodurch der Knochenverlust beschleunigt wird. Viele aus prospektiven Untersuchungen gewonnene Daten weisen auf eine präventive Wirkung der Hormonsubstitutionstherapie gegen den menopausalen und den spät postmenopausalen Knochenverlust hin [2]. Bei einigen Frauen lagen die Dosen, die für eine Prophylaxe des Knochenverlustes benötigt werden, höher als die für die Behandlung menopausaler Symptome erforderlichen Dosen. Eine adäquate Dosierung vorausgesetzt, beugen Östrogene, unabhängig davon, zu welchem Zeitpunkt im Verlauf des osteoporotischen Knochenverlustes sie gegeben werden, dem Knochenverlust mehr oder weniger vollständig vor. Stellt sich heraus, daß der Knochenverlust nach

* WHO Collaborating Centre for Metabolic Bone Diseases, Department of Human Metabolism & Clinical Biochemistry, University of Sheffield Medical School, Beech Hill Road, Sheffield S10 2RX, Großbritannien.

Beendigung der Behandlung auf dem erwarteten Niveau verbleibt, so ist die Wirkung der Hormonsubstitutionstherapie auf die Frakturquote bewiesen. Somit würde eine zehnjährige postmenopausale Hormonsubstitutionstherapie das Frakturrisiko im Alter um 10 Jahre aufschieben. Auf dieser Prämisse basierende Berechnungen legen eine Reduzierung des Risikos einer Schenkelhalsfraktur um über 50% nahe. Epidemiologische Daten unterstützen diese Ansicht [1].

Fallkontrollierte und Kohortuntersuchungen berichten übereinstimmend von einer Reduzierung der Risikos von Schenkelhalsfrakturen durch Hormonsubstitutionstherapie bei perimenopausalen und postmenopausalen Frauen. Außerdem zeigen randomisierte prospektive Untersuchungen eine Abnahme der Wirbelfrakturen von mehr als 50% [3]. Die gepoolte Schätzung des relativen Risikos für Schenkelhalsfrakturen bei Östrogenanwenderinnen im Vergleich zu Nichtanwenderinnen liegt bei 0,7 (95% Vertrauensintervall 0,6-0,8). Das Risiko von Schenkelhalsfrakturen nimmt anscheinend mit zunehmender Dauer der Östrogenanwendung ab [1]. Gestagene mit androgener Partialwirkung beugen ebenfalls dem Knochenverlust vor. In verschiedenen Untersuchungen wurde eine vorbeugende Wirkung auf den Knochenverlust durch die kombinierte Anwendung von Östrogenen und verschiedenen Gestagenen gezeigt. Die Daten bezeugen, daß Gestagene die Wirkung von Östrogenen auf osteoporotisch bedingte Frakturen nicht hemmen.

Diese Beobachtungen führten zu der Überzeugung, daß die logische Prophylaxe gegen Osteoporose in einer weitangelegten Hormonsubstitutionsbehandlung bei Frauen besteht. Der logische Zeitpunkt des Beginns einer solchen Intervention ist die Menopause, welche klar den Östrogenmangel-zustand markiert. Außerdem führen die meisten therapeutischen Interventionen, darunter die Hormonsubstitutionstherapie, nicht zu einer relevanten Erhöhung der Knochenmasse, sondern beugen vielmehr weiteren Verlusten vor, was nahelegt, daß eine frühere einer späteren Intervention vorzuziehen ist [4]. Außerdem steht fortschreitender Knochenverlust im Zusammenhang mit einer Diskontinuität von trabekulären Elementen in den spongiösen Knochen, vor allem im hypogonadalen Stadium. Diese trabekulären Kontinuitäts-Verleste vermindern die mechanischen Fähigkeiten der Knochen überproportional zum Knochenverlust. Außerdem ist anzunehmen, daß die verbleibenden Strukturen atrophieren, wenn einmal eine trabekuläre Perforation aufgetreten ist, vielleicht auf Grund einer Veränderung des auf die spongiöse Knochensubstanz ausgeübten Drucks. Da die Knochenneubildung an der Oberfläche stattfindet, zeigt die Atrophie der Reststrukturen, daß Interventionen, welche die Knochenneubildung beeinflussen, am ehesten geeignet sind, die trabekulären Knochen zu stärken und daß es unwahrscheinlich ist, daß sie die Zahl der trabekulären Elemente wieder normalisieren [6].

Obwohl ein überzeugender Zusammenhang zwischen Östrogenmangel und osteoporotischen Frakturen besteht, wird manchmal angenommen, daß dem gonadalen Defizit im Hinblick auf die Osteoporose eine zu große Aufmerksamkeit geschenkt wurde, und daß die in der Menopause verabreichte Hormonsubstitutionstherapie nicht die folgerichtigste Behandlungsmethode sei.

ANWENDUNG UND ZIEL DER HORMONSUBSTITUTIONSTHERAPIE

Die erste Überlegung betrifft die Schwierigkeit einer gezielten anwendung der Hormonsubstitutionstherapie zur Prophylaxe gegen Osteoporose bei Frauen zum Zeitpunkt der Menopause: die Wirkung der Hormonsubstitutionstherapie geht weit über die Osteoporose heraus. Weitere Nutzen betreffen eine Verminderung der kardiovaskulären Morbidität und Mortalität, sowie die Kontrolle postmenopausaler Symptome. Die Risiken eine konbinierten Behandlung hängen weitgehend davon ab, ob sich das Risiko für Mammakarzinome erhöht oder nicht. Vergleicht man die Risiken und Nutzen der Hormonsubstitutionstherapie, so sind die durch eine Abnahme der kardiovaskulären Krankheiten erzielten Benefits weitaus größer als die Benefits, welche durch eine Abnahme des Auftretens osteoporotischer Frakturen gekennzeichnet sind. Wenn sich das Risiko der Bildung von Mammakarzinomen erhöht, so nur minimal. Jedoch hat eine leichte Zunahme des Risikos für eine verbreitete Erkrankung größere Implikationen, und das allgemeine potentielle Risiko für Brustkrebs kann den potentiellen Nutzen hinsichtlich einer Verminderung von Frakturen aufheben. Aus diesen Gründen wird häufig davon ausgegangen, daß die Verabreichung einer Hormonsubstitutionstherapie an Frauen mit einem erhöhten Risiko für Osteoporose nicht gerechtfertigt ist, zumindest nicht in einem Screeningprogramm. Es erscheint unlogisch, eine Hormonsubstitutionstherapie auf Grund der Knochenmineraldichte zu verabreichen, wenn deren Hauptnutzen und -risiko nicht das Skelettsystem betreffen [1]. Vielmehr kann eine Hormonsubstitutionstherapie optimaler bei Patienten mit einem hohen Risiko für kardiovaskuläre Erkrankungen eingesetzt werden, und sollte vermieden werden, wenn ein hohes Risiko für Mammakarzinome besteht. Unglücklicherweise ist die Identifikation dieser Risikogruppen zum Zeitpunkt der Menopause problematisch. Diese Betrachtungen sollten jedoch nicht dahingehend ausgelegt werden, daß die Ermittlung der Knochenmineraldichte (BMD) in einigen "Risko"gruppen nicht angezeigt ist, zum Beispiel bei Frauen mit einer vorzeitigen Menopause. Sie sollen vielmehr nahelegen, daß ein weitangelegtes Screening der Knochenmineraldichte zum Zeitpunkt der Menopause nicht sinnvoll ist, da die hauptsächlichen Gründe für umfassende Hormonsubstitutionstherapien andere sind.

Ein weiteres Problem des Einsatzes von Hormonsubstitutionstherapien ist die Tatsache, daß in vielen Ländern die Einnahme relativ selten ist. Überdies besteht Übereinstimmung, daß zum Erreichen eines signifikanten Benefits auf das Knochensystem die Hormonsubstitutionstherapie für 5-10 Jahre kontinuierlich angewendet werden muß. Selbst in Ländern mit hoher Einnahme der Hormonsubstitutionstherapie, ist die Langzeitcompliance gering, vor allem da die wichtigste von den Frauen in der Postmenopause empfundene Wirkung die Milderung postmenopausaler Symptome ist. Dies wird meist durch eine mehrmonatige Gabe eher erreicht, so daß keine jahrelange Einnahme nötig ist.

Diese praktischen Erwägungen legen nahe, daß noch viel über die Ursachen der geringen Akzeptanz erkannt werden muß und daß neue Strategien für die Hormonsubstitutionstherapie erarbeitet werden müssen. Außerdem ist die Identifikation von signifikanten Risikofaktoren für Mammakarzinome und kardiovaskuläre Erkrankungen eine notwendige Vorraussetzung für eine breitere Anwendung der Hormonsubstitutionstherapie.

WIRKSAMKEIT DER HORMONSUBSTITUTIONSTHERAPIE

Es kann davon ausgegangen werden, daß die Hormonsubstitutionstherapie bei einer großen Mehrheit der Frauen einem Knochenverlust im Laufe der Behandlung vorbeugt [2]. Die aktuelle Kenntnis der Materie legt nahe, eine Anwendung der Hormonsubstitutionstherapie nicht über 10 Jahre hinaus fortzuführen. Eine längere Erfahrung mit Sexualsteroiden kann diese Empfehlung eines Tages ändern, aber vom praktischen Standpunkt aus betrachtet, wird eine lebenslange Behandlung zur Zeit nicht in Betracht gezogen. Die entscheidende Erwägung zur HRT bezieht sich daher nicht auf die während der Behandlung erzielten Wirkungen, sondern vielmehr auf das Nachlassen der therapeutischen Wirkungen nach Behandlungsende. Einige Beobachtungsstudien berichteten, daß der Einfluß von Östrogenen auf die Schenkelhalsfrakturen bei älteren Frauen geringer ist als bei Frauen in der Menopause [7]. Es wurde damit argumentiert, daß nach Beendigung der Östrogenanwendung ein beschleunigter Knochenverlust auftritt, so daß etwa 10-20 Jahre nach Beendigung der Behandlung die Bestimmung der Knochenmasse behandelter Patientinnen dieselbe ist wie die einer unbehandelten Kontrollgruppe [8]; (Abb.1). Dieses Argument ist jedoch nicht einwandfrei, da die erhöhte Sterblichkeit von Patientinnen mit Osteoporose die aus retrospektiven epidemiologischen Studien berechnete anscheinende Wirksamkeit vermindert. Somit kann die Evaluation des relativen Risikos für Schenkelhalsfrakturen bei unbehandelten versus behandelten älteren Frauen durch den selektiven Verlust unbehandelter osteoporotischer Patientinnen zu Fehleinschätzungen führen [9]. In der Tat berichten prospektive Studien, daß die Unterbrechung der Östrogenanwendung nicht zu einem beschleunigten Knochenverlust führt, zumindest nicht bis zu 7 Jahre nach Einstellung der Behandlung, jedoch gilt dies nicht unbeschränkt [10].

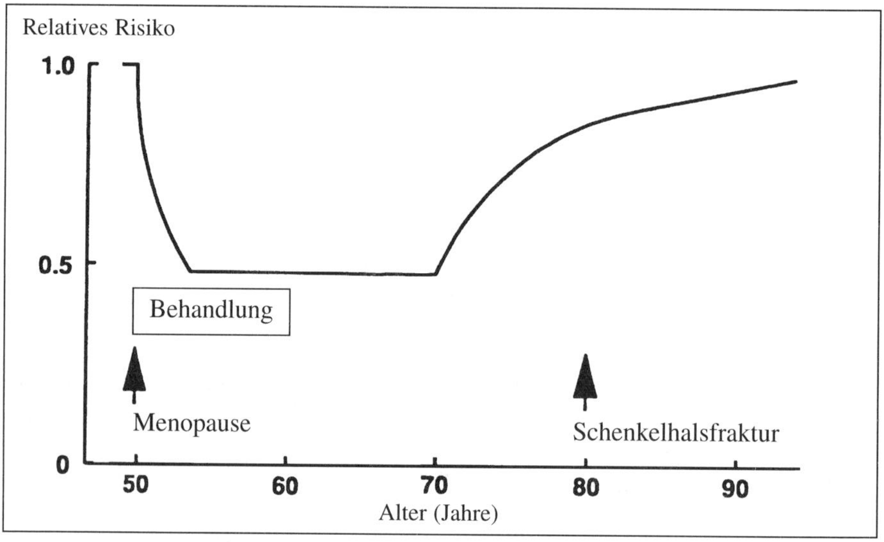

Abb. 1. Relatives Frakturrisiko in Verbindung mit einer 10jährigen Behandlung ab der Menopause. Die Behandlungswirkungen halten 10 Jahre nach Behandlungsabbruch an, danach nimmt die Wirkung allmählich ab, so daß zum mittleren Alter der Schenkelhalsfrakturen (80 Jahre) die Wirkung von 50 auf 10% gesunken ist [8].

Die Ansicht, daß die Wirkungen der Hormonsubstitutionstherapie nach einiger Zeit abklingen, wird durch weitere Beobachtungen unterstützt. In den meisten Gesellschaften ist das Risiko für Schenkelhalsfrakturen bei Frauen höher als bei Männern. Das überdurchschnittliche Risiko bei Frauen nimmt mit dem Alter progressif zu, bis es im Alter von 70 Jahren den Maximalwert eines zweimal höheren Risikos im Vergleich zu Männern erreicht [11]. Danach nimmt das Risiko nicht weiter zu. Vergleichbare Beobachtungen wurden für andere altersabhängige Frakturen gemacht [12]. Die begrenzte Dauer der überdurchschnittlichen Sterblichkeit während etwa 20 Jahren nach der Menopause entspricht der begrenzten Dauer der Auswirkungen der Menopause. Stimmt dies, so bedeutet es, daß auch der Einfluß der Hormonsubstitutionstherapie wahrscheinlich begrenzt ist. Somit hätte eine 10jährige

Hormonsubstitutionstherapie während der Menopause progressiv vermindernde Auswirkung auf Schenkelhalsfrakturen nach dem Alter von 70 Jahren, wobei sie am häufigsten in der älteren Gemeinschaft auftreten [13]. In der Tat können Schenkelhalsfrakturen nur in geringem Ausmaß einem Risiko durch die Menopause zugeschrieben werden [14]. Außer dem gonadalen Status sind andere Faktoren sowohl bei Frauen als auch bei Männern von Bedeutung. Ein Beispiel dafür ist die Zunahme von Schenkelhalsbrüchen innerhalb der letzten hundert Jahre, welche in vielen Ländern auftrat und sowohl Männer als auch Frauen in gleichem Maße betraf, weshalb sie eindeutig nicht vom Östrogenstatus abhing.

DIE BEDEUTUNG DER GONADENINSUFFIZIENZ

Es bestehen große interregionale Unterschiede des Risikos für Frakturen. Dies wurde besonders bei multinationalen Zählungen und prospektiven Untersuchungen von Schenkelhalsfrakturen deutlich [11]. Es ist interessant festzustellen, daß dort, wo ein hohes Risiko für Frauen besteht, ebenso ein hohes Risiko für Männer besteht (Abb.3) [16]. In der Tat sind die Unterschiede in der Häufigkeit des Auftretens zwischen verschiedenen Gruppen größer als die Unterschiede zwischen den Geschlechtern derselben Gruppe. Dies legt nahe, daß andere Faktoren als der gonadale Status von quantitativer Bedeutung sind, um die Heterogenität des Risikos zwischen verschiedenen Gruppen zu bestimmen. Außerdem besteht eine direkte Korrelation zwischen dem Alter beim Eintritt in die Menopause und dem Risiko für Schenkelhalsfrakturen in ökologischen Korrelationen. So ist das Risiko für Schenkelhalsfrakturen innerhalb einer Gruppe umso höher, je höher das Durchschnittsalter ihrer Mitglieder beim Eintritt in die Menopause ist (Abb. 2) [11]. Daraus soll nicht geschlossen werden, daß ein später Eintritt in die Menopause Schenkelhalsfrakturen begünstigt (in der Tat trifft das Gegenteil zu), sondern nur, daß Alterunterschiede bei der Menopause nicht die großen Unterschiede des Risikos in verschiedenen Gruppen erklären können.

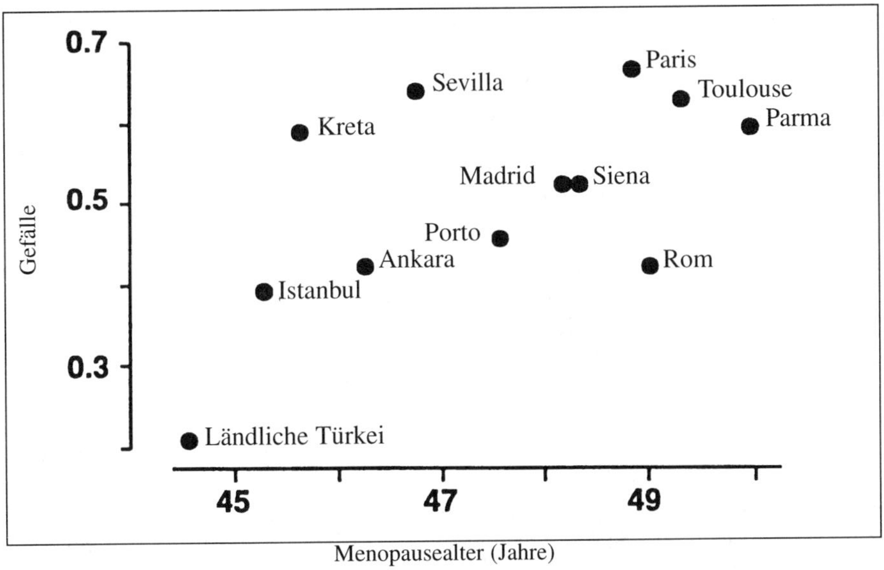

Abb. 2. Das Schenkelhalsfrakturrisiko in verschiedenen Ländern (beschrieben als Zunahme des Schenkelhalsfrakturrisikos mit dem Alter, oder Gefälle) in Abhängigkeit vom mittleren Menopausealter. Das Schenkelhalsfrakturrisiko ist in Gesellschaften mit späterem Menopausealter höher [11].

Diese Betrachtungen legen nahe, daß die Bedeutung der Menopause für osteoporotische Schenkelhalsbrüche zu stark betont wurde, und daß andere Faktoren quantitativ wichtiger sind, um die regionalen Risikounterschiede sowie die sekuläre Zunahme innerhalb einiger Gebiete zu erklären. Diese Faktoren betreffen sowohl Frauen als auch Männer, und es wird wichtig sein, sie zu identifizieren, wenn man eine entscheidende Verminderung der Osteoporose-Inzidenz erreichen möchte.

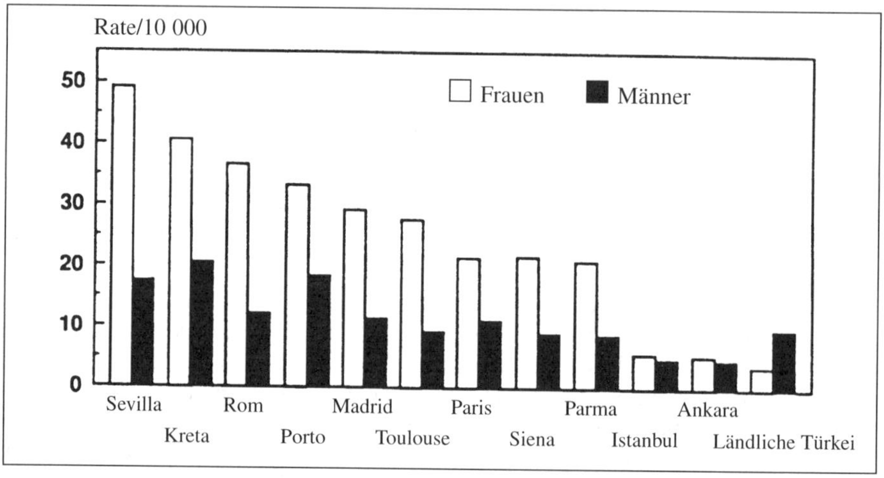

Abb. 3. Alter des standardisierten Schenkelhalsfrakturrisikos in verschiedenen europäischen Ländern nach Geschlechtern [15].

SCHLUSSFOLGERUNGEN

Es existieren überzeugende Gründe für die Anwendung der Hormonsubstitutionstherapie ab dem Zeitpunkt der Menopause, jedoch gibt es einige Einschränkungen. Diese beziehen sich teilweise auf die Langzeitwirkung der Hormonsubstitutionstherapie, wenn diese für eine beschränkte Dauer während der Menopause durchgeführt wird, und welche in prospektiven Langzeitstudien untersucht werden müssen. Eine weitere Schwierigkeit bezieht sich auf das logische Erfassen von Frauen mit Osteoporoserisiko zum Zeitpunkt der Menopause, wenn der Nutzen und die Risiken einer Hormonsubstitutionstherapie weitestgehend außerhalb des Sklettes zu erwarten sind. In der Tat kann es günstiger sein, für die Osteoporose spezifischen Interventionen zu einem späteren Zeitpunkt in der natürlichen Geschichte der Störung anzusetzen. Geht man vernünftigerweise davon aus, daß Behandlungen selten lebenslang durchgehalten werden, und berücksichtigt man, daß die meisten Schenkelhalsfrakturen im Alter auftreten, kann es von Vorteil sein, die Behandlung zu einem späteren Zeitpunkt zu beginnen. Der Nutzen hinsichtlich der Zahl verhinderter Schenkelhalsfrakturen ist derselbe, wenn man die Behandlung mit 70 Jahren beginnt oder mit 50 Jahren. Wenn jedoch eine 5jährige Behandlung vorübergehende Wirkung zeigt, und das unabhängig vom Alter, dann können durch einen Beginn der Intervention mit 70 Jahren mehr Schenkelhalsfrakturen verhindert werden als mit einem Beginn der Intervention zum Zeitpunkt der Menopause (Johnell et al., 1993) (Tabelle I). Die Anwendung von Hormonsubstitutionstherapien in höherem Alter sollte deshalb in Betracht gezogen werden, und die Entwicklung von akzeptablen Voraussetzungen einer Langzeittherapie mit Östrogenen und Gestagenen in dieser Altersgruppe werden einen wichtigen Forschungsbereich darstellen.

Fassen wir zusammen: die Bedeutung der Menopause hinsichtlich des Problems der Osteoporose wurde wahrscheinlich zu stark betont. Andere Faktoren sind von Bedeutung, um die geographischen Variationen des Riskos für Schenkelhalsfrakturen sowie die in vielen Ländern beobachtete Zunahme im Alter und das geschlechtsspezifische Auftreten zu erklären. Die Gründe hierfür sind unbekannt, aber eindeutig nicht auf den gonadalen Status zurückzuführen, da diese Phänomene sowohl bei Männern als auch bei Frauen beobachtet werden. Eine plausible Erklärung wäre die Abnahme von körperlicher Bewegung, jedoch bleibt dies hypothetisch. Es wird wichtig sein, die Abläufe dieser Phänomene zu bestimmen, damit logische präventive Strategien entwickelt werden können.

Tabelle I. **Auswirkungen verschiedener Behandlungsstrategien auf die potentiell verhinderten Schenkelhalsfrakturen.**
Das Modell sieht eine von 15% auf 25% der menopausalen Frauen gesteigerte Östrogenanwendung in einer schwedischen Gemeinschaft vor.
Das Schenkelhalsfrakturrisiko wird durch eine 5jährige Behandlung 10 lang auf 50% vermindert. Wo eine vorübergehende Wirkung verzeichnet wurde, nahm die Wirkung nach Behandlungsende ab (RR=0,59 zwischen 60-64 Jahre; RR=0,67 im Alter von 65-69 Jahren und RR=0,83 im Alter von 70 Jahren und mehr)

Alter (Jahre)	Erwartete Anzahl der Schenkelhals frakturen	Anzahl der verhinderten Frakturen je nach Behandlung			
		zum Zeitpunkt der Menopause: Persistierende Wirkung	zum Zeitpunkt der Menopause: Vorübergehende Wirkung	Mit 70 Jahren: Persistierende Wirkung	Mit 70 Jahren: Vorübergehende Wirkung
50 - 54	172	14	14	-	-
55 - 59	161	19	19	-	-
60 - 64	412	48	39	-	-
65 - 69	753	88	58	-	-
70 - 74	1 348	157	52	157	157
75 - 79	2 406	280	100	280	248
80 - 84	3 116	362	130	362	260
85 - 89	2 796	352	117	325	117
+ 90	1 515	177	63	176	63
Gesamt	12 679	1 470	592	1 300	843
Alle Frakturen in Prozent	100	11,6	4,6	10,2	6,6

Quellenangaben

[1] World Health Organisation - Assessment of fracture risk and its application to screening for postmenopausal osteoporosis. WHO Technical Report Series 843. Geneva, WHO, 1994.

[2] Lindsay R - The pharmacology of estrogens. Progress in Basic and Clinical Pharmacology 1990 4:55-72.

[3] Lufkin EG, Wahner HW, O'Fallon WM, Hodgson SF, et al. - Treatment of postmenopausal osteoporosis with transdermal estrogen. Ann Intern Med 1992 117:1-9.

[4] Kanis JA - The restoration of skeletal mass: A theoretic overview. American Journal of Medicine 1991 91(5B):29-36.

[5] PARFITT AM - Age-related structural changes in trabecular and cortical bone : Cellular mechanisms and biomechanical consequences. Calcif Tissue Int 1984 36:122-128.

[6] KANIS JA - Treatment of osteoporotic fracture. Lancet 1984 i:27-33.

[7] LAW MR, WALD NJ, MEADE TW - Strategies for prevention of osteoporosis and hip fracture. Br Med J 1991 303:453-459.

[8] KANIS JA - Treatment of osteoporosis in elderly women. Am J Med 1995, 98 (suppl 2A);60-66.

[9] KANIS JA, STEVENSON JC - Apparent offset of action of estrogens. New Engl J Med 1994 330: 715.

[10] STEVENSON JC, KANIS JA, CHRISTIANSEN C - Bone density measurement. Lancet 1992 339: 370-371.

[11] ELFFORS L, ALLANDER E, KANIS JA, GULLBERG B, JOHNELL O, DEQUEKER J, et al. - The variable incidence of hip fractures in Southern Europe. The MEDOS Study. Osteoporosis Int 1994 4:253-263.

[12] KANIS JA, PITT FA - Epidemiology of osteoporosis. Bone 1992, 13 (suppl);S7-15.

[13] JOHNELL O, STENBECK M, ROSEN M, GULLBERG B, KANIS JA - Therapeutic strategies in the prevention of hip fractures with drugs affecting bone metabolism. Bone 1993, 14 (suppl 1); S85-87.

[14] KANIS JA, on behalf of the MEDOS Study Group. - The Mediterranean Osteoporosis (MEDOS) study. J Bone Miner Res 1994, (suppl 1):S129.

[15] MELTON LJ, O'FALLON WM and RIGGS BL - Secular trends in the incidence of hip fractures. Calcif Tissue Int 1987 41:57-64.

[16] JOHNELL O, GULLBERG B, ALLANDER A, KANIS JA - The apparent incidence of hip fracture in Europe : a study of national register sources. Osteoporosis Int 1992, 2;298-302.

WIE KÖNNEN EUROPÄISCHE STUDIEN GEPLANT WERDEN?

Claus CHRISTIANSEN*

Die Osteoporose ist eine systemische Skeletterkrankung, welche durch eine geringe Knochenmasse und mikroarchitektonische Verschlechterung des Knochengewebes gekennzeichnet mit konsekativer Zunahme der knoderfragilität und der Anfälligkeit für Frakturen führen.

Frakturen und ihre Komplikationen sind die klinische Manifestation der Osteoporose. Am charakteristischsten sind Frakturen von Schenkelhals, Wirbel und Vorderarm, jedoch können alle Knochen betroffen sein. Schenkelhalsfrakturen sind eine verheerende Manifestation der Osteoporose: 5-20% der Opfer von Schenkelhalsfrakturen sterben innerhalb eines Jahres nach dem Vorfall und mehr als 50% der Überlebenden sind behindert, die meisten für immer. Wirbelfrakturen verursachen starke Schmerzen, Deformitäten und eine langzeitige Schwächung.

Die Osteoporose ist ein großes Problem für das öffentliche Gesundheitswesen. Zum Beispiel sind davon in Europa mehr als 25 Millionen Menschen betroffen, es treten jährlich mehr als 1,3 Millionen Frakturen auf, darunter über 500 000 Wirbel-, 250 000 Schenkelhals- und 240 000 Handgelenksfrakturen, welche Kosten von über 10 Milliarden US Dollar verursachen.

Die Osteoporose ist ein weltweites Phänomen, das in allen bisher untersuchten Populationen und geographischen Gebieten auftritt. Allerdings ist die Frequenz von Frakturen je nach Bevölkerung und ethnischer Gruppe stark unterschiedlich. Am häufigsten treten sie bei Weisser und bei Asiatinnen, und am seltensten bei Schwarzen auf. Es besteht ein rund dreißigfacher Unterschied in der angegebenen Frequenz von Schenkelhalsfrakturen zwischen verschiedenen Ländern und Bevölkerungen. Von den höchster Inzidenzer wer den in Europa gefunden.

Viele Länder berichten von einer signifikanten Zunahme des altersbereinigten Auftretens der Osteoporose in den letzten 40 bis 50 Jahren. In einigen Ländern hat sich die Zunahme stabilisiert, in anderen hält sie an. Ein substantiell höheres Auftreten unter Stadtbewohnern als unter der Landbevölkerung ist erwiesen. Die Abnahme der gewöhnlichen körperlichen Betätigung sowie veränderte Eßgewohnheiten unterstreichen diese Bilanz.

---

* Dr. med., Zentrum für klinische und Grundlagenforschung, Ballerup Byvej 222, DK-2750 Ballerup.

Da vor allem die ältere Bevölkerung einem großen Risiko osteoporotischer Frakturen ausgesetzt ist und das Aelterwerden der Weltbevölkerung zunihmt, wird global das Auftreten von Osteoporose zunehmen. Allein die steigende Lebenserwartung vermag eine dreifache Zunahme der weltweiten Vorkommen von Frakturen in den nächsten 60 Jahren verursachen. Eine kürzlich durchgeführte Studie schätzt die Zahl der weltweit auftretenden Schenkelhalsfrakturen im Jahr 2050 auf 4,5 Millionen. Die anhaltende Zunahme des altersspezifischen Auftretens wird den zukünftigen Einfluß der Osteoporose noch verstärken.

Die Osteoporose ist also eine außerordentlich wichtige Krankheit. Obwohl viele Fragen betreffend Diagnose, Prophylaxe und Behandlung dieser Erkrankung in den letzten 10 Jahren beantwortet werden konnten, verbleiben noch viele Bereiche, welche dringend erforscht werden sollten.

FRAGEN FÜR DIE WEITERE FORSCHUNG

- Verständnis der Natur der hauptsächlichen ethnischen und regionalen Unterschiede im Vorkommen osteoporotischer Frakturen sowie der aus einigen Ländern berichteten Tendenz der letzten hundert Jahre
- Verständnis der Rolle von Vererbung, Ernährung, körperlicher Betätigung und anderen Faktoren der Lebensgewohnheiten auf die Knochenmasse in den jeweiligen Lebensabschnitten
- Entwicklung und Erprobung neuer nichtinvasiver Methoden für Klinik und Forschung (inklusive nichtionisierende Strahlungsmethoden, wie Ultraschall und Magnetresonanz) zur Erfassung der Knochendichte und -struktur im Hinblick auf die Diagnose der Osteoporose und die Voraussage des Frakturenrisikos sowie zur Überwachung von Wirksamkeit und Sicherheit der Therapien.
- Optimierung der Anwendung bekannter und neuer biochemischer Marker, um die Knochenbildung und -resorption abzuschätzen
- Harmonisierung der Methoden qualitativer und quantitativer Evaluation der Prävalenz und Inzidenz vertebraler Frakturen
- Entwicklung wirkungsvoller, sicherer, angemessener und kostengünstiger Vorbeuge- und Behandlungsmaßnahmen; insbesondere werden Methoden benötigt, welche die Bildung qualitativ hochwertiger Knochen steigern.
- Entwicklung von Strategien, welche die Häufigkeit und die Auswirkungen von Stürzen bei älteren Menschen reduzieren.
- Verständnis der pathophysiologischen Mechanismen der sekundären Osteoporose bei therapeutischen Substanzen wie Glukokortikoide und bei unterschiedlichen medizinischen Störungen.
- Größeres Verständnis der Osteoporose bei Männern.
- Verständnis der zellulären Grundlagen der Neubildung menschlicher Knochen, und ihrer Regulierung durch lokale und systemische Faktoren sowie physikalische Kräfte und der Wirkung bekannter therapeutischer Mittel.

DIE EUROPÄISCHE MENOPAUSEGESELLSCHAFT

Henri ROZENBAUM*

Die Europäische Menopausegesellschaft (EMS) wurde 1990 auf Initiative verschiedener prominenter europäischer Ärzte ins Leben gerufen. Sie ist ein allgemeinnütziger Verein in Übereinstimmung mit dem Französischen Gesetz von 1901 und den Richtlinien der Europäischen Union.

GRUNDLAGEN

Die EMS setzt sich aus den folgenden Gremien zusammen:

- der **Vollversammlung**, welcher alle Mitglieder angehören.
- dem **Vorstand**, welcher durch die Vollversammlung gewählt wird und selbst wiederum den engeren **Vorstand** wählt, welcher sich aus einem Präsidenten, zwei Vizepräsidenten, einem Generalsekretär und seinem Vertreter, sowie einem Schatzmeister und seinem Vertreter zusammensetzt.
- dem **Wissenschaftlichen Ausschuss**.

Die Mitglieder der EMS gehören folgenden Katagorien an:

- **Ständige Mitglieder**, welche eine aktiv in den vom ausführenden Komité vorgeschlagenen oder verabschiedeten wissenschaftlichen Studien mitarbeiten. Sie sind die einzigen in der Vollversammlung stimmberechtigten Mitglieder.
- **Außerordentliche Mitglieder**, welche Studenten und andere an den Aktivitäten der EMS interessierte Personen umfassen. Sie werden regelmäßig über die Tätigkeiten der Gesellschaft informiert, an denen sie teilnehmen können. Organisationen (Gesellschaften oder Unternehmen) können ebenfalls außerordentliche Mitglieder der EMS sein.
- **Ehrenmitglieder**, welche auf der Grundlage ihrer Qualifikationen, Tätigkeiten oder Studien auf dem Gebiet der Menopauseforschung vom Vorstand ernannt werden.
- **Mitglieder des Vorstands** werden für einen Zeitraum von 2 (3) Jahren in der Vollversammlung durch die ständigen Mitglieder der EMS gewählt. Sie können wiedergewählt werden.
- **Der Wissenschaftliche Ausschuss** setzt sich aus ein oder zwei Repräsentanten jedes Mitgliedstaates der EMS zusammen. Sie werden in der Vollversammlung von den ständigen Mitgliedern ihres jeweiligen Staates gewählt.

---

* Präsident der Europäischen Menopausegesellschaft und der Association Française pour l'Etude de la Ménopause, 15, rue Daru, 75008 Paris.

Aufnahme: Der Antrag zur Aufnahme eines neuen ständigen Mitgliedes muß beim Vorstand von zwei ständigen Mitgliedern der EMS beantragt werden, welche sich einverstanden erklären, den Kandidaten zu unterstützen.

FUNKTIONEN

Die EMS hat folgende Ziele:

Anregung und Koordination von europäischen epidemiologischen Studien über mittelfristige und langfristige Wirkungen der Hormonsubstitutionstherapie (HRT), z. Bsp. Vaskuläre Probleme, Krebsrisiko usw. Da kein europäisches Land alleine Studien mit einer vergleichbaren Grösse wie in den Verinigten Staaten durchführen kann, können Gemeinschaftsstudien der EMS gemeinsame Untersuchungsergebnisse gleiche Bedeutung auf Europäische Ebene liefern.

Anregung und Koordination von Studien neuer Substanzen, mit dem Ziel, die nationale und/oder europäische Zulassung zu erhalten. Die EMS bietet die erfahrensten und bekanntesten Experten jedes Mitgliedstaates. Die Zusammenarbeit dieser Experten sichert:

- die Qualität der geleisteten Arbeit;
- die Möglichkeit, eine signifikant große Zahl von Frauen in den betreffenden Untersuchungen zu berücksichtigen;
- die Veranlassung zusätzlicher Forschungsarbeit auf hohem Niveau, die die ganze Studiengruppe oder Teile davon betrifft, und
- europäische und internationale Anerkennung der Untersuchungsergebnisse.

Die Organisation von internationalen Konferenzen unter dem Vorsitz von Vertretern, die aus den führenden Experten jedes EMS-Mitgliedstaates gewählt werden.

- Das erste EMS-Treffen fand 1991 in Porto, Portugal statt.
- Das zweite Treffen fand 1992 in Madrid, Spanien statt.
- Die "European Consensus Conference on Menopause" vom 8.-10- September 1995 in Montreux, Schweiz, war das dritte EMS-Treffen. Diese Konferenz, auf der sich alle Präsidenten und/oder Generalsekretäre aller nationalen Menopausegesellschaften der Mitgliedstaaten der EMS sowie die große Mehrheit der europäischen und weltweiten Experten auf dem Gebiet der Menopause trafen, war die erste ihrer Art in Europa.

Die Ziele der Konsensuskonferenz umfassen:

- Die existierenden Techniken der Hormonsubstitutionstherapie der verschiedenen europäischen Länder zu identifizieren und aufzulisten, sowie die wichtigen Unterschiede aufzuzählen, die sich von einem Land zum anderen feststellen lassen.
- Ererbeiten einer Uebersicht über die Konsequenzen des postmenopausalen Östrogenmangels und insbesondere seiner Konsequenzen auf den Knochenstoffwechsel und das kardiovaskuläre Risiko.
- Diskussion der verschiedenen Protokolle zur Behandlung der postmenopausalen Beschwerden:
  - die Bedeutung Rolle von Hormonsubstitutionstherapien und von nichthormonellen Behandlungen;
  - die Art, Dauer und Dosierung von Östrogenen;
  - die Art, Dauer und Dosierung von Gestagenen;
  - die Einflüsse der Hormonsubstitutionstherapie auf:
    - durch die Menopause hervorgerufene funktionelle Probleme, die die Lebensqualität beeinträchtigen;
    - psychologische Probleme;
    - urogenitale Probleme

- Knochenstoffwechsel; und
- das kardiovaskuläre System.
• Potentielle Risiken der Hormonsubstitutionstherapie, insbesondere Krebsrisiken.
- Harmonisierung von Indikationen und Kontraindikationen der Hormonsubstitutionstherapie auf europäischem Niveau.
- Festlegung des Protokolles nach Hysterektomie: Östrogenmonotherapie oder kombinierte Östrogen-Gestagen-Therapie.
- Überarbeitung der Östrogen-Progestogen-Kombinationsbehandlung.

Die Verbesserung der Beziehungen nach Osteuropa ist ebenfalls ein wichtiges Ziel der EMS. Um den Ärzten Osteuropas Informationen zukommen zu lassen, hat die EMS bereits spezielle Workshops festgelegt, welche am Kongress von 1997 durchgeführt werden sollen. Diese Kongress wird in Wien stattfinden, um osteuropäischen Ärzten die Teilnahme zu erleichtern.

Die Vorbereitung von Lehrmaterial über die Menopause und ihre Behandlung wird ebenso eines der Hauptziele der EMS sein.

Um die Zirkulation der verschiedenen in den einzelnen europäischen Ländern durchgeführten Untersuchungen über die Menopause zu verstärken, wäre für die EMS schließlich **eine Zeitschrift**, als ihr offizielles Nachrichtenorgan , von Nutzen.

DIE BEZIEHUNGEN ZWISCHEN DER EMS UND DER INTERNATIONALEN MENOPAUSEGESELLSCHAFT (IMS)

Die Aktivitäten der IMS und der EMS sind komplementär. Im Abstand von drei Jahren organisiert die IMS eine weltweite Menopausenkonferenz. Diese Konferenzen werden tendenziell von den Vereinigten Staaten dominiert, wo die Mehrzahl der epidemiologischen Studien durchgeführt werden.

Die Aktivitäten der EMS beziehen sich hauptsächlich auf Europa. Mit Ausnahme der Consensus Development Conference haben die Treffen der EMS vor allem das Ziel, die öffentliche Meinung in Ländern, in denen die Hormonsubstitutionstherapie noch unterentwickelt ist, zu erhöhen. Insbesondere verbleibt die große Aufgabe, die Wissenslücken zu füllen, die in osteuropäischen Ländern existieren.

Die Kongresse der EMS, welche ungefähr alle zwei Jahre stattfinden, werden niemals im gleichen Jahr abgehalten wie die IMS-Kongresse. Ebenso soll darauf hingewiesen werden, daß die IMS vor dem Jahr 2002 keinen Kongreß in Europa abhalten wird, wodurch die EMS-Kongresse im Hinblick auf den europäischen Informationsaustausch umso wichtiger werden.

SCHLUSSFOLGERUNG

In einer Zeit, in der sich Europa politisch und wirtschaftlich vereinigt, scheint es von erheblicher Bedeutung, einen gemeinsamen europäischen Standpunkt in Bezug auf die Menopause herauszuarbeiten. Zudem machen die signifikanten demographischen Veränderungen, welche die Bevölkerungstrends in Europa verändern, gemeinsam mit der Öffnung osteuropäischer Staaten zum Westen aus der EMS ein kritisches Element bezüglich der Inititerung einer besseren Gesundheitsfürsorge und Ausbildung an gesichts der steigenden Zahl von postmenopausalen europäischen Frauen.

KONTRAINDIKATIONEN HEUTE INDIKATIONEN MORGEN

Martin H BIRKHÄUSER*

1. EINFÜHRUNG

Die medikamentöse Behandlung der Menopause umfaßt sowohl hormonale als auch nicht-hormonale Methoden. Während die nicht-hormonale Behandlung auf einen einzelnen Aspekt des Östrogendefizits, z.B. Osteoporose, psychische Veränderungen oder sexuelle Probleme ausgerichtet ist, kann nur die Hormonsubstitutionstherapie (HRT) alle Folgeerscheinungen des postmenopausalen Östrogendefizits durch Gabe eines bestimmten Sexualhormones, z. Bsp. 17β-Östradiol oder konjugierte equine Östrogene, behandeln. Die wichtigsten positiven Wirkungen der HRT sind das Ausschalten der subjektiven Symptome des Östrogendefizits, die Prophylaxe der postmenopausalen Osteoporose oder, die Verminderung des Risikos für kardiovaskuläre Erkrankungen. Schließlich wird seit kurzer Zeit auch eine Risikoherabsetzung für Morbus Alzheimer durch HRT angenommen. Noch heute ist die Meinung nicht nur unter Patienten, sondern auch unter Ärzten weit verbreitet, daß zahlreiche körperliche Leiden sowie bestimmte vorbestehende Krankheiten und Gewohnheiten der persönlichen Lebensführung, z. Bsp. Rauchen, Kontraindikationen für eine HRT darstellen. Die Mehrzahl der sogenannten Kontraindikationen der HRT sind für natürliche Östrogene wie 17β-Östradiol oder konjugierte equine Östrogene jedoch niemals bewiesen worden. Kontraindikationen für die HRT wurden aus den Informationsblättern zu oralen Kontrazeptiva übernommen. Immer mehr Anzeichen deuten darauf hin, daß dies unangebracht ist, da durch die Gabe von Ethinylöstradiol und anderen synthetischen Östrogenen andere metabolische Wirkungen ausgelöst werden als durch die Verabreichung natürlicher Östrogene. Einige sogenannte traditionelle Kontraindikationen der HRT gelten heutzutage als klare Indikationen. Der schwerste klassische Fehler ist die Annahme, daß Frauen mit einem erhöhten Rsiko für koronare Herzkrankheiten keine HRT anwenden sollten. Heute ist hinreichend bekannt, daß diese Patientinnen keine oralen Kontrazeptiva einnehmen sollten, aber aus einer HRT einen eindeutigen Nutzen ziehen können. Der vorliegende Beitrag beabsichtigt, basierend auf

* Prof. Dr. med., Generalsekratär der Europäischen Menopausegesellschaft, Leiter der Abt. für Endokrinologie, Universitäts-Frauenklinik Bern, Schanzeneckstrasse 1, 3012 Bern / Schweiz.

den heute verfügbaren Daten, die teilweise anläßlich der von der Europäischen Menopausegesellschaft in Montreux (vom 8-10 September 1995) durchgeführten "Europäischen Konsensus-Konferenz", vorgestellt wurden, eine Revision der derzeitigen Informationsblätter vorzuschlagen.

2. TRADITIONELLE KONTRAINDIKATIONEN

Die Liste der zahlreichen Situationen, die noch heute in nie überarbeiteten Informationsblättern als Kontraindikationen aufgeführt werden, ist lang (Tabelle I). Solche Listen werden Patientinnen und Ärzten noch immer zusammen mit natürlichen Östrogenen überreicht. Sie beinhalten, zum Teil irrtümlich, verschiedene Krankheiten und Zustände, die traditionell als Kontraindikationen gegen die HRT betrachtet werden. Aus dieser langen und heterogenen Liste kann geschlossen werden, daß Informationsblätter zur HRT veraltet und häufig sowohl verwirrend als auch irreführend sind. Sie sollten dringend überarbeitet werden.

Tabell I. **Traditionelle Kontraindikationen gegen HRT**

1. ARTERIELLE ERKRANKUNGEN: • Myokardinfarkt • kardiovaskuläre Erkrankungen • arterielle Hypertonie • Migräne • zerebrovaskulärer Insult
2. VENÖSE ERKRANKUNGEN: • Varikose • frühere und akute Phlebitis • frühere und akute Thromboembolie • cerebrovaskuläre Thrombose
3. METABOLISCHE ERKRANKUNGEN: • Erkrankungen des Lipidstoffwechsels • Diabetes mellitus • Adipositas • Porphyrie
4. LEBER: • frühere und derzeitige Lebertumore • cholestatische hepatische Erkrankungen; schwerwiegende hepatische Dysfunktionen; Dubin-Johnson-Syndrom; Rotor-Syndrom • Gelbsucht oder permanenter Pruritus während einer früheren Schwangerschaft
5. GYNÄKOLOGISCHE ERKRANKUNGEN: • hormonabhängige Uterus-, Brust- oder Ovarialtumoren • vaginale Blutungen unbekannten Ursprungs • Endometriose • Herpes gestationis
6. VERSCHIEDENE LEIDEN: • Multiple Sklerose • Chirurgie, Bettlägerigkeit • Sichelzellen-Thalassämie • Tetanie • Epilepsie • Otosklerose • Bronchialasthma • Lupus erythematodes

3. KRITISCHE UNTERSUCHUNG DER SOGENANNTEN "KLASSISCHEN" KONTRAINDIKATIONEN

In diesem Paragraph sollen die Kontraindikationen, die beibehalten werden müssen, von denen unterschieden werden, die herausgenommen werden sollten.

3.1. Arterielle, Kardiovaskuläre und Metabolische Erkrankungen

Die koronare Herzkrankheit ist in zahlreichen europäischen Ländern die Haupttodesursache bei Frauen [1-3]. Während die Mortalität spezifisch abnimmt, steigen Morbidität und Gesundheitskosten an. Unter jüngeren Menschen ist die koronare Herzkrankheit bei Männern wesentlich häufiger. Nach der Menopause gleicht sich das Risiko, an einer koronaren Herzkrankheit zu erkranken, bei postmenopausalen Frauen dem der Männer an. Bestrebungen, das Risiko für kardiovaskuläre Erkrankungen durch die Korrektur der bekannten kardiovaskulären Risikofaktoren bei postmenopausalen Frauen zu senken, werden sowohl vom öffentlichen Gesundheitswesen als auch von individueller Seite unterstützt. Einer dieser Risikofaktoren ist das Östrogendefizit, das durch eine HRT korrigiert werden kann. Verschiedene Publikationen berichten unter HRT von einer signifikanten Abnahme des relativen Risikos für koronare Herzkrankheiten und Myokardinfarkte um 50-70% [4-9].

Währenddem die Erfahrung zeigt, daß z. B. arterielle Hypertonie, Rauchen, Adipositas oder koronare Herzkrankheiten Kontraindikationen gegen die heute verfügbaren Kontrazeptiva bleiben, sind dieselben Erkrankungen heutzutage Indikationen für die primäre oder sekundäre Prävention durch eine Hormonsubstitutionstherapie (HRT, 4-11). Insbesondere Zustände wie die Situation nach einem Myokardinfarkt, koronare Herzkrankheit, arterielle Hypertension, Adipositas, Rauchen und Diabetes mellitus sollten heutzutage als Indikationen aufgeführt werden, obwohl bekannt ist, daß Beobachtungsstudien bei bestimmten populationen sowohl durch die Auswahl als auch durch die Compliance bei einer HRT beeinflußt sein können und prospektive Studien fehlen. Dennoch geht aus zahlreichen, unterschiedlich aufgebauten, epidemiologische Studien übereinstimmend hervor, daß die HRT sowohl gesunde Frauen als auch Frauen mit manifestem Risiko für koronare Herzkrankheiten oder Patientinnen, die bereits unter dieser Krankheit leiden, vor koronaren Ereignissen schützt [11, 12]. Während allgemein akzeptiert ist, daß randomisierte klinische Studien durchgeführt werden müssen, haben Versuche an Primaten [13] und epidemiologische Studien bei Frauen [1, 4, 6, 12, 14, 15] deutlich gezeigt, daß die HRT zur primären und sekundären Prävention der koronaren Herzkrankheiten oder bei Status nach Myokardinfarkt eingesetzt werden soll. Diese Beweise werfen auch die Frage nach der Ethik einer weiteren Durchführung von randomisierten Studien bei Patienten auf, bei denen ein hohes Risiko für koronare Herzkrankheiten besteht, da beider HRT direkte günstige Wirkungen auf Herz und Blutgefäße bewiesen sind, die zur Hauptsache über die Verbesserung der endothelialen Funktion und zu einem geringeren Teil durch Veränderungen der Lipidmuster vermittelt werden.

Die Lipid- und Lipoproteinveränderungen in Zusammenhang mit einem Östrogendefizit werden als Teil eines Clusters metabolischer Störungen betrachtet, in dem die Insulinresistenz eine Schlüsselrolle zu spielen scheint [4, 17, 18]. Postmenopausale Frauen weisen zahlreiche metabolische Charakteristika des Insulinresistenzsyndroms auf, das am erhöhten Risiko für koronare Herzkrankheiten beteiligt sein kann. Die Hormonsubstitutionstherapie kann zahlreiche dieser metabolischen Veränderungen sowohl direkt als auch indirekt zum Nutzen des kardiovaskulären Systems korrigieren. Daher werden Diabetes mellitus und einige Störungen des Lipidmetabolismus zu genau definierten Indikationen für eine HRT. Schwere Triglyzeridämie bleibt zumindest für die perorale HRT eine Kontraindikation.

Insgesamt gibt es wesentlich mehr Argumente für als gegen eine sekundäre Prävention durch die Gabe von natürlichen Östrogenen. Die sekundäre Prävention der kardiovaskulären und zerebrovaskulären Erkrankungen durch eine HRT ist daher empfehlenswert. Dieser positive Effekt der HRT kann wahrscheinlich sowohl mit oraler als auch mit nicht-oraler Östrogenapplikation erreicht werden [11, 17, 18]. Nur bei vorliegender Hypertriglyzeridämie, sollte der nicht-orale Applikationswege bevorzugt werden.

Vorläufige epidemiologische Daten lassen nicht annehmen, daß Gestagene in niedrigen therapeutischen Dosen die günstige kardiovaskuläre Wirkung des Östrogens vermindern, obwohl die Beigabe bestimmter Gestagene theoretisch unerwünschte metabolische Veränderungen hervorrufen kann [11, 18, 19]. Folglich kann die Gabe von nicht-opponierten Östrogenen bei Frauen mit intaktem Uterus nicht durch eine eventuell nachteilige Wirkung auf die Blutgefäße gerechtfertigt werden.

Porphyrieattacken können durch eine Überbelastung der Metabolisierungsfähigkeit der Leber ausgelöst werden. Die transdermale HRT-Applikation ist häufig besser verträglich als die orale, aber Porphyrie ist keine absolute Kontraindikation gegen HRT. Sowohl die hepatische als auch die renale Steroidclearance nimmt mit dem Alter ab, so daß sowohl die Gestagen- als auch die Östrogendosis mit fortschreitendem Alter reduziert werden sollte.

3.2. Venöse Erkrankungen und Gerinnung

Während eine akute oder frühere thromboembolische Erkrankung eine absolute Kontraindikation gegen hormonale Kontrazeptiva darstellt, gilt dies nicht für eine HRT [19]. Wenn bei einer Frau keine kongenitalen Anomalien des Gerinnungssystems vorliegen und eine frühere thromboembolische Erkrankung erklärt werden kann, z.B. durch einen Unfall, einen chirurgischen Eingriff oder eine Geburt, stellt eine frühere thromboembolische Erkrankung keine Kontraindikation dar, sie wird jedoch auch nicht zur Indikation. Bei Frauen mit wiederholt auftretenden spontanen venösen Thromboembolien sollten dennoch spezielle Abklärungen und Vorsichtsmaßnahmen getroffen werden. Bei Rizikogruppen könnte die Thromboembolie-Inzidenz minim erhölt sein.

3.3. Östrogen-abhängige Karzinome

Die Gesamtheit der verfügbaren epidemiologischen Daten über hormonabhängige Karzinome ist heute beruhigend [20-28]. Die gesamte Bilanz einer HRT auf Lebenslänge und -qualität ist höchstwahrscheinlich positiv, wenn die günstigen Folgen der Behandlung für vaskuläre Erkrankungen und Osteoporose ebenfalls berücksichtigt werden. Dies wird bei Frauen, die an menopausalen Symptomen leiden, besonders deutlich. Diese Betrachtungen sollten wir bei unserer Informationen an postmenopausale Frauen und bei Behandlungsempfehlungen in erster Linie vor allem dann einfließen lassen, wenn Frauen unter starken klimakterischen Symptomen leiden oder einem hohen metabolischen Risiko ausgesetzt sind. Es ist einwandfrei nachgewiesen, daß die Beigabe eines Gestagens zu den Östrogenen das erhöhte Risiko für ein Endometriumkarzinom herabsenkt.

Dies gilt für alle üblichen Gestagene im klinischen Gebrauch, vorausgesetzt, daß eine ausreichende Dosis über einen hinreichenden Zeitraum gegeben wird und, daß gleichzeitig ein geeignetes metabolisches Profil respektiert wird [43]. Die Mehrzahl der Endometriumkarzinome unter mit einer nicht-opponierten Östrogentherapie scheinen eine gute Prognose zu haben.

Bei einer HRT-Kurzzeitanwendung gibt es kein gesteigertes Brustkrebsrisiko. Wenige Studien deuten darauf hin, daß eine Östrogen-Langzeitanwendung , d.h. über einen Zeitraum von mehr als fünf bis zehn Jahren, u.u. die Brustkrebsdiagnose steigern könnte. HRT-Anwenderinnen wird empfohlen, sich zu Therapiebeginn und in regelmäßigen Abständen während der Behandlung einer Mammographie zu unterziehen [20-28]. Eine erste klinische Kontrolluntersuchung sollte bevorzugt innerhalb von 3-4 Monaten nach Therapiebeginn durchgeführt werden, um das Behandlungsregime zu individualisieren. Obwohl die Daten bezüglich des HRT-Einflusses auf das relative Risiko (RR) für Brustkrebs widersprüchlich sind, scheint die Brustkrebsinzidenz während der HRT nicht signifikant zuzunehmen. Es wurde berechnet, daß das Risiko, einen tödlichen Herzinfarkt zu erleiden, zehnmal größer ist als das Risiko, an einem Mammakarzinom oder den Folgen einer Schenkelhalsfraktur zu sterben. Daher überwiegen die günstigen HRT-Wirkungen eindeutig [12, 15]. Diese Prädominanz wird selbst dann aufrechterhalten, wenn das Risiko-Nutzen-Verhältnis in der Arbeitshypothese von einem RR für Brustkrebs um 2 ausgeht. Ein RR von 2 ist wesentlich höher als das von Colditz et al. beobachtete und publizierte RR [21]. HRT-Anwenderinnen können auch bei dieser Annahme eine mittlere Lebenszeitverlängerung von etwa 3 Jahren erreichen.

Die Frage, ob Frauen, die wegen Brustkrebs behandelt wurden und scheinbar rezidivfrei sind, eine HRT erhalten können, wird sehr kontrovers diskutiert [24, 29-36]. Eine zufriedenstellende Antwort auf diese Frage kann am sichersten aus randomisierten kontrollierten Studien erhalten werden. In der Zwischenzeit muß die Entscheidung für oder gegen eine HRT-Gabe an Frauen nach Brustkrebs auf individueller Basis getroffen werden, wobei alle relevanten Faktoren (z.B. Auftreten oder nicht-Vorhandensein menopausaler Symptome, einer KHK oder einer Osteoporoseerkrankung) berücksichtigt werden müssen.

3.4. Kollagensynthese

Die Abnahme der Kollagensynthese bei postmenopausalen Frauen mit Östrogendefizit löst verschiedene funktionelle und kosmetische Veränderungen der Haut, der Gelenke, der Schleimhäute usw. aus. Das sichtbarste Symptom ist die allmählich dünner und runzliger werdende Haut. Obwohl die HRT eine positive Wirkung auf den Kollagengehalt und die Hautdicke hat und obwohl sie den Prozeß der Hautfaltenbildung aufhalten kann, wurde die Abnahme der Kollagensynthese bisher nicht als echte Indikation für eine HRT betrachtet. Da die HRT-Wirkungen auf die Haut das Selbstbild und die Selbstachtung der Frau verbessern und das Wohlbefinden steigern kann, darf auch die Behandlung der verminderten Kollagensynthese als echte HRT-Indikation betrachtet werden [37].

3.5. Degenerative veränderungen des Gehirns

Die Menopause steht in Verbindung mit einer Abnahme der zentralen Konzentration und einer verminderten Aktivität gewisser Neurotransmitter und Neuropeptide, was durch eine Östrogengabe verbessert wird. Das Östrogendefizit scheint das Wachstum der

Neurone und ihrer Achsenzylinder sowie die Bildung des neuronalen Netzwerkes negativ zu beeinflussen. Epidemiologische Studien haben eine verringerte Inzidenz von Morbus Alzheimer bei HRT-behandelten postmenopausalen Frauen gezeigt. Die HRT ist daher bei Frauen, die unter einer Gehirndegeneration leiden oder bei denen M. Alzheimer familiär gehäuft vorkommt, nicht nur nicht kontraindiziert, sondern sie scheint eindeutig indiziert zu sein [38-41].

3.6. Indikationen und Kontraindikationen heute

In Tabelle II sind die geltenden, heute zu beachtenden Kontraindikationen aufgeführt. Sie umfassen in der Hauptsache: Vaginalblutungen unbekannter Ursache, das Vorliegen einer auf Östrogene ansprechenden bösartigen Erkrankung, eine aktive thromboembolische Erkrankung oder eine schwere hepatische Dysfunktion. Besondere Vorsicht ist bei Frauen mit früherer wiederholt aufgetretener Thromboembolie, Endometriose oder SLE erforderlich, bei denen eine HRT nur nach individueller Analyse des Risiko-Nutzen-Verhältnisses in Betracht gezogen werden sollte. Demgegenüber werden die neuen Indikationen für eine HRT in Tabelle III aufgeführt. Obwohl diese neuen Indikationen zu einer Lebensverlängerung bei substituierten Frauen beitragen können, müssen wir immer unsere Patientinnen und auch uns selbst daran erinnern, daß das Ziel jeder HRT nicht die Lebensverlängerung sondern die Verbesserung der Lebensqualität ist. Schließlich sind die Zustände, die durch eine HRT nicht beeinflußt werden, in Tabelle IV zusammengefaßt. Diese Zustände und Krankheiten können als "neutral" betrachtet werden, da sie durch eine HRT weder positiv noch negativ verändert werden.

Tabelle II. **HRT: Kontraindikationen (1995)**

Anerkannte Kontraindikationen: Kenntnisstand 1995
• Vaginalblutungen unbekannter Ursache
• aktive schwere Lebererkrankungen
• akute schwere Venenthrombose
• akute Thromboembolie
• kurzzeitig zurückliegendes Mammakarzinom (bei behandeltem Karzinom: Ausnahmen möglich)
• kurzzeitig zurückliegendes Endometriumkarzinom (bei behandeltem Karzinom: Ausnahmen möglich)
• Endometriose (für nicht-opponierte Östrogene; Östrogen-Gestagen-Kombination möglich)
• kongenitale Erkrankungen des Lipidstoffwechsels (Ausnahmen)

Tabelle III. **HRT: Neue Indikationen (1995)**

Neue Indikationen: Kenntnisstand 1995
• Migräne (einige Formen)
• Rauchen
• Adipositas
• Bettlägerigkeit
• behandelte oder nicht-behandelte arterielle Hypertension
• kardiovaskuläre Erkrankung
• Morbus Alzheimer
• sekundäre Prophylaxe für:
- Myokardinfarkt
- zerebrovaskulären Insult

Tabelle IV. **Hormonsubstitutionstherapie: "Neutrale" Situationen**

"Neutrale" Situationen für eine HRT 1995:
- Varikose, Phlebitis (TTS)
- Porphyrie (TTS)
- Ovarialkarzinom (Indikation?)
- Chirurgie
- Epilepsie
- Thalassämie
- Bronchialasthma
- Otosklerose
- Tetanie
- Multiple Skerose (?)
- Lupus erythematodes (?)

4. SCHLUSSFOLGERUNG

Der Wechsel von einer Kontraindikation zur Indikation setzt eine gründliche Revision der Beipackzettel voraus, die in den heutigen Verpackungen der Medikamente enthalten sind. Eine solche Revision ist nur möglich, wenn die zuständigen Stellen einsehen, daß die herkömmliche Gleichsetzung von Kontrazeptivum und HRT falsch ist, daß unterschiedliche Aufstellungen von Kontraindikationen für die beiden therapeutischen Prinzipien definiert werden und daß genaue randomisierte prospektive europäische Studien geplant und gefördert werden müssen, um unsere Hypothese auch für die Situation in Europa zu bestätigen.

Die Analyse der alten Listen, die vor dem Gebrauch einer HRT bei bestimmten Zuständen warnt, kommt auch zum Schluß, daß bestimmte frühere Kontraindikationen in eine Gruppe übertreten, die als "neutral" definiert werden muß: diese Zustände sind keine Kontraindikationen, aber auch keine neuen Indikationen für eine HRT.

Zusammenfassung: Es wird eine geeignete Patienteninformation durch und für Ärzte gefordert, um die Compliance der HRT-Behandlung zu garantieren. Moderne Beipackzettel zur Patienteninformation dürfen nur noch die wenigen echten, heute noch existierenden Kontraindikationen sowie die wesentlich längere Liste der neuen Indikationen für eine HRT aufführen. Insbesondere wird es Nutzen der HRT wird durch die Gestagen-Beigabe, die bei allen Frauen mit intaktem Uterus erforderlich ist, nicht vermindert, und er ist unabhängig vom Applikationsweg, wenn äquivalente Dosen der unterschiedlichen oralen und transdermalen Östrogene verabreicht werden. In Zukunft wird die sekundäre Prävention der koronaren Herzkrankheiten, einschließlich Myokardinfarkt, zu einer eindeutigen HRT-Indikation. Hauptziel der HRT ist eine bessere Lebensqualität und nicht die Lebensverlängerung [15, 42]. Obwohl der Nutzen einer postmenopausalen HRT eindeutig nachgewiesen wurde, sind Compliance und Akzeptanz noch immer unzureichend. Eine Langzeitprävention metabolischer Folgeerscheinungen des Östrogendefizits wie postmenopausale Osteoporose und kardiovaskuläre Erkrankungen setzen ein umfassendes Verständnis von Nutzen und Risiko einer HRT voraus. Weiterhin muß jeder Patientin genau dasjenige Östrogen und Gestagen verabreicht werden, das von ihr am besten vertragen wird, genau die Dosis, die sie benötigt und nur diejenige galenische Form, die sie bereit ist, zu akzeptieren.

Daher können eine anspruchsvolle Patienteninformation, geeignete Verpackung beider Hormone in einem System (z.B. wie bei oralen Kontrazeptiva) und die Individualisierung der HRT den Frauen helfen, auch im fortgeschrittenen Alter mit ihrer HRT zurecht zu kommen.

Quellenangaben

[1] COLDITZ GA, WILLET WC, STAMPFER MJ, ROSNER B, SPEIZER FE, HENNEKENS CH - Menopause and the risk of coronary heart disease in women. New England Journal of Medicine. 1987;316:1105-110.

[2] EAKER ED et al. (for the special writing club). - Cardiovascular disease in women. Circulation. 1993;88:1999-2009.

[3] SAMAAN SA, CRAWFORD MH - Estrogen and cardiovascular function after menopause. J Am Coll Cardiol 1995;26:1403-1410.

[4] BUSH TL, MILLTER VT - Effects of pharmacologic agents used during menopause: Impact on lipids and lipoproteins, in: Mishell DR (ed) Menopause: Physiology and Pharmacology. Chicago: Year Book Medical Publishers, 1989, p 187-197.

[5] SULLIVAN JM, VANDER-ZWAAG R, LEMP GF - Postmenopausal estrogen use and coronary atherosclerosis. Annals of Internal Medicine. 1988;108:358-363.

[6] MANOLIO TA, FURBERG CD, SHEMANSKI L et al. - Association of postmenopausal estrogen use with cardiovascular disease and its risk factors in older women. Circulation. 1993;88:2163-2171.

[7] ROSANO GMC, SARREL PM, POOLE-WILSON PA, COLLINS P - Beneficial effect of oestrogen on exercise-induced myocardial ischemia in women with coronary artery disease. Lancet 1993;342:133-136.

[8] SARREL PM, LINDSAY D, ROSANO GMC - Angina and normal coronary arteries: gynecologic findings. American Journal of Obstetrics and Gynecology. 1992;167:467-472.

[9] COLLINS P, ROSANO GMC, JIANG C, LINDSAY D, SARREL PM, POOLE-WILSON PA - Cardiovascular protection by estrogen - a calcium antagonist effect? Lancet 1993;341:1264-1265.

[10] SULLIVAN JM - Primary and secondary cardioprevention: should ERT and HRT be given for these indications? Proceedings of the First European Consensus Development Conference on Menopause, H. Rozenbaum and M. Birkhäuser, editors, 1996.

[11] SAMSIOE G - Hormone Replacement Therapy and cardiovascular disease. Int J Fertil 1993; 38 Suppl. 1:23-29.

[12] HENDERSON BE, PAGANINI-HILL A, ROSS RK - Decreased mortality in users of estrogen replacement therapy. Archives of Internal Medicine. 1991;151:75-78.

[13] ADAMS MR, WILLIAMS JK, CLARKSON TB, JAYO MJ - Effects of oestrogens and progestogens on coronary atherosclerosis and osteoporosis of monkeys. Baillières Clinical Obstetrics and Gynaecology 1991;5:915-934.

[14] ROSS RK, PAGANINI-HILL A, MACK TM, HENDERSON BE - Cardiovascular benefits of oestrogen replacement therapy. Am J Obstet Gynecol. 1989;160:1301-6.

[15] GRADY D, RUBIN SM, PETITTI DB, FOX CS, BLACK D, ETTINGER B, ERNSTER VL, CUMMINGS SR - Hormone Therapy to prevent disease and prolong life in postmenopausal women, Ann. of Int. Med. 1992;117:1038-1041.

[16] JIANG CW, SARREL PM, LINDSAY DC, POOLE-WILSON PA, COLLINS P - Endothelium independent relaxation of rabbit coronary artery by 17-beta-estradiol in vitro. British Journal of Pharmacology. 1991;104:1033-1037.

[17] CROOK D, CUST MP, GANGAR KF, WORTHINGTON M, HILLARD TC, STEVENSON JC, WHITEHEAD M and WYNN V - Comparison of transdermal and oral estrogen-progestin replacement therapy: Effects on serum lipids and lipoproteins. American Journal of Obstetrics and Gynecology. 1992;166:950-955.

[18] BIRKHÄUSER MH & HÄNGGI W - Benefits of different routes of administration. Int. J. Fertil. 1994; 39 (Suppl 1): 11-19.

[19] BELCHETZ P - Hormonal Treatment of postmenopausal women. NEJM. 1994;330:1062-1071.

[20] HUNT K,VESSEY M, MCPHERSON K - Mortality in a cohort of long-term users of hormone replacement therapy: An updated analysis. Br J Obstet Gynaecol. 1990; 97:1080-1086.

[21] COLDITZ GA, HANKINSON SE, HUNTER DJ et al. - The use of estrogens and progestins and the risk of breast cancer in postmenopausal women. NEJM 332: 1589-1593, 1995.

[22] DUPONT WD - personal communication, Montreux, 8.9.1995.

[23] DUPONT WD, PAGE DL - Menopausal estrogen replacement therapy and breast cancer. Archives of Internal Medicine 1991;151:67-72.

[24] BIRKHÄUSER MH - Hormone replacement theapy and estrogen-dependent cancer. Int J Fert 1994; 39 (Suppl.. 2):99-114.

[25] STEINBERG KK, THACKER ST.B, SMITH SJ, STROUP DF, ZACK MM, FLANDERS WD, BERKELMAN RL - A meta-analysis of the effect of estrogen replacement therapy on the risk of breast cancer. Journal of the American Medical Association 1991, 265:1985-1990.

[26] COLDITZ GA, STAMPFER MJ, WILLET WC , HENNEKENS CH, ROSNER B, SPEIZER FE - Prospective study of estrogen replacement therapy and risk of breast cancer in postmenopausal women. Journal of the American Medical Association 1990; 264: 2648-2653 and 1991;265:1824-1825.

[27] COLDITZ GA, HANKINSON SE, HUNTER DJ, WILLETT WC, MANSON JE, STAMPFER MJ, HENNEKENS CH, ROSNER B, SPEIZER FE - The use of estrogens and progestins and the risk of breast cancer in postmenopausal women. N Engl J Med. 1995;332:1589-1593.

[28] STANFORD JL, WEISS NS, VOIGT LF, DALING JR, HABEL LA, ROSSING MA - Combined estrogen and progestin hormone replacement therapy in relation to risk of breast cancer in middle-aged women. JAMA 1995;274:137-142.

[29] EDEN JA, BUSH T, NAND S, WREN BG - 1995 A case-control study of combined continuous estrogen-progestin replacement therapy among women with a personal history of breast cancer. Menopause 1995;2:67-72.

[30] PLU-BUREAU G et al., Br. J. Cancer (1994), 70, 270-277.

[31] CODLEIGH MA, BERRIS RF, BUSH T et al. - Estrogen replacement therapy in breast cancer survivors. JAMA 1994;272:540-545.

[32] BRECKWOLDT M - Hormonsubstitution bei hormonsensitiven Neoplasien. Gynäkologe 1993; 26:137-140.

[33] STOLL BA AND PARBHOO S - Treatment of menopausal symptoms in breast cancer patients. Lancet I (8597), 1988:1278-1279.

[34] STRICKLAND DM, GAMBRELL RD JR, BUTZIN CA, STRICKLAND K - The relationship between breast cancer survival and prior postmenopausal estrogen use. Obstet Gynecol. 1992;80:400-404.

[35] SPICER DV, PIKE MC, HENDERSON BE - The question of estrogen replacement therapy in patients with a prior diagnosis of breast cancer. Oncology. 1990;4:49-59.

[36] CREASMAN WT - Estrogen replacement therapy: is previously treated cancer a contraindication? Obstet Gynecol. 1991;77:308-312.

[37] METKA MM - How important are sexual steroids in extragenital organs? Proceedings of the First European Consensus Development Conference on Menopause, H. Rozenbaum and M. Birkhäuser, editors, 1996.

[38] HESCH R-D - The potential influence of estrogen on brain biology and the development of Alzheimer disease. Proceedings of the First European Consensus Development Conference on Menopause, H. Rozenbaum and M. Birkhäuser, editors, 1996.

[39] PAGANINI-HILL A, HENDERSON VW - Estrogen deficiency and risk of Alzheimer Disease in women. Am. J. Epidem. 1994;140:256.

[40] OHKURA T, ISSE K, AKAZAWA K et al. - Long-term estrogen replacement therapy in female patients with dementia of the Alzheimer type: 7 case reports. Dementia 1995;6:99.

[41] OHKURA T, ISSE K, AKAZAWA K et al. - Low-dose estrogen replacement therapy for Alzheimer Disease in women. Menopause: The Journal of the American Menopause Society 1994;1:125.

[42] WIKLUND I - How to evaluate "quality of life" in the menopause. Proceedings of the First European Consensus Development Conference on Menopause, H. Rozenbaum and M. Birkhäuser, editors, 1996.

[43] ROZENBAUM H - How to choose the correct progestogen? Proceedings of the First European Consensus Development Conference on Menopause, H. Rozenbaum and M. Birkhäuser, editors, 1996.

SCHLUSSFOLGERUNG

VORSCHLÄGE FÜR EINEN KONSENS

Henri ROZENBAUM und Martin H. BIRKHÄUSER

EINFÜHRUNG

Vom 8. bis 10. September 1995 wurde in Montreux (Schweiz) die von der Europäischen Menopausegesellschaft organisierte Consensus Development Conference abgehalten. Der Konsens basierte auf öffentlichen Vorträgen internationaler Experten. Über 1300 an der Menopause interessierte Teilnehmer konnten verzeichnet werden, darunter Repräsentanten der europäischen Nationalen Menopausgesellschaften, der Internationalen Menopausengesellschaft, der pharmazeutischen Industrie sowie verschiedener nationaler Gesundheitsdienste. Nach einem Treffen hinter verschlossenen Türen stellte die Expertenrunde den Delegierten ihre Vorschläge vor und diskutierte den Entwurf des Consensus mit der Zuhörerschaft, bevor der endgültige Text verabschiedet wurde.

1. LEBENSSTIL UND LEBENSQUALITÄT

Die Lebensqualität wird durch die Hormonsubstitutionstherapie verbessert.

Sicherheit und Wirksamkeit der Hormonsubstitutionstherapie sind gut und wurden im Laufe der letzten Jahre noch verbessert. Jedoch reicht die Akzeptanz besonders bei symptomfreien Frauen nicht aus, um eine langfristige vorbeugende Wirkung der Hormonsubstitutionstherapie zu gewährleisten.

Ein gesunder Lebensstil und eine verbesserte Lebensqualität sind wesentlich, der erstere für die anfängliche und die letztere hauptsächlich für eine langfristige Akzeptanz (Compliance).

Sicherheit, Wirksamkeit und Akzeptanz der pharmakologischen Präparate müssen zusammen mit Lebensstil und Lebensqualität bei Frauen verbessert werden. Eine langfristige Durchführung der Therapie kann durch Erreichen eines gesunden Lebensstils und durch Verbesserung der Lebensqualität begünstigt werden.

Wir benötigen immer wieder aktualisierte Definitionen des Lebensstils und der Indikatoren für die Lebensqualität und deren ständige Reevaluation, um die Bedeutung von individuellen, sozialen, kulturellen und regionalen Merkmalen festzustellen. Gerade deshalb ist es notwendig, daran zu erinnern, daß die individuelle Wahrnehmung der Lebensqualität nicht unbeachtet bleiben darf.

Andere Ziele in diesem Bereich sind:
- verbesserte Aufklärung und Information
- Verfügbarkeit von Unterstützungsgruppen für Frauen in der Menopause
- mehr spezifische medizinische Beratung
- verbesserte Organisation von Menopausezentren (mit dem Ziel, die individuellen Bedürfnisse der Frauen zu berücksichtigen, besonders für Frauen unter niedrigen sozio-ökonomischen Bedingungen)
- Standardisierung der Terminologie

2. HAUT, BINDEGEWEBE UND HORMONSUBSTITUTIONSTHERAPIE

Östrogene und eine kombinierte Hormonsubstitutionstherapie können unter Umständen trockene Augen, Haarausfall, Gelenkschmerzen und Hautatrophie verhindern oder diese mildern.

Bei postmenopausalen Frauen mit Östrogendefizit nimmt die Kollagensynthese ab, und die Haut wird zunehmend dünner und runzliger. Die Hormonsubstitutionstherapie hat eine günstige Wirkung auf den Kollagengehalt und die Hautdicke und kann den Alterungsprozeß der Haut verzögern.

Die Wirkung der Hormonsubstitutionstherapie auf die Haut kann das Selbstbildnis der Frauen und ihr Selbstvertrauen erhöhen und sich somit positiv auf ihr Wohlbefinden auswirken.

3. GYNÄKOLOGIE UND UROLOGIE

Östrogene und eine kombinierte Hormonsubstitutionstherapie beeinflussen verschieden extragenitale Organsysteme günstig. In konventionellen Dosen verabreicht, scheinen Östrogene Inkontinenz und andere durch Atrophie hervorgerufene urogenitale Probleme zu mildern. Rezidivierende Infektionen des unteren Harntraktes können vermindert werden. Definitive Schlußfolgerungen werden durch ungenügend vorliegende Daten erschwert, besonders durch den Mangel an plazebokontrollierten Untersuchungen.

Bei älteren Patientinnen hat eine langfristige Anwendung geringer Östrogendosen eine positive Wirkung auf die Reizblase und vermindert Infektionen des unteren Harntraktes. Niedrig dosierte Östrogene (d.h. Östrogene zur topischen Anwendung und orales Östriol bis zu 3 mg/Tag) stimulieren das endometriale Wachstum nicht und können kontinuierlich ohne eine Gestagen-Beigabe verabreicht werden. Jedoch kann nicht davon ausgegangen werden, daß niedrig dosierte Östrogene Schutz vor kardiovaskulären Erkrankungen und Osteoporose bieten. Bei älteren Frauen haben niedrig dosierte Östrogene bei der Behandlung von Harninkontinenz eine synergistische Wirkung mit Alphasympathomimetika.

Die Alternative für prämenopausale Frauen mit reiner Streßinkontinenz ist ein chirurgischer Eingriff. Der Wirkungsmechanismus der Östrogene bei der Milderung urogynäkologischer Symptome ist weitgehend unbekannt. Auch wenn Östrogenrezeptoren bei verschiedenen Strukturen im unteren Urogenitaltrakt beschrieben wurden, spielen autokrine und parakrine Wirkungen wahrscheinlich eine wichtigere Rolle.

4. MENTALE UND SEXUELLE ASPEKTES

Östrogen- und Progesteronrezeptoren sind im menschlichen Gehirn weit verbreitet, wo sie die genomische Wirkung vermitteln. Außerdem haben Östrogene und Gestagene auch nicht-genomische Wirkungen.

Östrogene stimulieren das Wachstum neuronaler Prozesse und synaptischer Verbindungen mit positiven Auswirkungen auf Größe, Anzahl, Konnektivität, Volumen und Plastizität der Neuronen.

Mentale Störungen wie Affektstörungen und Angstzustände werden weder primär durch den Mangel an Sexualhormonen verursacht noch können Sxualhormone regelmäßig in einer kausalen Primärtherapie für mentale Störungen verabreicht werden. Andere Einflüsse wie psychosoziale oder umweltbedingte Faktoren tragen zur Pathogenese psychologischer Störungen bei Frauen nach der Menopause bei.

Die Menopause geht einher mit einer Verminderung des zentralen Gehaltes und der Aktivität von bestimmten Neurotransmittern und Neuropeptiden. Dies kann durch die Verabreichung von Östrogenen verbessert werden.

Verschiedene Gestagene zeigen unterschiedliche Wirkungen auf östrogenvermittelte Veränderungen.

Es kann davon ausgegangen werden, daß die Hormonsubstitutionstherapie einen positiven Einfluß auf Vigilanz, kognitive Funktionen, affektives und sexuelles Verhalten, Gedächtnis, motorische Aktivität, Schmerzempfinden und Wohlbefinden ausübt. Somit hat die Hormonsubstitutionstherapie eine klinisch nachweisbare mental tonische Wirkung und kann ein physiologischer Ersatz für die während des Klimakterium so häufig verabreichten Tranquilizer und Antidepressiva sein.

Demenz vom Typ des Morbus Alzheimer (DAT) ist zu einem großen Gesundheitsproblem geworden. Epidemiologische Studien zeigten einen Rückgang des Auftretens der DAT bei postmenopausalen Frauen mit einer Hormonsubstitutionstherapie. Weiter Studien werden benötigt.

5. KNOCHEN UND GELENKE

5.1. Definition

Die Osteoporose ist eine systemische Skeletterkrankung, welche durch eine geringe Knochenmasse und mikroarchitektonische Verschlenchterung des Knochengewebes mit einer konsekutiven Erhöhung der Knochenfragilität und der Frakturanfälligkeit charakterisiert ist.

Die Osteoporose bei Frauen wurde von der WHO in Beziehung zur Knochenmineralmasse oder -dichte definiert.

Normal :	Knochendichtewert gleich oder größer als -1 SD einer gesunden prämenopausalen Population
Osteopenie :	Knochendichtewert zwischen -1 und -2,5 SD einer gesunden prämenopausalen Population.
Osteoporose :	Knochendichtewert unter -2,5 SD einer gesunden prämenopausalen Population.
Schwere Osteoporose :	durch eine oder mehrer Frakturen komplizierte Osteoporose.

5.2. Diagnose

Moderne Bestimmungen der Knochenmasse sind die akkurateste Methode zur Voraussage des Frakturrisikos. Dadurch kann die Osteoporose weitaus besser vorhergesagt werden als kardiovaskuläre Erkrankungen durch die Bestimmung des Serumcholesterin. Um die Osteoporose zu diagnostizieren, ist es somit unabdingbar, die Knochenmasse zu bestimmen. Alle Orte biologischer Relevanz sind zuverlässig, d. h. distaler Radius, Wirbel und Schenkelhals.

5.3. Prognose

Messungen der Knochendichte können auch zur Vorhersage des Frakturrisikos dienen. Durch regelmäßige Messungen (mindestens 1 Jahr Abstand) kann außerdem die Quote des Knochenverlustes vorhergesagt werden, ein Faktor, der die Prognose beeinflußt.

Die Rate des Knochenverlustes kann auch durch den Einsatz biochemischer Marker bestimmt werden.

Im hohen Alter beeinflussen neben anderen Faktoren vor bestehende Frakturen und das Sturzrisiko die Prognose der Erkrankung und sollten in die Diagnose/Prognose Bewertung eingehen.

Messungen der Knochendichte können ebenfalls zur Überwachung der Osteoporosebehandlung eingesetzt werden.

5.4. Prävention und Behandlung

Östrogene sind das Medikament der Wahl zur Prävention der Osteoporose und den durch sie bedingten Frakturen in der Postmenopause. Bei einer ausreichenden Dosis ist der Applikationsweg ohne Bedeutung. Bei Frauen mit intaktem Uterus sollte ein Gestagen beigegeben werden. Einige Gestagene unterstützen die Erhaltung der Knochenmasse.

Östrogene sind auch bei älteren Frauen mit bestehender Osteoporose wirksam. Es gibt wenig Anzeichen dafür, daß Östrogene irgendeine nützliche Wirkung bei Patientinnen mit Osteoarthritis haben.

Alternativen zur Hormonsubstitutionstherapie spielen in der Vorbeugung und Behandlung der Osteoporose eine wichtige Rolle. Bestimmte Substanzen vermindern den Knochenumsatz, erhöhen die Knochenmasse oder haben beide Wirkungen gleichzeitig. Die hinsichtlich der Wirksamkeit besten Substanzen sind jene, welche den Knochenumsatz vermindern.

Optimale Behandlungsstrategien, abgesehen von der Hormonsubstitutionstherapie sind von Alter und Ernährungszustand abhängig. Frauen in jedem Alter sollten eine angemessene Kalzium- und Vitamin D-Zufuhr haben. Bei älteren Frauen sind Strategien zur Verhinderung von Stürzen sowie zur Milderung der sturzfolgen zu bedenken.

6. KARDIOVASKULÄRE ERKRANKUNGEN UND MENOPAUSE

Koronare Herzerkrankungen sind in vielen europäischen Ländern bei Frauen die wichtigste Todesursache. Während die Sterblichkeit abnimmt, nehmen die Erkrankungshäufigkeit und die Kosten für das Gesundheitswesen zu. Im jüngeren Alter treten koronare Herzerkrankungen häufiger bei Männern auf.

Nach der Menopause gleicht sich das Risiko für koronare Herzerkrankungen der Frauen dem der Männer an.

Interventionen zur Reduzierung des Risikos für koronare Herzerkrankungen bei postmenopausalen Frauen durch Korrektur von Anomalien bei bekannten kardiovaskulären Risikofaktoren sind sowohl für das Gesundheitswesen als auch für das Individuum notwendig.

Es ist bekannt, daß Beobachtungsstudien einer Verfälschung sowohl durch die Selektion der Teilnehme und somit der untersuchter population als auch durch die therapeutische compliance ausgesetzt sind.

Trotzdem hat eine große Zahl unterschiedlich aufgebauter epidemiologischer Compliance Untersuchungen übereinstimmend gezeigt, daß Hormonsubstitutionstherapie vor koronaren Herzerkrankungen sowohl bei gesunden Frauen als auch bei solchen mit einem verbestehenden Risiko für koronare Herzerkrankungen schützen.

Während anerkannt ist, daß randomisierte klinische Versuche durchgeführt werden müssen, sind inzwischen hinreichend epidemiologische Nachweise erbracht, um den Einsatz der Hormonsubstitutionstherapie in der primären und sekundären Prävention koronarer Herzerkrankungen zu erwägen.

Die Lipid- und Lipoproteinveränderungen, die mit dem Hormonmangel einhergehen, sind jetzt als Teil eines Clusters von Stoffwechselstörungen identifiziert worden, bei denen die Insulinresistenz eine Schlüsselrolle zu spielen scheint.

Frauen in der Postmenopause weisen Zahlreiche Stoffwechselmerkmale des Insulinresistenzsyndroms auf, welche alle zu ihrem erhöhten Risiko für koronare Herzerkrankungen beitragen können.

Die Hormonsubstitutionstherapie korrigiert viele dieser Stoffwechselveränderungen sowohl direkt als auch indirekt zugunsten des kardiovaskulären Systems.

Die Hormonsubstitutionstherapie hat auch direkte Auswirkungen auf das Herz und die Blutgefäße, die teilweise durch eine Verbesserung der endothelialen Funktionen vermittelt werden.

Diese Benefits der Hormonsubstitutionstherapie können wahrscheinlich sowohl mit oraler als auch mit nicht-oraler Verabreichung der Östrogene erreicht werden.

Während der Zusatz von einigen Gestagenen unerwünschte metabolische Veränderungen nach sich ziehen kann, lassen die vorläufigen epidemiologischen Daten nicht darauf schließen, daß in geringen therapeutischen Dosen verabreichte Gestagene die günstigen kardiovaskulären Wirkungen der Östrogene beeinträchtigen.

7. HORMONSUBSTITUTIONSTHERAPIE UND HORMONABHÄNGIGE KARZINOME

Über 40% der neu diagnostizierten Karzinome bei der Frau scheinen hormonabhängig zu sein. Demgemäß ist die Beziehung zwischen Hormonsubstitutionstherapien und Karzinomen äusserst wichtig. Screening mittels Mammographie ist das bedeutenste diagnostische Werkzeug bei der Überwachung der Brust.

7.1. Mammakarzinom

US-Quellen zeigen, daß eine 50jährige weiße Frau eine 10%ige Wahrscheinlichkeit hat, innerhalb ihres weiteren Lebens ein Mammakarzinom zu entwickeln, und eine 3%ige Wahrscheinlichkeit, an diesem zu sterben. Das Durchschnittsalter, in welchem ein Mammakarzinom diagnostiziert wird, beträgt 69 Jahre.

In Großbritannien ist die lebenslängliche Wahrscheinlichkeit von 0-74 Jahre, ein Mammakarzinom zu entwickeln, 6,2%. Es macht 20% aller bei Frauen neu entdeckten Karzinome aus. Es ist auch für 20% aller weiblichen Todesfälle durch Krebs verantwortlich. Die fünfjährige relative Überlebensrate beträgt 62%.

Es ist eine große Zahl von epidemiologischen Studien - sowohl Fallkontroll - als auch Kohorten-Studien - über Hormonsubstitutionstherapie und Mammakarzinome veröffentlicht worden. Außerdem wurden einige Meta-Analysen publiziert. Diese Analysen legen nahe, daß mit zunehmender Behandlungsdauer (über 5 Jahre) eine leichte Zunahme des Risikos der Entwicklung eines Mammakarzinoms einhergehen könnte. Das relative Risiko scheint nach etwa 10jähriger Anwendung um 1,3 zu liegen.

Kürzlich durchgeführte Beobachtungsstudien legen nahe, daß diese theoretische geringe Zunahme auf Frauen mit laufender Anwendung der Hormonsubstitutionstherapie beschränkt bleibt.

Die Beurteilung von möglichen unterschiedlichen Wirkungen von Gestagenen auf das Risiko der Entstehung von Mammakarzinomen ist aufgrund von fehlenden Daten schwierig. Jedoch besagen die zur Zeit verfügbaren Daten, daß die Zugabe eines Gestagens zu den Östrogenen das Risiko eines Mammakarzinoms nicht verhindert oder reduziert. Bei Frauen mit Hysterektomie scheint keine Indikation für die Beigabe eines Gestagens zu den Östrogenen zu bestehen.

Zahlreiche weitere Faktoren beeinflussen das Risiko der Entstehung eines Mammakarzinoms (z. B. Karzinome in der Familiengeschichte, gutartige Brusterkrankungen mit zellulärer Atypie) und Arzt und Patientin werden diese Faktoren im Entscheidungsprozeß vor einer Verordnung der Hormonsubstitutionstherapie berücksichtigen.

Für Frauen, bei denen schon einmal ein Mammakarzinom behandelt worden und die rezidivfrei sind, kann eine Hormonsubstitutionstherapie nach erschöpfender Analyse des Quotienten von Risiko und Nutzen in Erwägung gezogen werden.

7.2. Endometriumkarzinom

US-Quellen zeigen, daß eine 50jährige weiße Frau, mit 2,6%iger Wahrscheinlichkeit während ihres Lebens an einem Endometriumkarzinom erkrankt; die Wahrscheinlichkeit, an einem Endometriumkarzinom zu sterben, ist weit geringer - ungefähr 0,3%; das Durchschnittsalter bei der Entdeckung eines Endometriumkarzinoms beträgt 68 Jahre.

In Großbritannien beträgt die Wahrscheinlichkeit, zwischen 0 und 74 Jahren an einem Endometriumkarzinom zu erkranken 1%. Diese Erkrankung trägt zu 3% der neuen Krebserkrankungen bei Frauen bei und zu 1,5% der durch Krebs verursachten Todesfälle. Die fünfjährige relative Überlebenschance beträgt 70%.

Zahlreiche Studien haben gezeigt, daß das Risiko, an einem Endometriumkarzinom zu erkranken, bei Frauen, welche nicht-opponierte Östrogene einnehmen, deutlich erhöht ist; dieses Risiko erhöht sich mit steigender Östrogendosierung und Anwendungsdauer.

Die meisten Endometriumkarzinome, die in Zusammenhang mit nicht-opponierten Östrogenen stehen, scheinen eine gute Prognose zu haben.

Es ist allgemein akzeptiert, daß die Zugabe eines Gestagens zu den Östrogenen das zusätzliche Risiko eines Endometriumkarzinoms eleminiert. Dies gilt für alle klinisch üblicherweise verwendeten Gestagene, vorausgesetzt, daß eine angemessene Dosierung über einen ausreichenden Zeitraum verabreicht wird.

7.3. Ovarialkarzinom

US-Quellen belegen, daß eine weiße Frau mit 1,3%iger Wahrscheinlichkeit in ihrem Leben an einem Ovarialkarzinom erkrankt.

In Großbritannien beträgt die Wahrscheinlichkeit, zwischen 0 bis 74 Jahren an einem Ovarialkarzinom zu erkranken, 1,3%. Diese Krebsform trägt zu 4% aller neu entdeckten weiblichen Krebserkrankungen bei. Sie ist jedoch die Ursache von 6% aller Todesfälle durch Krebs bei Frauen. Die fünfjährige relative Überlebensrate beträgt 28%.

Bisher wurden nur eine kleine Zahl von Beobachtungsstudien veröffentlicht. Es kann zur Zeit keinerlei Schlußfolgerung zur frage gezogen werden, ob

Hormonsubstitutionstherapien das Risko für Ovarialkarzinome beeinflussen oder nicht. Jedoch sind die existierenden Daten beruhigend.

7.4. Andere Fragen

Es ist nicht erwiesen, daß die Verabreichung einer Hormonsubstitutionstherapie an Frauen, die wegen eines Endometriumkarzinoms behandelt worden sind, ungünstige Wirkungen hat. Dasselbe gilt für Ovarialkarzinome. Die Inzidenz von Kolonkarzinomen ist bei Frauen unter einer Hormonsubstitutionstherapie eventuell herabgesetzt.

Die Frage nach der Anwendung von Hormonsubstitutionstherapien bei Frauen, die wegen eines Mammakarzinoms behandelt wurden und jetzt anscheinend rezidivfrei sind, wird sehr kontrovers diskutiert. Eine befriedigende Antwort auf diese Frage können höchstwahrscheinlich randomisierte kontrollierte Studien geben. Bis dahin muß die Entscheidung für oder gegen die Verabreichung einer Hormonsubstitutionstherapie an Frauen mit behandeltem Mammakarzinom individuel getroffen werden, wobei Berücksichtigung aller relevanten Faktoren (z.B. Vorliegen oder Fehlen von menopausalen Symptomen, von koronaren Herzerkrankungen oder von Osteoporose) berücksichtigt werden müssen.

Die Summe aller verfügbaren epidemiologischen Daten über hormonabhängige Karzinome ist durchaus beruhigend. Der Netto-Effekt einer Hormonsubstitutionstherapie im Hinblick auf Lebensdauer und Lebensqualität ist wahrscheinlich positiv, wenn die Wirkung der HRT auf Gefäßerkrankungen und Osteoporose mit in Betracht gezogen werden. Dies gilt speziell für Frauen, die an menopausalen Symptomen leiden. Diese Überlegungen sollten uns in unserer Beratung für und bei unseren Behandlungsempfehlungen an Frauen in der Postmenopaüse leiten.

8. HORMONSUBSTITUTIONSTHRAPIE: PRAKTISCHE ASPEKTE

Mehr als 50% aller Frauen erleben um den Zeitraum der Menopause Schweißausbrüche und Hitzewallungen, welche das Wohlbefinden und die Lebensqualität schwerwiegend beeinträchtigen. Diese Symptome lassen gewöhnlich nach 3-5 Jahren nach, können aber auch 10 Jahre oder länger anhalten.

Die Hormonsubstitutionstherapie führt zu einer schnellen und wirkungsvollen Linderung dieser Symptome und ist bezüglich Wohlempfinden und Lebensqualität sehr erolgreich. Außerdem können Stimmungsschwankungen und Sexualleben von einer Hormonsubstitutionstherapie positiv beeinflußt werden.

Um eine maximale Prophylaxe vor Knochenverlust und kardiovaskulären Erkrankungen zu erhalten, kann jeder Östrogentyp verabreicht werden, vorausgesetzt die Dosierung ist ausreichend, also orales Östradiol 1 oder 2 mg/Tag, transdermales Östradiol 50 µg/Tag oder konjugierte equine Östrogene 0,625 mg/Tag.

Um einer Endometriumhyperplasie und einem möglicher weise daraus hervorgehenden Endometriumkarzinom vorzubeugen, sollten nicht-hysterektomierte Frauen zum Östrogen eine Gestagen-Beigabe erhalten. Eine monatliche Zugabe eines gestagens über 10 Tage oder mehr hat eine protektive Wirkung auf das Endometrium, sofern die empfohlene tägliche Dosierung eingehalten wird. Es sind verschiedene Gestagene verfügbar. 19-Nortestosteronderivate können gelegentlich unerwünschte Stoffwechselveränderungen verursachen. Pregnan- und Norpregnanderivate neigen weniger zu dieser Wirkung. Allerdings lassen die vorläufigen epidemiologischen Daten nicht darauf schließen, daß Gestagene mit androgener Partialwirkung die positive kardiovaskuläre Wirkung der Östrogene neutralisieren. Daher kann kein spezifisches Gestagen als das Gestagen der Wahl hervorgehoben werden. Individuelle Unterschiede zwischen den einzelnen Frauen führen zur Beverzugung des einen oder anderen Präparates.

Nebenwirkungen sind bei Gestagenen nicht ungewöhnlich. Diese umfassen Mastodynien, PMS-ähnliche Syndrome und Verlust der Libido. Daher sollte das Gestagen so niedrig wie möglich dosiert werden.

Die einzige bewiesene positive Wirkung von Gestagenen betrifft den Endometriumschutz. Obwohl klassische, vom Nortestosteron abgeleitete Gestagene den Kohlenhydrat- und Lipidmetabolismus bei Frauen in der Postmenopause etwas mehr beeinträchtigen als vom Progesteron abgeleitete Gestagene, unterstützen die existierenden Daten die Ansicht nicht, daß Gestagene entweder die knochenschützende oder die kardioprotektive Wirkung der Östrogene beeinflussen.

Eine zyklische Therapie führt zu monatlich auftretenden Abbruchblutungen. Mit der fest-kombinierten Verabreichung von Östrogenen + Gestagen ist es für etwa 60-75% aller seit mindestens einem Jahr postmenopausalen Frauen möglich, blutungsfrei zu bleiben. Die Frequenz der dauerhaften Amenorrhoe nimmt mit der seit der Menopause vergangenen Zeit zu. Eine zyklische Therapie mit einer selteneren Zugabe von Gestagenen als monatlich kann für Frauen mit einer Gestagen-Intoleranz in Betracht gezogen werden. Jedoch ist bei dieser Behandlungsform die Schutzwirkung auf das Endometrium nicht schlüssig bewiesen.

Die Gewichtszunahme von Frauen, denen keine Hormonsubstitutionstherapie verabreicht wird, ist größer als diejenige von Frauen, mit einer Hormonsubstitutionstherapie, vorausgesetzt daß sowohl Östrogene als auch Gestagene optimal dosiert sind.

Einige Studien legen nahe, daß die langfristige Anwendung von Östrogenen, d. h. über mehr als fünf bis zehn Jahre, die Diagnose von Mammakarzinomen begünstig. Frauen, die sich einer Hormonsubstitutionstherapie unterziehen, wird geraten, sich zu Beginn der Behandlung sowie danach in regelmäßigen Abständen einer Mammographie zu unterziehen. Eine erste klinische Kontrollvisite sollte möglichst schon 3-4 Monate nach HRT erfolgen, um die Behandlung individuell abzustimmen.

Die Kontraindikationen für HRT wurden historisch gesehen aus der beipackzeffeln oraler Kontrazeptiva abgeleitet. Es wird zunehmend deutlich, daß dies nicht angemessen ist. Frauen mit einem Risiko für, z. B., koronare Herzerkrankungen ziehen aus der Hormonsubstitutionstherapie Nutzen. Beipackzettel über Hormonsubstitutionstherapien sind üblicherweise sowohl verwirrend als auch irreführend und sollten überarbeitet werden.

Aktuelle Kontraindikationen für eine Hormonsubstitutionstherapie beinhalten: Vaginalblutungen unbekannter Ursache, Vorhandensein eines östrogen-responsiven Malignoms, aktive Thromboembolien oder schwerwiegende hepatische Dysfunktionen.

Mit besonderer Vorsicht sollten Frauen mit früheren rezidivierenden spontanen Thromboembolien, mit Endometriose oder mit SLE behandelt werden. Ihnen sollte eine Hormonsubstitutionstherapie erst nach eingehender individueller Analyse der Risiko/Nutzen-Ratio verabreicht werden.

Die hepatische und die renale Clearance nehmen mit dem Alter ab. Die Dosierungen von sowohl Östrogen als auch Gestagen sollten wahrscheinlich mit zunehmendem Alter herabgesetzt werden.

Eine adäquate Information der Patientin durch den Arzt ist erforderlich, um eine optimale Compliance der Patientin für ihre Hormonsubstitutionstherapie zu erhalten. Eine praktische Verpackung und die Verabreichung beider Hormone im selben Abgabesystem (z. B. orale Kontrazeptiva) können den Frauen helfen, mit zunehmende Alter ihre HRT korrekt zu befolgen.

9. SOLLEN ANDROGENE EIN TEIL DER HORMONSUBSTITUTIONSTHERAPIE SEIN?

Obwohl Androgene von den Ovarien vor der Menopause und in kleineren Mengen auch nach der Menopause ausgeschüttet werden, werden sie nur selten substituiert. Nach der Menopause, besteht kein Zusammenhang zwischen Testosteron und Libido aber die klinische Erfahrung hat gezeigt, daß Testosteronimplantate sich bei Patientinnen mit Libidoverlust günstig auswirken, wenn Östrogene keine Wirkung zeigen.

Testosteronimplantate wurden in einigen Ländern eingeführt. Sie könnten selektiv bei Frauen eingesetzt werden, bei denen eine eindeutige Indikation für eine Androgensubstitution besteht. Randomisierte Studien müssen zeigen, ob andere Applikationswege, wie zum Beispiel perorale oder transdermale, sich für die Gabe von Androgenen positiv auswirken.

DHEA, der gemeinsame Präkursor von Östrogenen und Androgenen, könnte für die Hormonsubstitution sowohl bei Frauen als auch bei Männern praktische Bedeutung erlangen. Jedoch fehlen zuverlässige Kurz- und Langzeitstudien.

10. NOTWENDIGE EUROPÄISCHE STUDIEN

Europäische Studien sind gerechtfertigt, um regionale Unterschiede zu untersuchen, um Spezialisten mit besonderen Erfahrungen oder Methoden zusammenzuführen oder um seltene Ereignisse auf einem europäischen Niveau zu erforschen, wo diese erforderlich ist, um statistische Relevanz zu erreichen. Bei neuen pharmakologischen Substanzen werden europäische Untersuchungen die Registrierung vereinfachen und harmonisieren. Für eurpoäische Studien sind klar definierte Methoden und ein zentraler Koordinator vonnöten.

10.1. Kardiovaskuläres System

Studien über die sekundäre Prävention müssen dringend durchgeführt werden, da sie schnelle und definitive Daten über den kardiovaskulären Nutzen erbringen werden. Dazu zeigen epidemiologische Untersuchungen bei Patientinnen mit einem bestehenden Risiko für koronare Herzerkrankungen einen größeren Nutzen der Hormonsubstitutionstherapie.

Die optimale Dosierung eines Östrogens sowie die für einen maximalen kardiovaskulären Schutz notwendige Behandlungsdauer müssen bestimmt werden.

Die Wirkung der Zugabe verschiedener Gestagene auf das kardiovaskuläre System bei der Hormonsubstitutionstherapie muß geklärt werden.

Die Wirkung von östrogenähnlichen Molekülen auf das kardiovaskuläre System muß näher untersucht werden.

Neue bildgebende Techniken zur Visualisierung und Untersuchung anatomischer und dynamischer Merkmale des vaskulären Systems sollten in groß angelegten Untersuchungen eingesetzt werden.

10.2. Knochen

Es ist notwendig, die Wirkung von supraphysiologischen Östrogendosen zu untersuchen, welche einen größeren Benefit für das Knochensystem erreichen könnten.

Außer dem gonadalen Status sind noch andere Faktoren in der Pathogenese der Osteoporose von Bedeutung, die dringend identifiziert werden müssen.

Es müssen optimale Strategien und Formen der Verabreichung einer HRT oder von östrogenähnlichen Molekülen, die für Frauen jeden Alters akzeptabel sind, entwickelt werden.

Die angemessenen Dosierungen, um eine knochensparende Wirkung bei Patientinnen mit früher Menopause (die höhere Dosen benötigen könnten) einerseits und älteren Patientinnen (die niedrigere Dosen benötigen könnten) andererseits zu erreichen, müssen erarbeitet werden.

Die Wirkung verschiedener dem Östrogen zugegebener Gestagene auf die Knochen muß festgestellt werden.

Der exakte Wirkungsmechanismus der Hormonsubstitutionstherapie auf das Knochengewebe muß definiert werden.

10.3. Lebensstil und Lebensqualität

Es ist dringend notwendig, Strategien zu entwickeln, um die Lebensqualität zu quantifizieren und die Compliance zu verbessern.

10.4. Mentale und sexuelle Aspekte

Um unser Wissen über den Beitrag von Sexualhormonen zur Pathogenese und zur Behandlung von mentalen Veränderungen und von Störungen des zentralen Nervensystems zu erweitern, ist mehr Forschungsarbeit dringend notwendig.

Prospektive Studien, zur klärung der vorbeugenden Wirkung von Östrogenen auf den Morbus Alzheimer, sind dringend notwendig.

10.5. Anwendung von Androgenen

Es sind weitere Untersuchungen über die Gabe von Androgenen nach der Menopause wie Testosteron oder DHEA dringend notwendig.

10.6. Bindegewebe, Haut

Langzeituntersuchungen über die Wirkung der Hormonsubstitutionstherapie auf das Bindegewebe im allgemeinen und die Haut im speziellen fehlen.

10.7. Gynäkologie und Urologie

Plazebokontrollierte klinische Untersuchungen, sowohl qualitativ als auch insbesondere quantitativ, zur Sicherung der Wirkung von Östrogenen auf den unteren Urogenitaltrakt werden dringend benötigt.

Außerdem müssen potentielle Wirkungsmechanismen genauer untersucht werden.

10.8. Hormonabhägige Karzinome

Die meisten der heute verfügbaren Daten basieren auf in den Vereinigten Staaten durchgeführten Untersuchungen. Diese Daten können nicht unbedingt auf Europa und andere Kontinente übertragen werden, da sie vom Lebensstil und anderen lokalen Faktoren abhängen könnten. Außerdem könnte das Verhältnis zwischen

Hormonsubstitutionstherapie und hormonabhängigen Karzinomen durch die verwendeten Steroide beeinflußt werden. Randomisierte prospektive Studien in europäischem Rahmen werden daher dringend benötigt, insbesondere Untersuchungen, die das Risiko von Mammakarzinomen bei postmenopausalen Frauen nach einer mindestens fünfjähriger Hormonsubstitutionstherapie klären.

10.9. Allgemeine Aspekte

Die Entwicklung aller obengenannten Strategien muß von sorgfältig geplanten europäischen Studien begleitet werden, um regionale Unterschiede festzustellen und zu definieren.

SCHLUSSFOLGERUNGEN

Zusammenfassend hat die Konsenskonferenz der Europäischen Menopausegesellschaft bestätigt, daß die Risiko-Nutzen Analyse der Hormonsubstitutionstherapie ausgesprochen positiv ausfällt. Es wurde darin übereingestimmt, daß es nie zu spät ist, mit einer Hormonsubstitutionstherapie zu beginnen, daß es jedoch zu früh sein kann, sie zu beenden, falls präventive Benefits zu erwarten sind und keine Kontraindikationen bestehen. Jedoch werden europäische Untersuchungen dringend benötigt, um einige Aspekte klären, zu da regionale Faktoren, die aus unterschiedlichen Lebensumständen und Unterschieden in den eingesetzten Östrogenen und Gestagenen herrühren, zu abweichenden Schlußfolgerungen führen können und somit zu anderen Empfehlung, wenn die europäischen mit den aus den US-Studien stammenden Erfahrungen ver glichen werden.

Teilnehmer der Consensus Developoment Conference (in alphabetischer Reihenfolge):

Vorsitz: M. Birkhäuser (Schweiz) und H. Rozenbaum (Frankreich)

Ausschuß: C. Christiansen (Dänemark), P. Delmas (Frankreich), U. Gaspard (Belgien), A. Genazzani (Italien), Ph. Jaeger (Schweiz), M. Metka (Österreich), M. Neves e Castro (Portugal), S. Palacios (Spanien), G. Samsloe (Schweden), H.P.G. Schneider (Deutschland), J. Stevenson (Großbritannien), L. Zichella (Italien).

Eingeladene Experten: D. Agnusdei (Italien), D. Ayalon (Israel), M. Boulet (Belgien), G. Bréart (Frankreich), M. Breckwoldt (Deutschland), A. Calaf Alsina (Spanien), L. Cardozo (Großbritannien), I. Godsland (Großbritannien), A. Gorins (Frankreich), R.D. Hesch (Deutschland), E. Hirvonen (Finnland), H. Huber (Österreich), M. Hunter (Großbritannien), J. Kanis (Großbritannien), T. Laatikainen (Finnland), M. Lachowski (Frankreich), C. Lauritzen (Deutschland), C. de Nooyer (Niederlande), I. Persson (Schweden), A. Pines (Israel), B. Riis (Dänemark), J. Ringe (Deutschland), S. Rozenberg (Belgien), B. Saletu (Österreich), J. Skouby (Dänemark), T. Spector (Großbritannien), M. Stampfer (USA), J. Studd (Großbritannien), D. Sturdee (Großbritannien), J. Sullivan (USA), M. Vessey (Großbritannien), M. Whitehead (Großbritannien), I. Wiklund (Schweden), D. de Ziegler (Schweiz)

L O U I S - J E A N
avenue d'Embrun, 05003 GAP cedex
Tél. : 04.92.53.17.00
Dépôt légal : 563 — Juillet 1997
Imprimé en France